常见疾病护理常规与操作规范

CHANGJIAN JIBING HULI CHANGGUI YU
CAOZUO GUIFAN

主 编 薛红香 宋鲁燕 覃俊妮 李 璐 赵 露

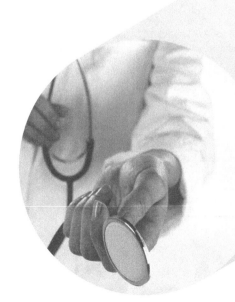

科学技术文献出版社
SCIENTIFIC AND TECHNICAL DOCUMENTATION PRESS
·北 京·

图书在版编目（CIP）数据

常见疾病护理常规与操作规范/薛红香等主编. — 北京：科学技术文献出版社，
2018.10

ISBN 978-7-5189-4850-5

Ⅰ.①常… Ⅱ.①薛… Ⅲ.①常见病—护理—技术操作规程 Ⅳ.①R47-65

中国版本图书馆CIP数据核字(2018)第227690号

常见疾病护理常规与操作规范

策划编辑：曹沧晔　　　责任编辑：曹沧晔　　　责任校对：赵　瑷　　　责任出版：张志平

出 版 者	科学技术文献出版社
地　　址	北京市复兴路15号　邮编 100038
编 务 部	(010) 58882938，58882087（传真）
发 行 部	(010) 58882868，58882870（传真）
邮 购 部	(010) 58882873
官方网址	www.stdp.com.cn
发 行 者	科学技术文献出版社发行　全国各地新华书店经销
印 刷 者	济南大地图文快印有限公司
版　　次	2018年10月第1版　2018年10月第1次印刷
开　　本	880×1230　1/16
字　　数	414千
印　　张	13
书　　号	ISBN 978-7-5189-4850-5
定　　价	148.00元

前　言

　　当今世界是科技飞速发展的时代，临床医疗技术日新月异，不断有新理论、新技术、新方法问世，护理学近十年的发展成就也令人瞩目。在这样的形势下，有必要对护理学相关基础理论与实践领域的新进展进行系统地归纳总结，以便提高护理专业人员的业务水平，更好地为患者服务。为此，我们组织编写了此书。

　　本书在力求内容覆盖面广、信息量大的同时，注重内容的实用性和先进性，首先介绍了护理相关基础内容，然后对临床各科室常见病、多发病的护理加以重点介绍。全书融汇了现代护理学最新科研成果，体现了当代护理学的水平。参与编写的各位作者长期工作在繁忙的医、教、研第一线，在编写过程中付出了艰辛的劳动，在此表示衷心的感谢。希望本书的出版对促进临床护士的规范化、系统化及科学化起到一定作用。

　　由于参编人数较多，文笔不尽一致，加上编者时间和篇幅有限，书中不足之处在所难免，特别是现代医学发展迅速，本书阐述的某些观点、理论可能需要修改，望广大读者提出宝贵意见和建议，以便再版时修订，谢谢。

编　者

2018 年 10 月

目　录

第一章

常规护理新技术

近三十年来，由于医学科学的不断发展，临床中新技术的广泛应用，给护理工作带来许多新课题，不仅常规护理技术的内容得到不断的补充和丰富，而且还涌现出一大批护理新技术。

第一节　新型采血法

一、一次性定量自动静脉采血器采血法

一次性定量自动静脉采血器，用于护理和医疗检测工作，与注射器采血相比较，可预防交叉感染，特别是有各种已配好试剂的采血管，这不仅减少了化验和护理人员配剂加药工作量，而且可避免差错发生。

（一）特点

1. 专用性　专供采集静脉血样标本用。血液可直接通过胶管吸入负压贮血管内。血液完全与外界隔离，避免了溶血和交叉感染，提高了检测的准确度。

2. 多功能　已配备各种抗凝剂、促凝剂，分别适用于各种检验工作。改变了长期以来存在的由于检验、护理人员相关知识不协调，导致试剂成分与剂量不规范，影响检测效果的现状。

3. 高效率　一次性定量自动静脉采血器不需人力拉引，不需另配试管、试剂和注射器，可一针多管采取血样标本，还可一针多用，采完血不必拔出针头又可输液，是注射器采血时间的三分之二。从而大大减轻了护理、检验人员的劳动强度和患者的痛苦，也不会因反复抽注造成溶血。

（二）系列采血管

1. 普通采血管　方法与应用如下。

（1）适应检测项目：①血清电解质钾、钠、氯、钙、磷、镁、铁、铜离子测定。②肝功能、肾功能、总蛋白、A/G 比值、蛋白电泳、尿素氮、肌酐、尿酸、血脂、葡萄糖、心肌酶、风湿系列等生化测定。③各种血清学、免疫学等项目测定：如抗 "O"、RF、ALP、AFP、HCG、ANA、CEA、Ig、T_3、T_4、补体 C_3、肥达试验、外斐反应及狼疮细胞检查等。

（2）采集方法：在接通双针头后至采血完毕，将贮血管平置、送检。

2. 3.8% 枸橼酸钠抗凝采血管　方法与应用如下。

（1）适用检测项目：魏氏法血细胞沉降率测定专用。

（2）在接通双针头后至采血完毕，将贮血管轻轻倒摇动 4~5 次，使抗凝剂充分与血液混匀，达到抗凝的目的后送检。

3. 肝素抗凝采血管　方法与应用如下。

（1）适用检测项目：血流变学测定（采血量不少于 5mL），红细胞比，微量元素检测。

（2）采集方法：接通双针头后至采血完毕，将采血管轻轻抖动 4~5 次，使抗凝剂充分与血液混匀，达到抗凝的目的后送检。

注意：本采血管不适用作酶类测定。

4. EDTA（乙二胺四乙酸）抗凝采血管　方法与应用如下。

（1）适用检测项目：温氏法血沉及血细胞比容检查，全血或血浆生化分析，纤维蛋白原测定，各种血细胞计数、分类及形态观察，贫血及溶血，红细胞病理，血红蛋白检查分析。

（2）采集方法：同肝素抗凝采血管。

5. 草酸钠抗凝采血管　方法与应用如下。

（1）适应检测项目：主要用于凝血现象的检查测定。

（2）采集方法：同肝素抗凝采血管。

（三）使用方法

（1）检查真空试管是否密封，观察试管密封胶塞的顶部是否凹平，如果凸出则说明密封不合格，需更换试管。

（2）按常规扎上止血带，局部皮肤消毒。

（3）取出小包装内双针头，持有柄针头，取下针头保护套，刺入静脉。

（4）见到小胶管内有回血时，立即将另端针头（不需取下针头套）刺入贮血管上橡胶塞中心进针处，即自动采血。

（5）待达到采血量时，先拔出静脉上针头，再拔掉橡皮塞上的针头，即采血完毕（如果需多管采血时，不需拔掉静脉上针头，只需将橡胶塞上针头拔出并刺入另一贮血管即可）。

（6）如需抗凝血，需将每支贮血管轻轻倒摇动 4～5 次，使血液与抗凝剂完全混匀后，平置送检。如不需抗凝的血，则不必倒摇，平置送检即可。

（四）注意事项

（1）包装破损严禁使用。

（2）一次性使用后销毁。

（3）环氧乙烷灭菌，有效期两年。

二、小静脉逆行穿刺采血法

常规静脉取血，进针的方向与血流方向一致，在静脉管腔较大的情况下，取血针的刺入对血流影响不明显。如果穿刺的是小静脉，血流就会被取血穿刺针阻滞，针头部位就没有血流或血流不畅，不容易取出血来。小静脉逆行穿刺采血法的关键是逆行穿刺，也就是针头指向远心端，针头迎着血流穿刺，针体阻止血液回流，恰好使针头部位血流充盈，更有利于取血。

1. 操作方法　如下所述。

（1）选择手腕、手背、足腕、足背或身体其他部位充盈好的小静脉。

（2）常规消毒，可以不扎止血带。

（3）根据取血量选用适宜的一次性注射器和针头。

（4）针头指向远心端，逆行穿刺，针头刺入小静脉管腔 3～5mm，固定针管，轻拉针栓即有血液进入针管。

（5）采足需要血量后，拔出针头，消毒棉球按压穿刺部位。

2. 注意事项　如下所述。

（1）尽可能选择充盈好的小静脉。

（2）可通过按压小静脉两端仔细鉴别血液流向。

（3）注射器不能漏气。

（4）固定针管要牢，拉动针栓要轻，动作不可过大。

（5）本方法特别适用于肥胖者及婴幼儿静脉取血。

三、细小静脉直接滴入采血法

在临床护理中，对一些慢性病患者特别是消耗性疾病的患者进行常规静脉抽血采集血标本时，常因针管漏气、小静脉管腔等原因导致标本溶血，抽血不成功。给护理工作带来很大麻烦。而细小静脉直接滴入采血法，不仅能减轻患者的痛苦，而且还能为临床提供准确的检验数据。

1. 操作方法　如下所述。

（1）选择指背静脉、足趾背浅静脉、掌侧指间小静脉。

（2）常规消毒：在所选用的细小静脉旁或上方缓慢进针，见回血后立即用胶布将针栓固定，暂不松开止血带。

（3）去掉与针栓相接的注射器，将试管接于针栓下方约1cm处，利用止血带的阻力和静脉本身的压力使血液自行缓缓沿试管壁滴入至所需量为止。

（4）为防凝血，可边接边轻轻旋转试管，使抗凝剂和血液充分混匀。

（5）操作完毕，松止血带，迅速拔出针头，用棉签压住穿刺点。

2. 注意事项　如下所述。

（1）选血管时，不要过分拍挤静脉或扎止血带过久，以免造成局部瘀血和缺氧，致使血液成分遭破坏而致溶血。

（2）进针深浅度适宜，见回血后不要再进针。

（3）固定头皮针时，动作要轻柔，嘱患者不要活动，以达到滴血通畅。

（4）此方法适用于急慢性白血病、肾病综合征和消化道癌症等患者。

四、新生儿后囟采血法

在临床护理中，给新生儿特别是早产儿抽血采集血标本时，常因血管细小，管腔内血液含量相对较少而造成操作失败，以致延误诊断和抢救时机，后囟采血法是将新生儿或 2～3 个月以内未闭合的后囟作为采集血标本的部位，这种方法操作简便，成功率高，安全可靠。

1. 操作方法　如下所述。

（1）穿刺部位在后囟中央点，此处为窦汇，是头颈部较大的静脉腔隙。

（2）患儿右侧卧位，面向操作者，右耳下方稍垫高，助手固定患儿头及肩部。

（3）将后囟毛发剃净，面积为 5～8cm²，用2.5%碘酒消毒皮肤，75%酒精脱碘。用同样的方法消毒操作者左手示指，并在后囟中央点固定皮肤。

（4）右手持注射器，中指固定针栓，针头斜面向上，手及腕部紧靠患儿头（作为固定支点），针头向患儿口鼻方向由后囟中央点垂直刺入进针约0.5cm，略有落空感后松开左手，试抽注射器活塞见回血，抽取所需血量后拔针，用消毒干棉签按压 3～5 分钟，不出血即可。

2. 注意事项　如下所述。

（1）严格无菌操作，消毒皮肤范围应广泛，避免细菌进入血液循环及颅内引起感染。

（2）对严重呼吸衰竭，有出血倾向，特别是颅内出血的患儿禁用此方法。

（3）进针时右手及胸部应紧靠患儿头部以固定针头，避免用力过度进针太深而刺伤脑组织。

（4）进针后抽不到回血时，可将针头稍进或稍退，也可将针头退至皮下稍移位后再刺入，切忌针头反复穿刺，以防感染或损伤脑组织。

（5）操作过程中，严密观察患儿的面色、呼吸，如有变化立即停止操作。

五、脐带血采集方法

人类脐带血含有丰富的造血细胞，具有不同于骨髓及外周血的许多特点，这种通常被废弃的血源，可提供相当数量的造血细胞，用于造血细胞移植。脐带血还可提供免疫球蛋白，提高机体免疫力，因而近年来，人脐带血已开始应用于临床并显示出广泛的应用前景。

1. 操作方法　如下所述。

（1）在胎儿着冠前，按无菌操作规程的要求准备好血袋和回输器，同时做好采血的消毒准备。

（2）选择最佳采集时间，在避免胎儿窘迫的前提下，缩短第二产程时间，胎盘剥离之前是理想的采集时机。

（3）胎儿娩出后立即用碘酒、酒精消毒脐轮端以上脐带约10cm，然后用两把止血钳夹住脐带，其中一把止血钳用钳带圈套好，距脐轮1cm处夹住脐带，另一把钳与此相距2cm，并立即用脐带剪断脐。

（4）迅速选择母体端脐带血管暴起处作为穿刺部位，采血，收集脐带血适量后，再用常规消毒方法严格消毒回输器与血袋连接处，立即封口形成无菌血袋。

（5）采集后留好血交叉标本，立即送检、储存，冷藏温度为-4℃，保存期10天。

2. 注意事项　如下所述。

（1）采集的对象应是各项检验和检查指标均在正常范围的产妇。

（2）凡甲肝、乙肝、丙肝患者，不得采集：羊水Ⅲ°污染及羊水中有胎粪者，脐带被胎粪污染者不采集。早产、胎盘早剥、前置胎盘、孕妇贫血或娩出呼吸窘迫新生儿的产妇不采集。

（3）脐带血的采集，应选择素质好、责任心强、操作技术熟练的护士专人负责，未经培训者不得上岗。

（4）严格把好使用检查关，脐带血收集后，须由检验科鉴定脐带血型。使用时须与受血者做交叉配血试验，血型相同者方可使用。

（薛红香）

第二节　注射新方法

各种药物进行肌内注射时，都可采用乙型注射法。此法简便易行，可减少患者注射时疼痛，特别是可显著减轻其注射后疼痛，尤其适用于需长时间接受肌内注射者。

一、常规操作

1. 操作方法　如下所述。

（1）常规吸药后更换一无菌针头。

（2）选取注射部位，常规消毒皮肤，用左手将注射部位皮肤、皮下组织向一侧牵拉或向下牵拉，用左手拇指和示指拔掉针头帽，其余各指继续牵拉皮肤。

（3）右手将注射器内空气排尽后，刺入注射部位，抽吸无回血后注入药液，注射完毕立即拔针，放松皮肤，使得药液封闭在肌肉组织内。

2. 注意事项　如下所述。

（1）如注射右旋糖酐铁时，注药完毕后需停留10秒后拔出针头，放松皮肤及皮下组织。

（2）禁止按摩注射部位，以避免药物进入皮下组织产生刺激而引起疼痛。

二、水肿患者的静脉穿刺方法

临床工作中，水肿患者由于明显的水肿，肢体肿胀，看不到也触及不到静脉血管，患者需要静脉注射或滴注治疗时，就会遇到困难，现介绍一种简便方法。

用两条止血带，上下相距约15cm，捆扎患者的肢体，肢体远端一条最好选用较宽的止血带，捆在患者的腕部、肘部或踝部。捆扎1分钟后，松开下面一条止血带，便在此部位看到靛蓝色的静脉，行静脉穿刺。

该方法亦适用于因肥胖而难以进行静脉穿刺的患者。

三、小静脉穿刺新方法

患者因长期输液或输入各种抗癌药物，血管壁弹性越来越差，血管充盈不良，给静脉穿刺带来很大困难。此时如能有效利用小静脉，既可减轻患者痛苦，又能使较大血管壁弹性逐渐恢复。

其方法是：用棉签蘸1%硝酸甘油均匀涂在患者手背上，然后用湿热小毛巾置于拟输液部位3分钟左右，表浅小静脉迅速充盈，此时可进行静脉穿刺。因湿热毛巾外敷促使血管扩张，并可增加硝酸甘油的渗透作用，而硝酸甘油具有扩张局部静脉作用。

此方法适用于慢性衰竭及末梢循环不良者，静脉不清晰的小儿患者，长期静脉输液或输入刺激性药物后血管硬化者，休克患者，术前需紧急输入液体但静脉穿刺困难而局部热敷按摩无效者。

四、氦氖激光静脉穿刺新方法

氦氖激光治疗仪是采用特定波长的激光束，通过光导纤维置入人体血管内对血液进行净化照射的仪器。氦氖激光在治疗时是通过静脉穿刺来完成的。如采用激光套管针进行静脉穿刺，易造成穿刺失败，如改用9号头皮针进行静脉穿刺，取代套管针，不仅节省原材料，还能减轻患者痛苦。

1. 操作方法　如下所述。

（1）首先接通电源，打开机器开关，根据需要调节功率，一般在 1.5～2.2mV，每次照射 60～90 分钟。

（2）将激光针用2%戊二醛溶液浸泡30分钟后取出，用0.1%肝素盐水冲洗，以免戊二醛溶液损伤组织细胞。

（3）将9号头皮针末端硅胶管部分拔掉，留下带有约1cm长塑料部分的针头。将激光针插入头皮针腔内，安置于纤维管前端的针柄上拧紧螺帽。

（4）选择较粗直的肘正中静脉、头静脉或手背静脉、大隐静脉，将脉枕放在穿刺部位下于穿刺点上方约6cm处，扎紧止血带。

（5）常规消毒，针尖斜面向上使穿刺针与皮肤成15°角，刺入皮下再沿静脉走向潜行刺入静脉将激光针稍向外拉，见头皮针末端的塑料腔内有回血后，再轻轻送回原处。

（6）松止血带，胶布固定，将复位键打开使定时键为0并计时。

2. 注意事项　如下所述。

（1）每次治疗应随时观察病情变化，如患者出现兴奋、烦躁不安，心慌等可适当调节输出功率，缩短照射时间。

（2）为防止突然断电不能准确计时，应采用定时键与其他计时器同时计时。

（3）治疗结束后关闭电源，将头皮针和激光针一起拔出。将激光针用清水清洗干净后浸泡于2%戊二醛溶液中待用。

五、冷光乳腺检查仪用于小儿静脉穿刺

小儿静脉穿刺一直沿用着凭肉眼及手感来寻找静脉的方法。由于小儿皮下脂肪厚，皮下静脉细小，尤其伴有肥胖、水肿、脱水时常给静脉穿刺带来困难。冷光乳腺检查仪不仅能把乳腺肿物的大小、透光度显示出来，还能清晰地显示出皮下静脉的分布走行。应用乳腺检查仪，可大大加快寻找静脉的速度，尤其能将肉眼看不到、手摸不清的静脉清晰地显示出来，提高了穿刺成功率。特别是为危重病儿赢得了抢救时间，提高了护士的工作效率，可减轻患儿不必要的痛苦，取得家长的信任和支持，密切护患关系。

1. 操作方法　如下所述。

（1）四肢静脉的选择：按常规选择好穿刺部位，以手背静脉为例，操作者左手固定患儿手部，右手将冷光乳腺检查仪探头垂直置于患儿掌心，让光束透射手掌，推动探头手柄上的滑动开关，调节光的强度，便可把手背部静脉清晰地显示出来，选择较大的静脉行常规消毒穿刺。

（2）头皮静脉的选择：按常用穿刺部位，以颞静脉为例，首先在颞部备皮，操作者以左手固定患儿头部，右手将探头垂直抵于颞部皮肤，移动探头并调节光的强度，可在探头周围形成的透射区内寻找较粗大的静脉，常规消毒穿刺。

2. 注意事项　如下所述。

（1）调节光的强度应由弱到强，直到显示清晰。

（2）四肢静脉以手背静脉、足背静脉效果最佳。

六、普通头皮针直接锁骨下静脉穿刺法

在临床危重患者的抢救中，静脉给药是抢救成功的最可靠的保证，特别是危重婴幼儿患者，静脉通道能否尽快建立成为抢救成功与否的关键。对于浅表静脉穿刺特别困难者，以往大多采用传统的静脉切开法或较为先进的锁骨下静脉穿刺法，但这两种方法难度较高，且又多用于成年患者，用普通头皮针直接锁骨下静脉穿刺，便可以解决这一难题。

1. 操作方法　如下所述。

（1）定位：①体位：患者取仰卧位，枕垫于肩下，使颈部充分暴露。②定点：取锁骨的肩峰端与胸锁关节连线的内1/3作为进针点。③定向：取胸骨上端与喉结连线的1/2处与进针点连线，此线为进针方向。

（2）进针：将穿刺部位做常规消毒，在定点上沿锁骨下缘进针，针尖朝进针方向，进针深度视患儿年龄的大小、体质的胖瘦而定，一般为2.0~2.5cm，见回血后再继续进针2~3mm即可。

（3）固定：针进入血管后保持45°角左右的斜度立于皮肤上，所以固定前应先在针柄下方支垫少许棉球，再将胶布交叉贴于针柄及皮肤上以防针头左右摆动，将部分输液管固定在皮肤上，以防牵拉输液管时引起针头移位或脱落。

2. 注意事项　如下所述。

（1）输液期间尽量减少活动，若行检查、治疗及护理时应注意保护穿刺部位。

（2）经常检查穿刺部位是否漏液，特别是穿刺初期，按压穿刺部位周围有无皮下气肿及血肿。

（3）在排除原发性疾病引起的呼吸改变后，应注意观察患儿的呼吸频率、节律是否有改变，口唇是否有发绀现象。因锁骨下静脉的后壁与胸膜之间的距离仅为5~7mm，以防针尖透过血管，穿破胸膜，造成血胸、气胸。

（4）拔针时，用无菌棉球用力按压局部3~5分钟以上，以免因局部渗血而形成皮下血肿，影响患儿的呼吸及再次注射。若需保留针头，其方法与常规浅表静脉穿刺保留法相同。

七、高压氧舱内静脉输液法

高压氧舱内静脉输液，必须保持输液瓶内外压力一致，如果产生压差，则会出现气、液体均流向低压区，而发生气泡、液体外溢等严重后果。若将密闭式输液原通气方向改变，能较好地解决高压氧舱内静脉输液的排气，保持气体通畅，使输液瓶内与舱内压力一致，从而避免压差现象。

1. 操作方法　如下所述。

（1）患者静脉输液时，全部使用塑料瓶装，容量为500mL的静脉用液体。

（2）取一次输液器，按常规操作为患者静脉输液，操作完毕，将输液瓶倒挂于输液架。

（3）用碘酒消毒该输液瓶底部或侧面（距液面5cm以上）。

（4）将密闭式输液瓶的通气针头从下面的瓶口处拔出，迅速插入输液瓶底部或侧面已消毒好的部位，使通气针头从瓶口移至瓶底，改变原来的通气方向。

（5）调节墨菲滴管内液面至1/2高度，全部操作完成，此时患者方可进入高压氧舱接受治疗。

2. 注意事项　如下所述。

（1）舱内禁止使用玻璃装密闭式静脉输液。

（2）使用三通式静脉输液器时，需关闭通气孔，按上述操作方法，在瓶底或瓶侧插入一个18号粗针头即可。

（3）使用软塑料袋装静脉输液时，需夹闭原通气孔，按上述操作方法，在塑料袋顶端刺入一个18号粗针头，即可接受高压氧治疗。

八、静脉穿刺后新型拔针法

在临床中静脉穿刺拔针时，通常采用左凤林、王艳兰、韩斗玲主编的《基础护理学》（第2版）教材中所介绍的"用干棉签按压穿刺点，迅速拔出针头"的方法（下称旧法），运用此法操作，患者血管损伤和疼痛明显。如果将操作顺序调换为"迅速拔出针头，立即用干棉签按压穿刺点"（下称新法），可使患者的血管损伤和疼痛大为减轻。

经病理学研究和临床实验观察，由于旧法拔针是先用干棉签按压穿刺点，后迅速拔出针头，锋利的针刃是在压力作用下退出血管，这样针刃势必会对血管造成机械性的切割损伤，致血管壁受损甚至破裂。在这种伤害性刺激作用下，可释放某些致痛物质并作用于血管壁上的神经末梢而产生痛觉冲动。由于血管受损，红细胞及其他血浆成分漏出管周，故出现管周瘀血。由于血管内皮损伤，胶原暴露，继发血栓形成和血栓机化而阻塞管腔。由于血管壁损伤液体及细胞漏出，引起管周大量结缔组织增生，致使管壁增厚变硬，管腔缩小或闭塞，引起较重的病理变化。

新法拔针是先拔出针头，再立即用干棉签按压穿刺点。针头在没有压力的情况下退出管腔，因而减轻甚至去除了针刃对血管造成的机械性切割损伤，各种病理变化均较旧法拔针轻微。

九、动脉穿刺点压迫止血新方法

目前，介入性检查及治疗已广泛地应用于临床，术后并发皮下血肿者时有发生，尤以动脉穿刺后多见。其原因主要是压迫止血方法不当，又无直观的效果判断指标。如果采用压迫止血新方法，可有效地预防该并发症的发生。

其方法是，当动脉导管及其鞘拔出后，立即以左手示、中二指并拢重压皮肤穿刺口靠近心端2cm左右处即动脉穿刺口处，保持皮肤穿刺口的开放，使皮下积血能及时排出，用无菌纱布及时擦拭皮肤穿刺口的出血（以防凝血块形成而过早被堵住）。同时调整指压力量直至皮肤穿刺口无持续性出血则证明指压有效，继续压迫15～20分钟，先抬起两指少许，观察皮肤穿刺口无出血可终止压迫，再以弹性绷带加压包扎。

十、动、静脉留置针输液法

动、静脉留置针输液是近几年兴起的一种新的输液方法。它选择血管广泛，不易引起刺破血管形成血肿，能多次使用同一血管，维持输液时间长，短时间内可输入大量液体，是烧伤休克期、烧伤手术期及术后维持输液的理想方法。

1. 操作方法 如下所述。

（1）血管及留置针的选择：应选择较粗且较直的血管。血管的直径在1cm左右，前端有一定弯曲者也可。一般选择股静脉、颈外静脉、头静脉、肘正中静脉、前臂浅表静脉、大隐静脉，也可选择颞浅静脉、额正中静脉、手背静脉等。留置针选择按血管粗细、长度而定。股静脉选择16G留置针，颈外静脉、头静脉、肘正中静脉、前臂浅表静脉、大隐静脉可选用14～20G留置针，其他部位宜选用18～24G留置针。

（2）穿刺方法：进针部位用1%普鲁卡因或利多卡因0.2mL行局部浸润麻醉约30秒后进针，进针方法同一般静脉穿刺，回血后将留置针外管沿血管方向推进，外留0.5～2.0cm。左手按压留置针管尖部上方血管，以免出血或空气进入，退出针芯、接通输液。股静脉穿刺在腹股沟韧带股动脉内侧采用45°角斜刺进针，见回血后同上述穿刺方法输液，但股静脉穿刺因其选择针体较长，操作时应戴无菌手套。

（3）固定方法：①用3M系列透明粘胶纸5cm×10cm规格贴于穿刺部位，以固定针体及保护针眼，此法固定牢固、简便，且粘胶纸有一定的伸缩性，用于正常皮肤关节部位的输液，效果较好。②缝合固定：将留置针缝于局部皮肤上，针眼处用棉球加以保护，此方法多用于通过创面穿刺的针体固定或躁动不安的患者。③采用普通医用胶布同一般静脉输液，多用于前臂、手背等处小静脉。

2. 注意事项 如下所述。

（1）行股静脉穿刺输液时应注意以下几点：①因股静脉所处部位较隐蔽，输液过程中要注意观察局部有无肿胀，防止留置针管脱出致液体输入皮下。②因血管粗大，输液速度很快，应防止输液过快或液体走空发生肺水肿或空气栓塞。③若回血凝固，管道内所形成的血凝块较大，应用 5 ~ 10mL 无菌注射器接于留置针局部将血凝块抽出，回血通畅后接通输液，若抽吸不出，应拔除留置针，避免加压冲洗管道，防止血凝块脱落导致血栓栓塞。④连续输液期间每日应更换输液器 1 次，针眼周围皮肤每日用碘酒、酒精消毒后针眼处再盖以酒精棉球和无菌纱布予以保护。

（2）通过创面穿刺者，针眼局部每日用 0.2% 氯己定液清洗 2 次，用油纱布及无菌纱布覆盖保护，若局部为焦痂每日可用 2% 碘酒涂擦 3 ~ 4 次，针眼处用碘酒棉球及无菌纱布保护。

（3）对前端血管发红或局部液体外渗肿胀者应立即予以拔除。

（4）留置针管同硅胶导管，其尖端易形成血栓，为侵入的细菌提供繁殖条件，故一般保留 3 ~ 7 天。若行痂下静脉穿刺输液，保留时间不超过 3 天。

十一、骨髓内输注技术

骨髓内输注是目前欧美一些国家小儿急救的一项常规技术。小儿急救时，常因中央静脉插管困难及静脉切开浪费时间，休克导致外周血管塌陷等原因而无法建立静脉通道，采用骨髓内输注法进行急救，安全、省时、高效。因长骨有丰富的血管网，髓内静脉系统较为完善，髓腔由海绵状的静脉窦隙网组成，髓窦的血液经中央静脉管回流入全身循环。若将髓腔视为坚硬的静脉通道，即使在严重休克时或心脏停搏时亦不塌陷。当然，骨髓内输注技术并不能完全取代血管内输注，只不过为血管内输注技术一项有效的补充替代方法，仅局限于急救治疗中静脉通路建立失败而且适时建立通路可以明显改善预后的患者。

1. 适应证和禁忌证 心脏停搏、休克、广泛性烧伤、严重创伤以及危及生命的癫痫持续状态的患者，可选择骨髓内输注技术。患有骨硬化症、骨发育不良症、同侧肢体骨折的患者，不宜采用此技术，若穿刺部位出现蜂窝织炎，烧伤感染或皮肤严重撕脱则应另选它处。

2. 操作方法 如下所述。

（1）骨髓穿刺针的选择：骨髓内输注穿刺针采用骨髓穿刺针、15 ~ 18 号伊利诺斯骨髓穿刺针或 Sur – Fast（美国产）骨髓穿刺针。18 ~ 20 号骨髓穿刺针适用于 18 个月以下婴幼儿、稍大一些小儿可采用 13 ~ 16 号针。

（2）穿刺部位的选择：最常用的穿刺部位是股骨远端和胫骨远、近端，多数首选胫骨近端，因其有较宽的平面，软组织少，骨性标志明显，但 6 岁以上小儿或成人常因该部位厚硬，穿刺难而选择胫骨远端（内踝）。胫骨近端为胫骨粗隆至胫骨内侧中点下方 1 ~ 3cm，胫骨远端为胫骨内侧内踝与胫骨干交界处，股骨远端为外踝上方 2 ~ 3cm。

（3）穿刺部位常规消毒，固定皮肤，将穿刺针旋转钻入骨内，穿过皮质后，有落空感，即进入了髓腔。确定针入髓腔的方法为，接注射器抽吸有骨髓或缓慢注入 2 ~ 3mL 无菌盐水，若有明显阻力则表示针未穿过皮质或进入对侧皮质。

（4）针入髓腔后，先以肝素盐水冲洗针，以免堵塞，然后接输液装置。

（5）输注速度：液体从髓腔给药的速度应少于静脉给药。内踝部常压下 13 号针头输注速度为 10mL/min，加压 40kPa 为 41mL/min。胫骨近端输注速度 1 130mL/h，加压情况下可达常压下 2 ~ 3 倍。

（6）待建立血管通路后，及时中断骨髓内输注，拔针后穿刺部位以无菌纱布及绷带加压压迫 5 分钟。

3. 注意事项 如下所述。

（1）操作过程应严格无菌，且骨髓输注留置时间不宜超过 24 小时，尽快建立血管通路后应及时中断骨髓内输注，以防骨髓炎发生。

（2）为预防穿刺部位渗漏，应选择好穿刺部位，避开骨折骨，减少穿刺次数。确定好针头位于髓腔内，必要时可摄片。为防止针移位，应固定肢体，减少搬动。定时观察远端血供及软组织情况。

（3）婴幼儿穿刺时，若采用大号穿刺针，穿刺点偏向胫骨干，易引起医源性胫骨骨折。因此，应选择合适穿刺针，胫骨近端以选在胫骨粗隆水平或略远一点为宜。

（薛红香）

第三节　输血新技术

一、成功输血 12 步骤

（1）获取患者输血史。

（2）选择大口径针头的输血器，同时选择大静脉，保证输血速度，防止溶血。输血、输液可在不同部位同时进行。

（3）选择合适的过滤网，170μm 网眼口径的过滤网即可去除血液中肉眼可见的碎屑和小凝块。20～40μm 网眼口径的过滤网可过滤出更小的杂质和血凝块，此过滤网仅用于心肺分流术患者，而不用于常规输血。

（4）输血时最好使用 T 型管，特别是在输入大量血液时，更应采用 T 型管。可以既容易又安全地输入血制品，减少微生物进入管道的机会。

（5）做好输血准备后再到血库取血。

（6）做好核对工作，认真核对献血者和受血者的姓名、血型和交叉配血试验结果。

（7）观察生命体征，在输血后的 15 分钟内应多注意观察患者有无异常症状，有无输血反应。

（8）输血前后输少量 0.9% NaCl。

（9）缓慢输血，第一个 5 分钟速度不超过 2mL/min，如果此期间出现输血反应，应立即停止输血。

（10）保持输血速度，如果输血速度减慢，可提高压力，最简单的方法是将血袋轻轻用手翻转数次或将压力袖带系在血袋上（勿使用血压计袖带）。若采用中心静脉导管输血，需将血液加温 37℃ 以下，防止输入大量冷血引起心律失常。

（11）密切监测整个输血过程。

（12）完成必要的护理记录。

二、成分输血

成分输血是通过血细胞分离和将血液中各有效成分进行分离，加工成高浓度、高纯度的各种血液制品，然后根据患者病情需要有针对性输注，以达到治疗目的。它具有疗效高，输血反应少，一血多用和节约血源等优点。

1. 浓集细胞　新鲜全血经离心或沉淀后移去血浆所得。红细胞浓度高，血浆蛋白少，可减少血浆内抗体引起的发热、过敏反应。适用于携氧功能缺陷和血容量正常或接近正常的慢性贫血。

2. 洗涤红细胞　浓集红细胞经 0.9% NaCl 洗涤数次，加 0.9% NaCl 或羟乙基淀粉制成。去除血浆中及红细胞表面吸附的抗体和补体、白细胞及红细胞代谢产物等。适用于免疫性溶血性贫血、阵发性血红蛋白尿等以及发生过原因不明的过敏反应或发热者。

3. 红细胞悬液　提取血浆后的红细胞加入等量红细胞保养液制成的悬液，可以保持红细胞的生理功能，适用于中、小手术，战地急救等。

4. 冰冻红细胞　对 IgA 缺陷而血浆中存有抗 IgA 抗体患者，输注冰冻红细胞反应率较低。

5. 白细胞悬液　新鲜全血经离心后取其白膜层的白细胞，或用尼龙滤过吸附器而取得，适用于各种原因引起的粒细胞缺乏（小于 $0.5 \times 10^9/L$）伴严重感染者（抗生素治疗在 48 小时内无反应的患者）。

6. 血小板悬液　从已采集的全血中离心所得，或用连续和间断血液细胞分离机从供血者获取。适用于血小板减少或功能障碍所致的严重自发性出血者。

7. 新鲜或冰冻血浆　含有正常血浆中所有凝血因子，适用于血浆蛋白及凝血因子减少的患者。

三、自体输血法

自体输血法是指采集患者体内血或回收自体失血，再回输给同一患者的方法。开展自体输血将有利于开拓血源，减少贮存血量，并且有效地预防输血感染和并发症（如肝炎、艾滋病）的发生。自体输血分为预存和术中自体输血两种方法。

1. 预存自体输血　即在输血前数周分期采血，逐次增加采血量，将前次采血输回患者体内，最后采集的血贮备后于术中或术后使用。预存自体血的采集与一般供血采集法相同。

2. 术中自体输血　对手术过程中出血量较多者，如宫外孕、脾切除等手术，应事先做好准备，进行自体血采集和输入。

（1）操作方法：①将经高压灭菌后的电动吸引器装置一套（按医嘱在负压吸引瓶内加入抗凝剂和抗生素），乳胶管（硅胶管）两根，玻璃或金属吸引头一根，闭式引流装置一套以及剪有侧孔的 14 号导尿管，无菌注射器，针头和试管备好。②连接全套吸引装置，在负压瓶内加入抗凝剂，一般每 100mL 血液加入 10～20mL 抗凝剂。③术中切开患者腹腔后立即用吸引头吸引，将血液引流至负压瓶内，边吸边摇瓶，使血液与抗凝剂充分混匀。如收集胸血时，将插入胸腔的导管连接无菌闭式引流装置，在水封瓶内加入抗凝剂。④收集的自体血经 4～6 层无菌纱布过滤以及肉眼观察无凝血块后，即可回输给患者。

（2）注意事项：①用电动吸引器收集自体血时，负压吸引力不宜超过 13.3kPa，以免红细胞破裂。②收集脾血时，脾蒂血管内的血液可自然流入引流瓶内，切忌挤压脾脏而引起溶血。③回输自体血中的凝血因子和血小板已被耗损，可引起患者凝血功能的改变，故输血以后需要密切观察有无鼻出血，伤口渗血和血性引流液等出血症状，并做好应急准备。④如果收集的自体血量多，可用 500mL 0.9% NaCl 输液空瓶收集保存。

四、血压计袖带加压输血法

危重或急诊患者手术时，常常需要大量快速输血，由于库血温度低，血管受到刺激容易发生痉挛，影响输血速度。其次，一次性输血器管径小，弹性差，应用手摇式和电动式加压输血器效果也不理想。如采用血压计袖带加压输血，既方便经济，效果又好。

其方法是：输血时，应用一次性输血器，固定好穿刺部位，针头处衔接严密，防止加压输血时脱落。输血前将血压计袖带稍用力横向全部缠绕于血袋上，末端用胶布固定，再用一长胶布将血压计袖带与血袋纵向缠绕一圈粘贴妥当。袖带连接血压计的胶管用止血钳夹紧，然后将血袋连接一次性输血器，悬挂在输液架上，经输气球注气入袖带，即可产生压力，挤压血袋，加快输血速度。注入袖带内的气体量和压力根据输血滴速要求而定，袖带内注入 300mL 气体，压力可达 12kPa，此时血液直线注入血管，一般输入 350mL 血液，中途须充气 2～3 次，8 分钟内即可输完，若需改变滴速可随时调节注入袖带内的气体量。

此方法为一般输血速度的 3～3.5 倍，红细胞不易被破坏，从而减少输血反应机会，还可随意调节滴速。

（薛红香）

第四节　静脉输液常见问题的处理

一、静脉输液肢体疼痛速效止痛法

患者在输液过程中，常因静脉输入刺激性较大或浓度较高的药物而引起输液肢体及局部胀痛、疲乏等，采用对侧穴位按压法，是解除患者疼痛的较好护理方法。

1. 方法　患者上肢静脉输液感到局部胀、疼痛、疲乏时，按压患者对侧上肢合谷或内关穴，以患者感到酸、麻、痛为止，可缓解患者静脉输液肢体局部的胀、痛、疲乏感。如患者下肢静脉输液出现此症状时，按压对侧足三里或三阴交穴，可收到同样效果。

2. 机制 依据针灸"同经相应交叉"取穴法，按压输液肢体对侧穴位，破坏了输液肢体因药物或输液刺激引起大脑皮质原兴奋灶而达到治疗效果。此方法简便易行，见效迅速，较减慢速度和局部热敷等方法止痛效果好。

二、静滴甘露醇外渗的处理方法

静滴甘露醇时发生血管外渗漏，是护理工作中比较棘手的问题。由于甘露醇为高渗溶液，一旦药物外漏进入皮下组织，不易被组织所吸收并损伤组织，同时提高了组织液的压力，造成渗透压梯度的反差，促使更多的液体渗透到组织中，加重了皮肤组织的损伤，而出现局部刺痛，皮下组织坏死等不良后果。

1. 烫伤膏外涂法 一旦发现甘露醇溶液外渗皮下组织，应立即停止输液，用烫伤膏外涂肿胀部位，用量多少取决于受损皮肤范围，以不干燥为宜。暴露局部，直至肿胀消退，皮肤恢复正常为止。应禁止局部热敷，因为热敷可使局部组织温度升高，促进组织坏死，同时血管扩张，水肿加重。另外，甘露醇外渗后应尽早用烫伤膏外涂局部。如果出现水疱、发绀，再涂用烫伤膏效果不佳。此方法适用于甘露醇液少量外渗，皮下肿胀较轻者。

2. 中药涂膜法 如下所述。

（1）药方配制：将丹参、紫荆皮、乳香、没药、降香、白芨、儿茶、大黄诸中药挑选洗净，烘干粉碎，以70%乙醇为溶剂。按酊剂浸渍法制备。首次浸渍20天；第二次浸渍14天，合并浸出液，过滤，回收乙醇。滤液加入冰片、甘油、阿佐恩、PVA－124，搅匀，调节pH，分装外用。

（2）方法：棉签浸取药液均匀涂擦于肿痛瘀血皮肤待干燥成膜。3～4次/天，肿痛瘀血严重者，可酌加涂药次数。

3. 刺皮减压法 在剧烈肿胀肢体的局部涂3%的碘酒消毒，75%酒精脱碘干燥后，用无菌注射器针头在肿胀中心部位（避开皮下静脉血管部位），均匀刺数针，刺破皮肤，然后用无菌大纱布3～5层加压包扎，使大量的皮下渗出液排出。如纱布被浸湿可再更换，从而使肿胀的肢体很快恢复正常。但注意消肿后刺破的皮肤局部应保持清洁干燥，避免感染发生。此方法仅限于严重肿胀的紧急情况下，机体免疫力低下和肢体局部感染者禁用。

三、静脉穿刺穿破血管后的补救方法

静脉输液是临床常用的重要治疗手段之一。在静脉穿刺时，如果血管扎穿后采用指压扎穿部位法止血，进行补救确保穿刺一次完成，以提高静脉穿刺成功率。

静脉穿刺后，自我感觉扎穿或穿刺后无回血，往外撤针头时才有回血，就判断为扎穿血管。此时，将针头缓慢往外撤，当有血时停止，立即用左手拇指或无名指按在扎穿的部位，同时打开止血带，用一条胶布固定针柄。先以指重压1秒左右，然后打开输液调节器，手指轻按以液体能缓慢通过为准（见墨菲滴管有滴入），观察有无外渗，1分钟左右无外渗将手指抬起，用胶布将针头固定好，调节滴数60～70滴/分钟，如果需加快滴数，10～20分钟后即可放快。

此方法特别适用于婴幼儿、老年人和不好找血管的患者。

四、颈外静脉输液导管阻塞更换法

颈外静脉穿刺输液适应于长期输液，周围静脉不易穿刺者，周围循环衰竭的危重患者。颈外静脉穿刺输液导管阻塞多因护理不周所致，如导管折叠或经导管抽血、输血而未及时用0.9% NaCl冲洗以致形成血栓。导管阻塞后，传统的方法是拔除阻塞导管，采用更换导管法，无须穿刺，即免除疼痛，效果很好。

1. 操作方法　如下所述。

（1）患者去枕平卧，肩下可垫枕头、头偏向对侧。

（2）严格执行无菌操作：常规消毒导管周围皮肤，阻塞导管末端接 5mL 注射器，戴无菌手套，边抽吸边拔管，弃之于弯盘中。

（3）常规消毒穿刺口及周围皮肤，更换无菌手套，铺孔巾，用抽取了 0.9% NaCl 的注射器检查灭菌导管是否通畅。

（4）右手用镊子快速将无菌导管沿穿刺口插入至所需长度回抽注射器，见回血注入 0.9% NaCl 封管或接输液橡胶管输液。妥善固定导管、原穿刺口经用苯扎氯铵酊消毒后，覆盖无菌纱布。

2. 注意事项　如下所述。

（1）此方法适应于已行颈外静脉穿刺置管 10～14 天后发生导管阻塞的患者，且局部无可疑感染者。

（2）长期置管者，每周常规做穿刺口分泌物细菌培养 1 次，每天用苯扎氯铵酊消毒穿刺口及周围皮肤，禁用碘酒或酒精，以防导管脆化折断。

（3）输液过程中严格无菌操作，以防感染及并发症发生。

（4）不宜从导管内抽血、输血。若抢救患者急需输血时，待输血完毕即用 0.9% NaCl 将管腔冲洗干净，封管时加入适量肝素以防血栓形成。

（5）拔管时，导管末端接注射器，边抽吸边拔管，防止残留小血块进入血液，造成血栓。

五、长期静脉内置留置针、导管并发症及对策

（一）常见并发症

1. 凝血　静脉内留置各类导管，形成血管异物，因而局部易形成血液凝集块造成静脉闭塞而发生末梢水肿、静脉炎等症状。其预防主要手段是要选择不易致局部凝血的导管和留置针。随着医疗材料科学技术的发展，目前的聚氨甲酸乙酯等材料就具有不易血栓形成的特点。

2. 感染　在血管内留置导管易导致细菌感染，严重时可引起菌血症。造成这一并发症的主要原因是在导管插入或静脉穿刺操作过程中，特别是在连接输液管、三通等无菌操作不严格的情况下污染所致。

3. 导管栓塞　导管内腔形成血液凝血块造成输入液体不畅。

4. 固定脱落　长期插入导管患者，缝合固定线由于局部皮肤的坏死等原因而松动、脱落，失去对导管的固定力，易造成留置针和导管的自由拔出。

（二）并发症主要症状及对策

1. 导管所致感染、菌血症

（1）症状：突然高热 39～40℃，寒战，恶寒。

（2）对策：①在操作中严格执行无菌操作原则。②长期置入导管，疑导管感染时，拔出导管用无菌剪刀剪下尖端部做细菌培养。③从末梢血管开始输液治疗。④头部、腋窝等部位冷敷，严密观察体温、脉搏、血压等全身状况。

2. 静脉血栓、静脉炎

（1）症状：穿刺侧上、下肢水肿，沿静脉走行疼痛，局部发红、发热。

（2）对策：①预防手段是要选择合适的高质量的导管或留置针材料。②留置时间不可过长。③中心静脉导管插入时尽可能避免输入高渗液。④遵医嘱拔去导管。⑤拔管后抬高患肢，局部冷、湿敷。

3. 导管脱出或局部渗液

（1）症状：液体从穿刺部漏出，穿刺部位出血，滴注速度缓慢；深静脉锁骨下静脉穿刺时，液体外漏纵隔内，出现呼吸困难、胸痛、血压低、脉频。

（2）对策：①打开穿刺部位，观察固定是否脱落。②遵医嘱拔管。③终止滴注，胸部 X 线检查。

4. 导管误插入

（1）症状：导管插入部开始疼痛，特别是静脉液体滴入时疼痛加剧。

（2）对策：①X线透视检查。②遵医嘱拔出导管，重新穿刺。

【附】静脉炎等级区分

0级：无任何症状。

Ⅰ级：触摸注射部位时有压痛感。

Ⅱ级：局部有红、压痛症状，发生范围在导管长度以内。

Ⅲ级：局部有红、肿、热、痛等症状，发生范围在导管长度以外。

Ⅳ级：局部有重度红、肿、热、痛、脓等症状，发生范围在导管长度以外。

Ⅴ级：局部有明显感染症状，其余同Ⅳ级。

（薛红香）

第五节　吸痰术

一、适应证

吸除气道内沉积的分泌物；获取痰标本，以利培养或涂片确定肺炎或其他肺部感染，或送痰液做细胞病理学检查；维持人工气道通畅；对不能有效咳嗽导致精神变化的患者，通过吸痰刺激患者咳嗽，或吸除痰液，缓解痰液刺激诱导的咳嗽；因气道分泌物潴积导致肺不张或实变者，吸痰可促进肺复张。

二、禁忌证

气管内吸痰术对人工气道患者是必要的常规操作，无绝对禁忌证。

三、主要器械

1. 必要器械　负压源，集痰器，连接管，无菌手套，无菌水和杯，无菌生理盐水，护目镜、面罩和其他保护装置，氧源，带活瓣和氧源的人工气囊，听诊器，心电监护仪，脉氧监测仪，无菌痰标本收集装置等。

2. 吸痰管　吸痰管直径不超过气管插管内径的1/2。

四、吸痰操作

1. 患者准备　如条件允许，吸痰前应先予100% O_2 >30s（最好吸纯氧2min）；可适当增加呼吸频率和（或）潮气量，使患者稍微过度通气，吸痰前可调节呼吸机"叹息（sigh）"呼吸1~2次，或用呼吸球囊通气数次（3~5次）；机械通气患者最好在不中断通气的情况下吸痰或密闭式吸痰；吸痰前后最好有脉搏氧饱和度监测，以观察患者有无缺氧；吸痰时可向气道内注入少许生理盐水以稀释痰液或促使气内道的痰液移动，以利吸除。

2. 吸引负压　吸引管负压一般按新生儿60~80mmHg，婴儿80~100mmHg，儿童100~120mmHg，成人100~150mmHg。吸引负压不超过150mmHg，否则可能因吸引导致气道损伤、低氧血症和肺膨胀不全等。

3. 吸痰目的至少达到下列之一　①呼吸音改善。②机械通气患者的吸气峰压（PIP）与平台压间距缩小，气道阻力下降或顺应性增加，压力控制型通气患者的潮气量增加。③PaO_2或经皮氧饱和度（SPO_2）改善。④吸除了肺内分泌物。⑤患者症状改善，如咳嗽减少或消失等。

4. 吸痰前、中、后应做好以下监测　呼吸音变化，血氧饱和度或经皮氧饱和度，肤色变化，呼吸频率和模式，血流动力学参数如脉搏、血压、心电，痰液特征如颜色、量、黏稠度、气味，咳嗽有无及强度，颅内压（必要时），通气机参数如PIP、平台压、潮气量、FiO_2，动脉血气，以及吸痰前后气管导管位置有无移动等。

5. 吸痰　吸痰时遵守无菌操作原则，术者戴无菌手套，如有需要可戴防护眼镜、隔离衣等。吸痰管经人工气道插入气管/支气管时应关闭负压源，待吸痰管插入到气管/支气管深部后，再开放负压吸引，边吸引边退出吸痰管，吸痰管宜旋转式返出，而非反复抽插式吸痰。每次吸痰的吸引时间约 10 ～ 15s，如痰液较多，可在一次吸引后通气/吸氧至少 10s（最好能吸氧 1min 左右）再吸引，避免连续吸引，以防产生低氧血症和肺膨胀不全等。吸痰完成后，应继续给予纯氧约 2min，待血氧饱和度恢复正常或超过 94% 后，再将吸氧浓度调至吸痰前水平。目前不少多功能呼吸机有专用的吸纯氧键，按压该键后，会自动提供纯氧约 2min（具体时间因厂品不同而异）。吸除气道内的痰后，再吸除患者口鼻中的分泌物（特别是经口气管插管或吞咽功能受影响者）。

五、并发症

气管内吸引主要并发症包括低氧血症或缺氧，气管/支气管黏膜组织损伤，心搏骤停，呼吸骤停，心律失常，肺膨胀不全，支气管收缩/痉挛，感染，支气管/肺出血，引起颅内压增高，影响机械通气疗效，高血压，低血压。这些并发症大多是吸引不当所致，规范的操作，可大大降低有关并发症的风险。

（宋鲁燕）

第六节　洗胃术

洗胃（gastric lavage）是一种清除胃内物方法，主要是消除胃内摄入过多的药物或毒物。

一、适应证

洗胃主要是在摄入过量药物或毒物后 1 ～ 2 小时内、在无禁忌的情况下清除胃内容物，已知或疑有胃排空延迟如摄入抗胆碱能药或鸦片类摄入时或毒物为片剂尚未完全溶解或排空时，超过 2 小时仍可考虑洗胃。

具体来说，洗胃主要适于以下情况：

（1）农药中毒：有机磷酸酯类、有机氯类或氨基甲酸酯类农药等，这仍是我国最常见的毒物中毒。

（2）明显或高危病死率的药物：β 阻滞剂、钙通道阻滞剂、氯喹、秋水仙碱、氰化物、重金属、杂环类抗抑郁药、铁、百草枯、水杨酸盐、亚硒酸。

（3）活性炭难吸收的物质：重金属、铁、锂、有毒醇类。

（4）形成凝结块：肠溶制剂、铁、酚噻嗪类、水杨酸盐。

（5）无抗毒剂或治疗无效者：钙通道阻滞剂、秋水仙碱、百草枯、亚硒酸。

（6）其他不明原因摄入中毒又无洗胃禁忌者。

二、禁忌证

意识进行性恶化且无气道保护性反射者是绝对禁忌证，如必须洗胃者，应在洗胃前先作气管插管做好气道保护和通气，而后再考虑洗胃。腐蚀性物质摄入者禁忌洗胃；局部黏膜损害可能引起插管穿孔，应权衡利弊后进行；较大片剂、大块异物、有锐利边缘的异物禁忌洗胃；烃类如苯、N 己烷、杀虫剂等摄入是洗胃的相对禁忌；少数情况下有严重上气道或上胃肠道异常如狭窄、畸形或新近完成移植等限制进行插胃管。呕吐可排出胃内毒物，反复呕吐已排出大量毒物者，洗胃应权衡利弊；其他相对禁忌包括：凝血功能障碍者、摄入无毒或低毒物质者等。

三、洗胃器械

洗胃器械包括：脉氧仪、心电监护仪、无创血压监测仪、防毒服装、开口器或牙垫、经口气道、呕吐盆、吸引源、吸引管、大注射器（50 ～ 100mL）、清水或生理盐水、球形吸引装置或自动洗胃机、水溶性润滑剂、经口洗胃管、必要的复苏装置和药物。

1. 胃管插入深度估算方法　如下所述。

（1）根据不同身高估算经鼻或经口胃管插入的长度（cm）：方法见图 1－1。

（2）根据体表标志估算胃管插管深度：①传统的也是临床上最常用的估算方法采用图 1－2 中 A 的方法，即经鼻插入胃管的深度为"耳垂经鼻翼至剑突的距离"。②或按照图 1－2 中 B 的方法，即经鼻插入胃管的深度为"左口角或鼻翼经耳郭至肋缘的距离"。③按照耳垂经剑突至脐的距离来估算。

通常经口插入胃管的深度比经鼻胃管插入更短些，插入深度具体估算方法可参照上述四种方法，并根据不同患者的实际情况和临床医生个人经验综合确定，不宜完全教条。

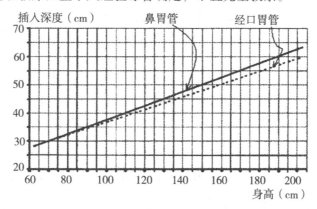

图 1－1　身高－胃管插入深度估算图

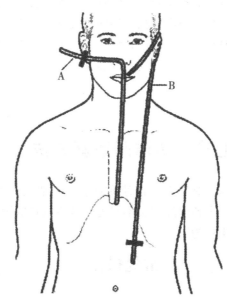

A.耳垂经鼻翼至剑突的距离；B.左口角或鼻翼经耳郭至肋缘的距离

图 1－2　体表标志估算胃管插入深度

2. 胃管选择　成人一般选择法氏 30～50 号胃管，青少年选择法氏 30～34 号胃管，儿童可选择法氏 24 号胃管，新生儿和婴儿一般禁忌洗胃或充分权衡利弊后请儿科专家指导处理。值得注意的是，如拟洗出胃内容物，应经口插入大口径胃管，经鼻插入胃管仅适于向胃内灌溶液或吸出稀薄胃内容物，很难吸出胃内残渣类物质，更不可能吸出未溶解的药片或药丸等。

3. 洗胃液　通常用清水或生理盐水洗胃，但儿童避免使用清水洗胃，否则易导致电解质紊乱。某些特殊物质可能需要特定的洗胃液，如氟化物摄入宜用 15～30mg/L 的葡萄糖酸钙溶液（可产生不溶性的氟化钙而起解毒作用）；甲醛摄入宜用 10mg/L 的醋酸铵水溶液；铁剂摄入宜用 2% 的碳酸氢钠生理盐水溶液（可产生碳酸亚铁）；草酸摄入宜用 5～30g/L 的葡萄糖酸钙溶液（可产生不溶性的草酸钙）；碘摄入宜用 75g/L 的淀粉溶液等。但无特殊洗胃液时，仍考虑使用清水或生理盐水进行洗胃。

四、洗胃操作

1. 胃管插入　患者取 Trendelenburg 位（垂头仰卧位），头低 15°～20°，这种体位有利于最大限度地排出胃内容物，仰卧位或侧卧位增加误吸风险。胃管插入和确认方法参见"经鼻胃管插入"。插入胃管后应常规地抽吸有无胃内容物，而后再注入 50mL 气体听诊左上腹部有无吹气音或气过水声，只有完全确认胃管在位后才可开始洗胃。虽然 X 线是最可靠的确认方法，但由于条件限制，有时无法在洗胃时拍摄 X 线片。另外，插管和洗胃时最好行心电监护、脉氧监测和无创血压监测。

2. 洗胃　灌洗液温度最好与体温相当，但临床上很难做到，灌洗液温度与室温一样是合适的。洗胃前应尽量抽空胃内容物，再向胃内灌入洗胃液。每次最大灌入液量为 300mL 左右（儿童可按 10～15mL/kg 计算，最大也不超过 300mL）。灌入量过大会导致呕吐、误吸，促使胃内容物向下进入十二指肠或空肠，加快毒物进一步吸收。至洗出液澄清、无颗粒物或无明显药物气味方可停止洗胃，洗胃液总量一般需数升，有时需 10 000mL 或更多。必要时洗胃后可向胃管内灌入活性炭（30g＋240mL 生理盐水或清水）。

五、并发症

从插胃管开始直至洗胃后 6～8 小时均应监测有无并发症。一般很少发生严重并发症，但如未经认真确认或插管者操作不熟练，并发症的发生风险大大增加。

洗胃相关性并发症包括：心律失常、电解质异常、脓胸、食管撕裂或穿孔、胃穿孔、低体温、喉痉挛、鼻或口或咽喉损伤、气胸、误吸、梨状隐窝穿孔、误插入气管内、胃管阻塞等。

为防误吸，洗胃液量不宜过大，通常每次不超过 300mL；由于经口胃管较粗且弹性差，插管时不应过大用力插入或粗暴插管。一旦发现严重并发症如气管内插管、穿孔等应立即拔管并给予机械通气或请外科专家会诊处理。

（宋鲁燕）

第七节　清洁肠道新方法

传统的肠道准备效果虽满意，但需限制饮食，进流质饮食，口服泻药及清洁灌肠等。一般从术前 1～2 天即开始准备，且影响患者休息。全肠道灌洗法不仅可以减少饮食的限制，缩短肠道准备时间，而且还避免了灌肠的不适，清洁肠道效果更为满意。

一、常规操作

1. 操作方法　如下所述。

（1）术前 1 天午餐后禁食。

（2）给患者留置胃管后，嘱其坐在靠椅上，椅座有一个直径为 22cm 的圆孔，下置便桶。

（3）灌肠液准备，每升灌肠液含 NaCl 6.3g、NaHCO$_3$ 2.5g、KCl 0.75g，pH 在 8.4 左右，渗透压为 294mOsm/L，温度为 39～41℃。

（4）将灌洗液流入胃管，速度为 3 000～4 000mL/h，倘若用输入泵可调节在 70～75 滴/分钟。

（5）当灌洗至 40～60 分钟时，患者出现强烈的排便感，可自行排便。90 分钟后排出液已近乎无色，此后再持续 1 小时，总共需 2～3 小时，总灌入量为 8～12L。

2. 注意事项　如下所述。

（1）灌洗过程中如出现恶心、呕吐，可用甲氧氯普胺肌内注射，以促使胃排空，同时应稍减慢灌洗速度。

（2）灌肠后可发生水、钠潴留，表现为体重增加，血容量增加和血细胞比容下降。水分大多在32小时内全部排出。灌洗前后测体重，血电解质，以了解水钠潴留情况。灌洗液内不应加入葡萄糖，因其可增加水分及钠的吸收。必要时可给予呋塞米以排出潴留的水与钠。

（3）全肠道灌洗准备的肠道，清洁度高，利于手术操作，术后无腹胀和排便时间延迟，并可减少创面感染机会。如果在灌洗至最后 7 000～8 000mL 液体中，每 1 000mL 加入新霉素 1g 和甲硝唑 0.5g，可明显减少肠腔内细菌数目。

（4）灌洗也可口服进行，但速度难以控制。

（5）全肠灌洗适用于年龄小于 65 岁，无充血性心力衰竭，无水、钠潴留表现，无高血压病史，无消化道梗阻，无肾衰竭者。精神障碍与体质过度衰弱者不宜采用。

二、甘露醇溶液清洁肠道法

口服甘露醇溶液代替清洁灌肠法，是利用甘露醇溶液在肠道内不被吸收，形成高渗的特点，从而使肠腔内水分增加，有利于软化粪便，增大肠内容物的容积，刺激肠壁，促进蠕动，从而加速排便，起到清洁肠道的作用。口服甘露醇清洁肠道法，简单方便，患者痛苦小，临床效果理想。但由于其清洁肠道的效果与使用方法及患者胃肠道情况有密切关系，在选用时要慎重。

1. 方法　如下所述。

（1）一般患者宜用7%甘露醇溶液 1 000mL，温度为 10～20℃，10 分钟内服完，服后 15～30 分钟，即可自行排便。1～3 小时内排便 2～5 次，可达到肠道的清洁。

（2）对药物作用或对寒冷较敏感的患者，宜用 5%甘露醇溶液 600mL，温度 30℃。

（3）对大便干燥或使用过解痉药物的患者，宜用 10%甘露醇溶液 850mL，温度 10～20℃。

2. 注意事项　如下所述。

（1）以上患者在服药时均需注意控制饮食，服药前 2 小时禁食。

（2）服药速度不宜过快，避免引起呕吐。

（3）服药后应散步，活动（卧床者应多翻身）。

（4）排便前尽量少讲话，以避免吞咽气体。

三、几种特殊患者灌肠法

1. 直肠癌、肠管下端狭窄患者灌肠法　护士应首先了解癌肿部位及大小方能插管。插管动作要轻柔，避免穿破肿瘤。患者取侧卧位，护士戴手套后用右手示指轻轻插入患者肛门找到狭窄处的空隙，左手取肛管顺右手示指方向慢慢插入 10～15cm，然后慢慢退出右手指。从肛管注入液状石蜡，边灌注边向肠腔内探索性送管至肿瘤上方。灌肠毕拔出肛管，擦净肛门，患者平卧 5～10 分钟后排便。

2. 会阴陈旧性Ⅲ度撕裂修补术前灌肠法　会阴Ⅲ度撕裂患者，其肛门括约肌也受到损伤，所以当灌入液体后即自行流出，为保障术前清洗肠道顺利，故对此种患者取平卧位，臀部适度抬高，操作者用戴上手套的左手示、中指同时插入阴道，并紧贴直肠后壁，然后右手将肛管插入直肠内，其深度比一般灌肠深 3～5cm，左手示、中指压紧肛管，起到肛门括约肌作用，采用低压力灌注，灌肠袋距离肛门约 30cm，采用此方法可取得较满意的效果。

3. 先天性巨结肠症的灌肠法　先天性巨结肠症大多由于腰骶部副交感神经在发育过程中停止，造成直肠与乙状结肠交界处或降结肠以上肠壁肌间神经丛的神经节细胞缺如或减少，致使该段肠管失去正常蠕动，只能收缩，经常处于痉挛状态形成机械性狭窄，以致粪便通过困难淤积而成。

操作方法：患者取左侧卧位，用戴手套的手持肛管，涂油后插入肛门，向左上后方缓慢插入，经直肠达乙状结肠上段，距肛门约 30cm，如有气体与粪便溢出，表明插管已越过痉挛段。用冲洗器注入 50mL 液体，待 1～2 分钟后抽出，依次反复地缓慢冲洗。注意冲洗时压力勿高，以免引起肠腔过度扩张，导致肠穿孔。同时用左手按摩腹部，使结肠内残存粪便及气体尽量排出，直到腹部柔软后，再拔出肛管。

4. 腹部人造肛门灌肠法　腹部人造肛门的灌肠不同于普通患者经肛门的灌肠方法。

操作方法：患者取平卧位，身体偏向人工肛门侧35°，铺橡胶单，置便盆于人造肛门下方，若腹及会阴部刀口未愈，用敷料加以保护隔离，防止肠内容物污染创口。戴口罩、手套，配制灌肠液0.1％肥皂水，选18号肛管外涂液状石蜡，排出灌肠器内气体后用止血钳夹紧肛管。左小手指或示指涂液状石蜡后，轻轻插入人造肛门口内待肠痉挛波过后，将肛管慢慢插入肠管内，插入时如遇阻力可先灌入少量流体，予以润滑，然后边旋转边轻轻插入。当插入10cm后打开止血钳进行灌洗，一次量为600～1 000mL。灌洗完毕后不可将肛管立即取出，相对固定肛管于肠内，同时反复上下移动肛管，刺激肠蠕动，使肠内容物不流出。在灌肠过程中，若流动中的肠内容物突然中断，说明肛管被粪便阻塞，应挤压肛管或用50mL注射器抽吸灌肠液进行加压通肛管，如果仍不通畅，应重新更换肛管或用小手指插入人造肛门口进行扩张，诱导肠内容物排出。

（宋鲁燕）

第八节　导尿术

一、适应证

导尿是临床上最常用的泌尿外科和非泌尿道疾病的诊断和治疗措施之一。其适应证包括：外科手术、急诊和危重患者，常需导尿观察尿量变化；急慢性阻塞性尿潴留或神经性膀胱，需导尿缓解症状；膀胱功能不全者，导尿用作排尿后残余尿量评估；导尿留取非污染尿标本检查作为泌尿系感染的重要诊断手段（多为女性患者）；其他如利用导尿作为逆行性膀胱造影和尿动力学检查的方法。

二、禁忌证

导尿唯一的绝对禁忌证是确定性或疑似下尿道损伤或断裂者，主要见于骨盆骨折或盆腔创伤者，多表现为会阴部血肿、尿道口出血或前列腺高位骑跨（high - riding）。只有尿道连续性得到确认后，方可进行导尿术，非创伤者镜下或肉眼血尿并非导尿的禁忌证。相对禁忌证如尿道狭窄、近期尿道或膀胱手术、狂躁或不合作者等。

三、主要器械

消毒剂如聚维酮碘，水溶性润滑剂如甘油，无菌巾，无菌棉球及纱布，无菌手套，连接管，无菌盐水，10mL注射器，尿量计，接尿器（或接尿袋），固定胶带等。

四、导尿管选择

成人常用Foley - 16或18号导尿管，儿童多用5～8号导尿管。尿道狭窄者宜选择较小导尿管如Foley - 12或14号，而有血尿者应选择相对较大的导尿管如Foley - 20至24号，以免导尿管被血块阻塞。多数导尿管为乳胶管，如条件允许，对乳胶过高敏或过敏者可选用硅胶管，有高危感染风险者，可选用银合金涂层的抗菌导尿管。

五、操作前准备

操作前先向患者作适当解释，消除顾虑，取得其充分合作。患者多取仰卧位或半卧位，双大腿可略外展。男性包茎者应翻开包皮暴露尿道口，清除包皮垢。然后用浸有消毒液的棉球或海绵块消毒，注意，在消毒时，应以尿道口为中心向外消毒。消毒后常规铺无菌巾或洞巾，导尿管外涂润滑剂备用。

六、导尿操作

（一）男性患者导尿术

术者戴无菌手套，消毒铺巾后，一手握阴茎，使之垂直向上，另一手持带有滑润剂的导尿管，自尿道口插入，导尿管至少插入大部分或见尿液流出，见有尿液自导尿管流出后仍应继续推入导尿管数厘米，而后将导尿管外端接上接尿袋，用 10mL 注射器抽取无菌生理盐水注入球囊管，再将向外牵拉导尿管，直到遇到阻力，固定导尿管于一侧大腿上，完成导尿（图 1 – 3）。

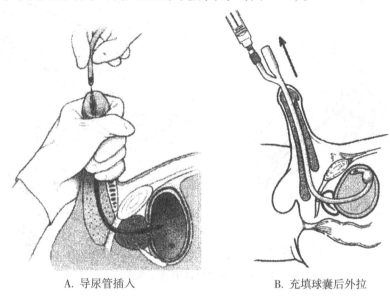

A. 导尿管插入　　　　　　　　B. 充填球囊后外拉

图 1 – 3　男患者导尿管插入方法示意图

有时导尿管插入阻力较大，可能是在前列腺膜部狭窄或尿导尿管硬度较大，致使导管前端阻于前列腺膜部前方的尿道后皱襞处，此时可用手指在前列腺下方轻托尿道或适当旋转导尿管方向，便于导尿管前端顺利进入尿道前列腺部（图 1 – 4）。

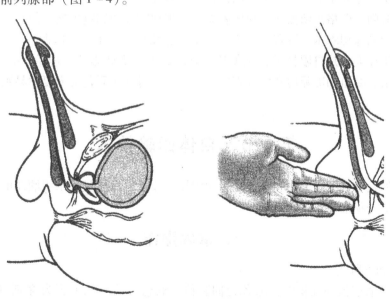

A.前端阻于前列腺膜部的后皱襞处　　　　B.用手指轻托前列腺膜部后皱襞

图 1 – 4　男性患者导尿管插入遇阻解决方法示意图

（二）女性患者导尿术

患者取仰卧位，双大腿略向外展或呈膀胱截石位，用手指撑开阴唇后自尿道口向周围消毒并常规铺无菌巾。术者用一手拇、示指分别撑开两侧小阴唇，另一手持导尿管自尿道口插入导尿管（图 1 - 5），见尿液处导尿管外流时，继续向内插入导尿管数厘米，用注射器抽取 10mL 无菌生理盐水，向球囊导管内注入生理盐水，而后向外牵拉导尿管，直到遇到阻力即可，而后固定导尿管于一侧大腿根部即完成导尿。

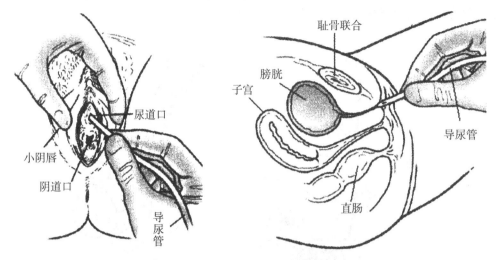

拇、示指分别撑开两侧小阴唇，自尿道口插入导尿管

图 1 - 5　女性导尿方法示意图

七、并发症

导尿的主要并发症包括造成假通道、尿道穿孔、出血、感染。尿道炎是最常见的并发症，发生率达 3% ~ 10% 。每个导尿管留置口，特别多见于尿道狭窄或前列腺肥大者，主要是无症状性菌尿；附睾炎、膀胱炎和肾盂肾炎是少见并发症，多见于长期留置导尿管并发感染者。减少感染的最有效方法是尽可能减少导尿管的留置时间，严格无菌操作。导尿者无须常规预防性使用抗生素，但感染高危风险者如免疫功能受抑、经尿道前列腺切除术、肾移植者等，需要预防性使用抗生素。医源性创伤可导致尿道狭窄、出血和血尿，少量出血大多是自限性的，无须特殊处理，但出血较多者，应给予止血药如立止血 1KU 肌内注射或静脉注射，凝血功能障碍者应处理原发病。包茎者导尿后包皮未复原易致包皮嵌顿。

（宋鲁燕）

第九节　自体回输技术

腹腔积液直接回输可达到补充血容量，减轻腹内压，改善肾血流量和组织灌注的目的，是治疗肝硬化顽固性腹腔积液的一项措施。

一、常规操作

1. 操作方法　如下所述。

（1）腹腔穿刺置管引流腹腔积液：患者为仰卧位，取患者的一侧下腹为穿刺点，常规消毒皮肤、铺治疗巾。局部麻醉后用 20 号针头内置硅胶管行腹腔穿刺，将硅胶管送入腹腔 15 ~ 18cm 后退出穿刺针头，留置硅胶管于腹腔，用胶布在穿刺点 1cm 处将硅胶管固定于腹壁。穿刺点涂抗生素软膏、覆盖无菌纱布。腹外的硅胶管与平针头相接，一次性输血器塑料接头与针栓相连接，输血器上端的针头插入引流瓶塞内，引流瓶塞上另插一排气管，从而形成一套密闭的引流装置。调节引流速度，以 60 ~ 80 滴/分钟的速度，24 小时排放腹腔积液不超过 2 500mL 为宜。

（2）腹腔积液直接输入：收集完第 1 瓶腹腔积液后即开始回输，将收集的腹腔积液倒入开放式输液器内，从静脉血管中直接输入。开始 20～30 滴/分钟，30 分钟后，如无不良反应则逐渐调至 60～80 滴/分钟。在输入 1 000mL 腹腔积液中加地塞米松 5mg，庆大霉素 8 万 U，肝素 50mg，以后每 100mL 腹腔积液中加地塞米松 2.5mg，庆大霉素 4 万 U，每隔 100mL 腹腔积液加入肝素 125IU。这样引流与输入反复进行，直至腹腔积液消退或基本消退。

2. 注意事项　如下所述。

（1）引流期间严密观察生命体征，如有回输反应、寒战、脉搏增快者，肌内注射盐酸异丙嗪 25mg，墨菲滴管中加入地塞米松 5mg，并减慢回输速度 10～15 滴/分钟。

（2）引流速度与回输速度应保持一致，24 小时内控制在 2 500mL 左右。若患者感到疲劳，可暂时停止引流回输腹腔积液，用无菌 0.9% NaCl 2～3mL 冲洗硅胶管，用无菌实心玻璃乳头塞住平头针栓；将针栓连同腹腔外的硅胶管盘于无菌纱布内，用胶布固定于腹壁，以待再次使用。

（3）准确记录出入量：当回输达 2 000～3 000mL 时，对尿量无明显增加者，应给予小剂量呋塞米肌内注射或静滴，防止血容量过度增加，诱发食管静脉曲张破裂出血。

（4）保持引流通畅，防止硅胶管扭曲；引流回输全过程严格无菌操作，预防感染。

二、自体胆汁回输法

胆汁是脂肪分解吸收以及脂溶性维生素吸收所必需的，且有经肝肠循环促进肝胆汁分泌的作用。对术后胆汁引流者，采用鼻、十二指肠管胆汁回输，临床效果良好。

1. 操作方法　如下所述。

（1）置管：①传统方法：选用外径为 0.2cm，长 110cm 左右的硅胶管为十二指肠营养管。术前将营养管之一端嵌入胃管的侧孔内随胃管插入胃中，在手术过程中由术者将营养管置入十二指肠。②改良法：术后将营养管用细导尿管（7 号导尿管）经鼻腔导入口腔后抽出口外，在营养管的口腔端系上包有糖球的指套，并在该指套上剪 2～3 个小口，嘱患者饮水吞咽糖球，使之随食管蠕动及重力进入胃内，然后经胃肠将营养管引入十二指肠，置管长度约 57cm（同十二指肠引流），经抽吸十二指肠液检验或经 B 超证实之。

（2）胆汁回输：一般术后 3 天肠蠕动恢复，将引流胆汁作常规检查及细菌培养，确认无脓细胞及致病菌的方可使用。将胆汁置入消毒输液瓶中，输液管接 1 个 16 号大针头插入营养管滴入，每日 2 次，原则是引流多少输入多少。当 T 管胆汁引流停止，营养管即终止。若该引流的胆汁中有絮块状凝固物时需用无菌纱布过滤，以防阻塞滴管或营养管。

2. 注意事项　如下所述。

（1）观察滴入速度和温度，缓慢滴入，每分钟 30 滴左右，从少量开始逐渐加快。温度以 37～40℃ 为宜，加温方法可将滴管经保温瓶加温后滴入肠管。每次使用后营养管以温盐水冲淡，保持清洁通畅。

（2）严密观察恶心、呕吐、腹疼、腹泻等症状，温度的改变和速度过快，容易导致消化道强烈收缩，蠕动增强而出现上述反应。

（3）注意观察 T 管胆汁引流量、性质、颜色及黏稠度，避免阻塞，保持通畅。无菌引流袋应每隔 48 小时更换 1 次，同时将引流胆汁复检 1 次，保持无菌，避免污染。

（4）营养管固定要牢固，严防脱出或咽下。采用双固定法，将营养管的鼻孔部分用胶布常规固定鼻翼侧，然后在胶布前方用一丝线统一圈扎住，结扎线的两端经耳结于枕部或分别结圈挂在两耳郭后。勿使营养管扭曲挤压，营养管与胆汁滴入管相接处用纱布包好夹于耳郭上。

（5）插入瓶与输液管 24 小时更换 1 次，严格无菌、防止肠道感染。

（覃俊妮）

第十节 有创血压测定法

有创血压测定法是指将导管插入动脉内，通过血压换能器的作用，连续性地测定血压波形的方法。此方法测得的血压比袖带式间接测得的血压更为准确。主要用于危重患者、心脏手术后的患者等。测定装置由监护仪、血压换能仪、压力冲洗装置及各种管道组成。

（一）测定前的准备

1. 用物准备　有创血压监护仪、血压换能器、动脉针、压力冲洗装置、加压袋、连接管、三通、输液器、肝素盐水（500mL 0.9% NaCl + 25mg 肝素），动脉穿刺用物一套。

2. 血压换能器消毒　用 1∶1 000 氯己定溶液浸泡 30 分钟后用无菌 0.9% NaCl 冲洗干净即可使用。也可用气体消毒，切勿用高压蒸汽灭菌法。

（二）操作步骤

（1）配制好肝素水，并将盛肝素水的软包装放入加压袋内。

（2）用连接管将换能器、三通、压力冲洗装置接通。

（3）换能器的压力帽内注入配制好的肝素 0.9% NaCl，排尽气泡。

（4）将换能器置于与右心房相同的水平（腋中线水平处）。

（5）调试监护仪零点，即先将换能器盖内充满液体，排净空气，然后通过三通使换能器与大气相通，当检测仪数字显示零点或 ±1 的时候，即可转动三通，使之与大气隔绝而与患者动脉插管相通。

（6）动脉穿刺置动脉导管，方法同静脉穿刺置管法，置管后连接冲洗管，迅速冲洗动脉套管内的血液。

（7）固定好动脉套管，并将测定回路与监护仪连接，即可出现压力波形。

（三）注意事项

（1）动脉测压管道持续缓慢滴注肝素盐水（3mL/h），以防止血液凝固。

（2）在测压、取血或调试零点等操作过程中，要防止进气，避免造成动脉内出现气栓。

（3）始终保持动脉测压管无菌，防止感染：①所用针头、管道、三通均应一次性处理。②皮肤穿刺部位，用透明无菌膜覆盖，防止污染，便于观察。③取血、测压及冲洗管道等操作均应严格遵守无菌技术规程。④取血标本的部位，应距针头较近。如距离过长，反复抽血及冲洗，则容易引起血行感染。

（4）定时检查测压回路的连接口，避免因脱落而血液外流，导致生命危险。

（5）随时注意动脉压波形：如果测压回路中进入气泡，压力波形是歪的。如果测压回路内有血栓形成，压力波形消失，监护仪零调试不良，压力波形不变，但测得血压值有误。

（6）定时观察动脉穿刺部位远端皮肤的颜色和温度有无异常变化。如果疑有动脉血运受到影响时，应立即拔出测压管并进行相应恢复血运的处理。

（覃俊妮）

第十一节 胸腔穿刺与引流术

一、胸腔穿刺术

（一）适应证

（1）诊断：胸腔穿刺作为新发或不明原因性胸腔积液的诊断性穿刺，抽取胸液分析是渗出液抑或漏出液，胸液涂片、培养、细菌学和生化学检查有助于进一步判断病因，诊断性胸腔穿刺抽液一般抽取 50～100mL 即可，但明确为充血性心力衰竭所致的少量胸腔积液如不并发感染，可不做胸腔穿刺抽液。

（2）治疗：胸腔穿刺抽液可缓解大量胸腔积液产生的压迫症状。

（3）气胸抽气。

（二）禁忌证

胸腔穿刺无绝对禁忌证。相对禁忌证包括：

（1）严重凝血障碍，如血小板 $<5\times10^{9}/L$、凝血酶原时间（PT）或部分凝血酶原时间（APTT）延长 >2 倍正常值上限者，如必须穿刺，操作前宜给予适当纠正措施，如输注血小板、新鲜血浆等，穿刺后应密切观察有无出血表现。

（2）局部皮肤感染者，避开此处进行穿刺。

（3）机械或人工通气患者慎重考虑穿刺的必要性。

（4）患者不合作者，可适当给予镇静等处理后再行穿刺。

（5）其他如病情垂危、大咯血或血流动力学不稳定者，应待病情稳定后再行穿刺。

（6）严重肺结核或肺气肿、肺大疱等也作为胸腔穿刺的相对禁忌证。

（三）主要器械

消毒液、无菌洞巾、胸腔穿刺针（25 号、22 号）、无菌纱布或敷料、大注射器（35~60mL）、麻药（1%~2% 利多卡因）、5~10mL 注射器、引流管、标本试管（至少 1 支真空试管）、装废液广口容器等。备好肾上腺素等抢救药品。

（四）穿刺步骤

1. 患者体位 患者坐位，可反坐在靠背椅上，椅背垫枕头，双前臂平置于椅背上缘，头伏于枕头上；或让患者坐于床边，头伏于床上。病重者可取半卧位（床头抬高 $\geq30°$），拟穿刺侧的手臂上举，置于枕后，无力支撑手臂者，可由助手协助托起患者手臂。

2. 穿刺定位 胸腔积液的穿刺部位应取叩诊实音处，一般于肩胛下第 7~8 肋间、腋中线第 6~7 肋间、腋前线第 5 肋间进针，或超声定位标志处。包裹性积液应经超声检查决定穿刺部位。气胸应取患侧锁骨中线第 2 肋间（床头抬高 $\geq30°$）。

（五）操作过程

1. 消毒与麻醉 术者戴口罩及无菌手套，常规消毒皮肤，铺无菌洞巾，以利多卡因行局部浸润性麻醉直达壁层胸膜，抽到胸液或气体者不必再注入麻醉药。麻醉进针应与胸壁垂直，进针时应固定皮肤，以免皮肤滑动移位，麻醉穿刺时注意进针深度。

2. 穿刺抽液 沿麻醉进针方向应沿肋间隙下缘或肋骨上缘缓慢刺入，进针时注射器应抽吸成负压状态，边抽吸边进针；如用带乳胶管的穿刺针穿刺时，乳胶管应先用钳子夹闭。当穿过壁层胸膜时，多有突空感。穿刺成功后，接上注射器或三通管及引流袋，再放开钳子，进行抽液或引流。断开注射器前，应确保乳胶管夹闭或关闭三通管，以防空气进入胸腔形成液气胸。抽液完毕，拔出穿刺针，以无菌纱布外敷，胶布固定，如有凝血功能障碍，拔针后应压迫数分钟，直至针眼无出血再作固定。嘱患者卧床休息。目前，不少单位使用静脉穿刺导管，更加方便引流，但成本增加，积液黏稠者易致堵管。

3. 穿刺抽气 一般取病侧锁骨中线第二肋间，麻醉及进针同抽液。注意，在更换注射器过程中，防止气体进入胸腔。如一侧胸腔已抽出 4L 气体，抽吸时仍无明显阻力，表明肺与胸膜腔的破口仍未闭合，此类患者应行胸腔闭式引流。张力性气胸者，胸腔穿刺排气减压只能作为临时措施，在快速完成减压后，应行胸腔闭式引流。

4. 拔针与观察 闭合性气胸穿刺完毕拔针后应拍摄胸片，了解肺复张情况，至少观察 4~6 小时后，再复查胸片，如肺复张且气体不再增加者，可考虑离院；张力性气胸者经胸腔闭式引流肺持续复张 24~48 小时后可考虑夹管观察至少 6~12 小时，以评估患者是否有症状再现，并应复查胸片，如经至少 6~12 小时观察胸腔内仍无新的积气，可考虑拔管。拔管后应备有重新插管所需的各种器械，以便病情反复随时插管。拔管观察至少 12 小时且经胸片证实无新发气胸者，可考虑出院随访，并告之如发生新的变化及时就诊。注意，短期内应避免重体力劳动或剧烈活动，保持大便通畅以避免增加腹压导致再次发生气胸。

（六）并发症

最常见的并发症是损伤脏层胸膜引起气胸或加重气胸，甚至造成张力性气胸，如胸腔穿刺抽液过程中吸出气体，表明已造成气胸，应动态观察，必要时作胸腔引流。通常穿刺后应拍摄胸片，既有利于了解胸腔积液减少情况，又可及时发现气胸等并发症。如抽到气体，或出现胸痛、呼吸困难、低氧血症，或多部位穿刺，或危重患者，或机械通气患者，穿刺后必须拍摄胸片。

其他并发症包括胸痛、咳嗽、局部感染（<2%），严重并发症如血胸、损伤腹腔脏器如肝或脾、气体栓塞、复张性肺水肿（<1%）。一般每次抽液不超过 1 500mL 者极少出现复张性肺水肿；如为急性气胸，全部抽气也很少发生复张性肺水肿，但发病时间不明的慢性大量气胸，如一次抽尽，可能会出现复张性肺水肿。复张性肺水肿的处理以对症为主，必要时给予机械通气支持。另外，穿刺时出现头晕、出汗、咳嗽、心悸、面色苍白、胸部压迫感或剧痛等，可能是胸膜反应，轻者可暂停观察数分钟，症状缓解后继续操作；重者宜立即拔针终止操作，让患者平躺，必要时可给予肾上腺素 0.5mg 皮下注射，可择期再做穿刺。壁层胸膜充分麻醉，可大大减少胸膜反应的发生。

二、胸腔引流术

（一）适应证

气胸（任何通气的患者、张力性气胸针刺抽气缓解后、简单抽吸后持续或反复气胸、50 岁以上者继发大量自发性气胸），反复胸腔积液，恶性胸腔积液，脓胸和肺炎旁胸腔积液，血胸，创伤性血气胸，乳糜胸，胸膜剥脱术，手术后引流（如开胸术后、食管手术后或心脏手术后引流）。

（二）禁忌证

需要开胸手术治疗者、肺与胸廓紧密粘连者是胸腔引流的绝对禁忌证。创伤特别是钝性创伤后少量气胸（<20%），如不伴血胸者可不必引流，但应密切观察，并在 3~6 小时后复查胸片，以排除气胸扩大或迟发性血胸。相对禁忌证包括凝血功能障碍，肺大疱，肺粘连，分房性胸腔积液，结核和既往有胸腔引流术史者，这类患者应在 CT 或超声引导下行胸腔引流。肺切除术后的空隙作胸腔引流应先请胸心外科医生会诊或咨询。有凝血功能障碍者如不必紧急胸腔引流，宜先纠正凝血状况，再作引流。引流前充分鉴别包裹性气胸还是大疱性疾病，如 COPD 伴随的肺大疱；还应鉴别胸片提示的单侧"大白肺"是肺炎还是胸腔积液，超声检查可鉴别。另外，院前胸腔引流虽有报道，但尚未得到广泛认可。

（三）主要器械

胸腔引流的器械包括：无菌手套和手术衣，皮肤消毒剂如碘酒或聚维酮碘，无菌巾，无菌纱布，21~25 号注射器，局部麻醉药如 1%~2% 的利多卡因，手术刀柄及刀片，缝线如"1"号线，钝性分离器具虹弯钳，带扩张器的导丝（如用小引流管），胸腔引流管，连接管，密闭引流系统（或一次性引流瓶），敷料。一些医院现已包装成胸腔引流专用包。

（四）操作步骤

1. 患者体位　引流术前应取得患者或家属认可，告之手术操作的器官损害风险、感染、其他可能的并发症等。一般情况下患者可采取仰卧位或半卧位，拟引流侧上臂向上举起或手放在颈下，以充分暴露手术视野。

2. 手术部位　第 5 肋间腋中线至腋前线是引流的最佳部位，因为呼吸时膈肌可升达乳头水平，第 5 肋间腋中-腋前线处不会损伤膈肌和腹腔脏器，同时此处肌肉最少，最容易进入胸膜腔。如为气胸，一般选择锁骨中线第 2 肋间。由于肋间血管和神经多靠近肋骨下缘或肋间隙上缘，一般手术切开选择肋骨上缘或肋间隙下缘。2003 年英国胸科协会推荐胸腔引流的穿刺部位是"安全三角区"，分别以腋窝、腋前线、腋中线和乳头水平线为边界构成的类似三角形区域，作为引流的入口（图 1-6）。

安全三角边界分别是：上界为腋窝，前为腋前线，后为腋中线，下为乳头水平线，在安全三角进行穿刺引流相对安全。

（五）操作过程

完成定位后，术者穿手术衣，戴帽子和口罩，用碘酒或聚维碘酮常规消毒、铺无菌巾，再用1%～2%利多卡因局部浸润麻醉，直至壁层胸膜。

麻醉成功后，用10号手术刀片在肋间隙下缘沿患者横轴作一长度约3～5cm的切口，深达皮肤全层，而后用止血钳行钝性分离肌肉，分离肌肉长径约1cm，直至胸膜；见胸膜后用止血钳尖端刺破胸膜，插管胸腔，但钳子尖端不应插入过深，以免伤及肺脏；插入胸腔后可有气体或液体会向外溢出或喷出（减压引流时），而后用止血钳扩大胸膜开口，并用手指探查肺和壁层胸膜有无粘连，如广泛粘连，应另选引流部位。

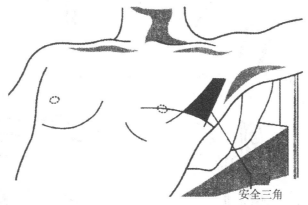

安全三角边界分别是：上界为腋窝，前为腋前线，后为腋中线，下为乳头水平线，在安全三角进行穿刺引流相对安全

图1-6　胸腔引流"安全三角"示意图

完成胸腔探查后，以止血钳夹住预先准备好的带侧孔的引流管前端，将引流管送入胸腔，插入深度为胸腔引流口距离引流管的侧口约4～5cm［引流管后端（接引流瓶端）预先用另一止血钳夹闭］。引流管就位后，拔出止血钳，用0号或1号缝线缝合切口并固定引流管于合适的深度。缝合结束后，用消毒液（碘酒或聚维碘酮）消毒切口及周围皮肤，无菌凡士林纱布包绕引流管入口处，再用无菌纱布外敷手术切口，胶带固定。引流管的另一端与引流瓶相连接后方可放开夹管的止血钳，可见胸液引出或气体溢出（引流瓶装置见气胸）。注意固定时避免直接将胶带粘在乳头上，如确要经过乳头，应用小纱布片盖住乳头后粘上胶带。完成引流手术后听诊两肺呼吸音并拍摄胸片，以了解引流管的位置，发现有无气胸、手术相关性皮下气肿等并发症。简要操作步骤见图1-7。

1. 引流管选择　一般血胸或血气胸者应选用大口径导管（>24F），以免血块堵塞引流管；如为脓胸或较稠厚的胸腔积液，可选择中号导管（16～24F）；如为气胸、普通胸腔积液或分房性脓胸，可选用小口径导管（8～14F）。注意引流管应有侧孔以防阻塞。

2. 引流管的拔除　胸腔放置引流管后，应定时观察水柱波动，如肺复张持续24～48小时，可考虑夹闭引流管观察至少6～12小时，夹管后要密切观察有无新的临床症状发生，如持续6～12小时无新的气胸或肺持续张开，可考虑拔除引流管。拔管后至少应观察12小时，经胸片复查确定无新发气胸者可考虑离院。

近年来，不少临床医生特别是内科性胸腔积液做胸腔引流时，选用深静脉穿刺导管作为引流管，穿刺方法与静脉导管相似，即在完成定位、消毒、铺无菌巾和局部浸润麻醉后，用穿刺针完成胸腔穿刺，而后沿穿刺针孔插入导丝，导丝插入胸腔后退出穿刺针，再将扩孔针沿导丝插入，扩开胸腔入口处皮肤、皮下组织和壁层胸膜后，退出扩孔针，最后将深静脉穿刺导管沿导丝插入胸腔内，插入胸腔内的导管深度一般约5～10cm（过短易滑出，过长易打结，酌情确定），穿刺导管插入后退出导丝，消毒胸腔入口后固定导管，引流导管远端接引流袋完成操作。此法多适于胸腔积液，且积液稀薄者较好。优点是患者痛苦少，操作简便易学，可持续引流，无须外科手术，导管易于固定，操作后患者舒适度好，微创易愈，穿刺孔不易感染。缺点是导管价格仍较贵，导管口径较细，易堵塞，不适合血胸或脓胸等胸液黏稠的胸腔积液。

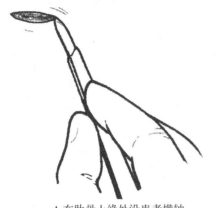 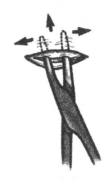

A.在肋骨上缘处沿患者横轴作一直径3～5cm的皮肤切口

B.钝性分离，扩张皮肤及皮下组织至直径约1cm，并用Kelly钳穿过壁层胸膜

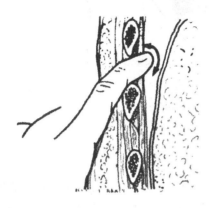 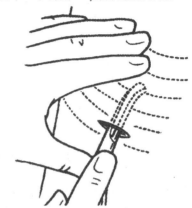

C.用手指探查有无肺–胸膜粘连

D.以Kelly钳持引流管沿切口送入胸腔内，引流管所有侧孔均需进入胸膜腔内，再行固定

图1-7　胸腔引流管插入操作示意图

（六）并发症

胸腔引流操作相对简单，但如操作不慎，也可能发生严重并发症，包括损伤肺脏和（或）腹部脏器，已有发生死亡的报告。如果损伤迷走神经，会刺激发生心动过缓；如左前胸腔引流可能损伤心脏和大血管；止血钳插入过深过猛也会损伤或刺破肺脏，因此插入止血钳时应控制深度。如用套管针作引流，更易引起严重的肺损伤。其他并发症包括气胸再发、气体残留、胸腔感染、出血、疼痛和复张后肺水肿等。

（覃俊妮）

第二章

呼吸科疾病的护理

第一节　肺炎

一、病因

包括多种致病原，病原谱因不同地区、时间和临床具体情况而异。

（一）CAP

1. CAP 的病原体以细菌性为最多见　Batlett 等报道肺炎链球菌占 20% ~60%，流感嗜血杆菌占 3% ~10%，金葡菌占 3% ~5%，革兰阴性杆菌占 3% ~10%，其他细菌占 3% ~5%，军团菌属占 2% ~8%，肺炎支原体占 1% ~5%，肺炎衣原体占 4% ~6%，呼吸道病毒占 2% ~15%。近年我国曾进行 CAP 的病因学调查，如"中国城市成人社区获得性肺炎病原谱及预后流行病学调查"，肺炎链球菌占 27.5%，流感嗜血杆菌占 22.9%，副流感嗜血杆菌占 14.1%，肺炎克雷白杆菌占 10.4%，金葡菌占 5.2%，铜绿假单胞菌占 4.6%，卡他莫拉菌占 3.4%，血清学检查肺炎支原体阳性率为 38.9%，肺炎衣原体占 11.3%，嗜肺军团菌占 4%，细菌性和非典型病原体（肺炎支原体、肺炎衣原体）混合感染发生率高，分别达 30.7% 和 32.2%。

2. CAP 病原体受病情严重度及机体因素影响　如青壮年病情较轻、无基础疾病者常见肺炎链球菌、流感嗜血杆菌、肺炎支原体、肺炎衣原体和呼吸道病毒等；60 岁以上、病情较重、有基础疾病及住院治疗者，除上述病原体外，尚有革兰阴性杆菌、军团菌属、金葡菌和厌氧菌感染，且混合感染发生率亦较高。慢性阻塞性肺病（COPD）和吸烟者常见致病菌为肺炎链球菌、流感嗜血杆菌、嗜肺军团菌。老年护理院居民肺炎的常见致病菌为肺炎链球菌、革兰阴性杆菌、流感嗜血杆菌、金葡菌、肺炎衣原体、厌氧菌和结核杆菌。支气管扩张症患者肺炎的常见致病菌为铜绿假单胞菌、金葡菌、曲霉菌、鸟复合分枝杆菌。近期应用抗菌药物者肺炎的常见病原体为耐药肺炎链球菌和耐药铜绿假单胞菌（表 2 – 1）。

表 2 – 1　某些特定状态下 CAP 患者易感染的病原体

状态或并发症	易感染的特定病原体
酗酒	肺炎链球菌（包括耐药的肺炎链球菌）、厌氧菌、肠道革兰阴性杆菌、军团菌属
COPD/吸烟者	肺炎链球菌、流感嗜血杆菌、卡他莫拉菌
居住在养老院	肺炎链球菌、肠道革兰阴性杆菌、流感嗜血杆菌、金葡菌、厌氧菌、肺炎衣原体
患流感	金葡菌、肺炎链球菌、流感嗜血杆菌
接触鸟类	鹦鹉热衣原体、新型隐球菌
疑有吸入因素	厌氧菌
结构性肺病	铜绿假单胞菌、洋葱伯克霍尔德菌、金葡（支气管扩张、肺囊肿、弥漫性细支气管炎等）
近期应用抗生素	耐药肺炎链球菌、肠道革兰阴性杆菌、铜绿假单胞菌

3. 肺炎病原菌耐药性逐渐增高　据一项肺炎链球菌对青霉素耐药的连续监测，耐药率自 5% 升高至

35%，对阿奇霉素的耐药率亦自 21.2% 升高至 23.4%。又据"中国城市成人社区获得性肺炎病原谱及预后流行病学调查"，肺炎链球菌对青霉素的耐药率为 30.7%，对红霉素耐药率则高达 64.8%。

（二）HAP

病原体以革兰阴性杆菌为多见，院内感染革兰阴性杆菌占 60.7%，如大肠埃希菌、铜绿假单胞菌、肺炎克雷白杆菌、鲍曼不动杆菌、嗜麦芽窄食单胞菌、阴沟肠杆菌和奇异变形杆菌等；而革兰阳性球菌占 39.3%，如金葡菌、表皮葡萄球菌、粪肠球菌、溶血性葡萄球菌、屎肠球菌等。汪氏报道 HAP 感染大肠埃希菌占 23.6%，肺炎克雷白杆菌占 18.3%，铜绿假单胞菌占 16.5%，肠杆菌属占 9.3%，不动杆菌属占 13.3%，枸橼酸杆菌属占 1.6%，其他占 17.4%。

病原体分布受发病时间影响，早期 HAP 主要病原体为肺炎链球菌和流感嗜血杆菌等抗生素敏感菌；中期 HAP 主要病原体为耐甲氧西林金葡菌（MRSA）、肠杆菌属肺炎克雷白杆菌、大肠埃希菌、铜绿假单胞菌和不动杆菌属等抗生素耐药菌；晚期 HAP 主要病原体为铜绿假单胞菌、不动杆菌属和嗜麦芽窄食假单胞菌等多重耐药菌（MDR），且混合性感染发生率亦高。

病原菌和耐药菌分布亦受不同地区、机体状况及前期应用抗生素、免疫抑制剂等情况影响，应定期监测。

二、流行病学

肺炎是常见病，以冬季发病为高峰，美国每年肺炎患者 >400 万人，其中需住院者 80 万 ~ 100 万人。CAP 的住院率为 258/10 万人口，而年龄 ≥65 岁者则高达 962/10 万人口。英国每年 CAP 住院者占人群的 0.1%。CAP 死亡率为 2% ~ 3%，但重症肺炎病死率可高达 80%，高龄及并发慢性基础疾病者病死率高。

HAP 是美国第二常见医院获得性感染，发生率为 0.5% ~ 1.0%，住 ICU 者发病率为 15% ~ 20%，接受机械通气治疗者发生率增加 6 ~ 10 倍，机械通气时间延长者 VAP 发生率明显增高，病死率高达 30% ~ 70%，患者亦可死于基础疾病的加重和恶化。

三、发病机制

肺炎的发生、发展与机体防御功能、致病菌的毒力相关。

（一）病原体到达肺部途径

1. 吸入　为最常见途径：①吸入口咽部寄殖的病原菌，如肺炎链球菌和流感嗜血杆菌。②吸入悬浮空气中的含菌气溶胶微粒（0.5 ~ 1μm），如嗜肺军团菌、结核分枝杆菌和病毒。③误吸大量咽喉分泌物、胃食管反流液等，如革兰阴性杆菌和厌氧菌。

2. 血源播散　病原菌自体内各处感染病灶，经血液循环播散至肺部；各种导管感染亦常引起血源性肺部感染。

3. 其他　邻近脏器感染灶如纵隔脓肿、肝脓肿，可直接蔓延至肺部。此外，胸壁创伤等可直接导致肺部感染。

（二）防御机制

呼吸道机械清除功能如咳嗽反射、黏液纤毛机械和免疫清除功能，具有重要防御作用。吸烟和呼吸道疾病如 COPD、支气管扩张症等引起局部清除和免疫功能减弱，导致反复呼吸道感染。各种病原体如呼吸道病毒、肺炎支原体和衣原体等使纤毛上皮破坏、脱落，以及抑制纤毛活动，直接破坏呼吸道黏液纤毛的清除功能。

全身和呼吸道免疫防御功能减弱是引起肺炎和导致病情严重的重要原因，如高龄、基础疾病、低 γ 球蛋白血症、HIV 感染及长期应用糖皮质激素、其他免疫抑制剂者，肺泡巨噬细胞吞噬功能减弱，分泌细胞因子和趋化因子（如 TNFα、IL - 8）等功能亦减弱。各种病原体如肺炎链球菌和嗜肺军团菌亦抑制吞噬细胞功能。呼吸道分泌性免疫球蛋白 A（sIgA）和纤维连接蛋白，以及表面活性蛋白 A、表面活性蛋白 D 分泌功能减弱，均有利于病原体繁殖。TNFα 基因多态性与肺炎预后相关，如 TNFα238GA 基因型是肺炎死亡的独立危险因素，而淋巴毒素 a（LTa）+250AA 基因型是感染性休克的危险因素。

（三）环境因素

HAP 和 VAP 的发生与内外环境的污染有关，如医疗护理器械和操作，尤其是侵袭性呼吸器械（气道导管、呼吸机等）和医务人员手消毒不严格，病室内空气或用水污染。HAP 和 VAP 的主要发病机制为口咽部和胃肠道定植菌侵入肺部，患者因咳嗽和吞咽反射减弱，插管（气管、鼻胃插管）促使口咽部分泌物吸入。尤其经气管插管行机械通气治疗者，呼吸道黏液纤毛清除功能减弱和分泌物潴留、堵塞，以及插管气囊周围污染分泌物的吸入。应用 H_2 受体拮抗剂预防应激性溃疡或肠道营养，使胃液 pH 增高，有利于胃内定植菌大量繁殖，通过胃食管反流至咽部，继而吸入肺部。此外，炎症、休克、化疗使肠壁发生缺血损伤，黏膜完整性受损，肠道内细菌易位，达到区域淋巴结，进入门静脉系统而到肺部引起肺炎。长期留置静脉导管、泌尿道插管及其他导管亦可将局部感染的病菌通过血行播散而达到肺部。

四、临床表现

典型表现为起病急、畏寒、发热、头痛、乏力等全身症状，以及咳嗽、咳痰、胸闷、胸痛等呼吸道症状，严重者有气促、心动过速、低血压和低氧血症。胸部体检，病变部位触觉语颤减弱或增强，叩诊为浊音或实音，听诊闻肺泡呼吸音减弱或管样呼吸音，并有干、湿啰音，累及胸膜时可闻胸膜摩擦音。但病变早期或轻度时可无异常体征。起病前亦可能有受凉、劳累或有前驱症状如鼻塞、流涕、咽痛和干咳等。

高龄、体弱或有慢性基础病者临床表现不典型，可无高热等急性症状，仅表现为神萎、嗜睡、不思饮食等神经精神系统和消化系统症状。COPD 和慢性心脏功能障碍者表现为 COPD 病情加重（咳嗽、咳痰和气促加剧）或心力衰竭（喘促、水肿和尿少）。

五、相关检查

（一）胸部 X 线和 CT 检查

疑肺炎者应行胸部 X 线正、侧位检查，了解病变部位、范围、性质。若首次胸部 X 线检查未发现异常，但临床表现仍高度怀疑肺炎，则 24~48h 后重复胸部 X 线检查，或即进行胸部 CT 检查，能更清晰地显示病变，并更好地观察纵隔、肺门、膈肌及肺组织受覆盖的其他部位。

胸部 X 线表现为局限性或弥漫性浸润或实变影，呈小片状、结节状或大片融合，密度不均、边缘模糊。

X 线表现不能直接提供病原学诊断依据，但是某些 X 线影像可能为病原学诊断提供参考线索，如节段性或大叶性实变影，以肺炎链球菌肺炎可能较大；而炎症病灶内有空洞和液平面，则以金葡菌、肺炎克雷白杆菌和厌氧菌肺炎可能最大；金葡菌肺炎除表现单个或多个脓肿空洞外，亦常有肺大疱表现；此外，肺部病变呈弥漫性间质性浸润则以支原体、衣原体、嗜肺军团菌肺炎可能较大，各种呼吸道病毒性肺炎亦表现为迅速发展的弥漫性间质性阴影。但确切的诊断需根据进一步病原学检查。

（二）血常规检查

外周血白细胞总数通常增高（>10×10^9/L），尤以中性粒细胞增高为主（≥80%），可出现中毒颗粒或核左移，但支原体等非典型病原菌感染时白细胞计数可无变化或仅轻度升高。此外，高龄、体弱及免疫抑制者白细胞计数亦可不升高，外周血白细胞总数过高（>30×10^9/L）或过低（3×10^9/L）表示病情严重。

（三）生化检查

C 反应蛋白增加可作为感染的辅助诊断和疗效判断。重症肺炎患者可能累及多脏器，应进行血电解质、肝功能、肾功能检查和动脉血气分析。

（四）病原学检查

1. 细菌学检查 痰涂片染色、培养及药敏试验对确诊肺炎和指导治疗有重要作用。但是痰检阳性率不高，且不能及时得到检验结果，因此并不强调对所有门诊 CAP 患者均进行痰培养和药敏试验。但若怀疑某些特定菌感染如结核杆菌、真菌、肺孢子菌或嗜肺军团菌等，或怀疑耐药菌感染时，则应及时进行细菌学检查及药敏检测。

为提高痰检阳性率，除首次应在应用抗生素前采取标本外，送验痰标本的质量亦至关重要，应指导患者事前漱口，用力咳出下呼吸道分泌物，置于无菌容器内并立即送检。痰液涂片染色检查可作为筛选合格痰液标本，并初步判断病原菌，要求在镜检时每低倍视野鳞状上皮细胞 < 10 个、白细胞 ≥ 25 个；若在涂片染色条件良好时显示单个占优势菌，尤其在细胞内如革兰染色阳性荚膜球菌（肺炎链球菌），可考虑为致病菌。但涂片染色检查价值仍多争议。

由于痰检标本易受上呼吸道寄殖菌污染，以及部分患者不能有效咳出痰液，应根据病情需要采用侵袭性收集呼吸道分泌物标本的措施，如经纤支镜结合防污染毛刷或支气管肺泡灌洗收集标本，甚至经纤支镜肺活检、经胸壁穿刺肺活检或开胸肺活检采集标本。侵袭性检查可能发生多种并发症，因此应权衡利弊。痰培养和药敏试验结果应由医生结合临床资料判断和解释。半定量培养结果对区分污染菌和致病菌有一定参考价值，如细菌数量 ≥ 10^7 CFU/mL 多为感染致病菌；$10^5 \sim 10^6$ CFU/mL 为可疑污染或致病因，须重复培养；≤ 10^4 CFU/mL 则属污染菌。无污染标本（如胸液和血液）的培养结果亦需结合临床判断。

2. 免疫学检查 血清学检查包括补体结合试验、IFA、ELISA，对诊断肺炎支原体、肺炎衣原体、嗜肺军团菌、流感病毒、副流感病毒、腺病毒等有一定帮助。IgM 抗体滴度升高或恢复期 IgA 抗体滴度较急性期有 4 倍或以上升高有诊断价值，多用于回顾性诊断或流行病学调查。抗原的多克隆抗体反应影响其诊断的特异性。ELISA 法检测尿液嗜肺军团菌血清型 I 抗原已作为常用诊断方法。

3. PCR 检查 DNA 或 RNA 扩增技术用于如嗜肺军团菌、肺炎支原体、肺炎衣原体等分离培养困难或结核分枝杆菌等培养生长时间长的病原体的诊断，具快速和敏感的优点，但须注意操作过程避免污染而影响结果。

六、治疗

治疗原则为以抗感染为主的综合治疗，包括抗菌药物和对症、支持治疗等方面。

（一）对症支持治疗

（1）适当休息，补充液体以及营养支持。

（2）止咳、祛痰、平喘等对症治疗。

（3）维持水、电解质和酸碱平衡。

（4）有缺氧表现者给予氧疗，必要时机械通气治疗。

（5）有休克表现者抗休克治疗。

（6）处理并发症如脓胸引流。

（二）抗感染治疗

应及时、正确地使用抗菌药物治疗。初始经验治疗可采取广谱抗菌药物，具体方案应结合发病地点（社区或医院）、病情严重程度、有无并发症或某些病原菌的易感因素及耐药菌流行情况等加以综合考虑。经验治疗方案，可在治疗 2 ~ 3d 后根据病情演变或根据病原菌检查结果调整治疗方案，采用更具针对性的抗菌药物。CAP 或 HAP 诊断治疗指南根据循证医学资料提出治疗方案，具有普遍指导意义，但尚应结合地区具体情况和患者个人因素加以应用。

1. CAP 抗菌药物治疗 选择能覆盖肺炎链球菌、流感嗜血杆菌、肺炎支原体、肺炎衣原体和嗜肺军团菌属等常见病原体的药物，而对于老年、肺部有基础疾病的肺炎患者需考虑覆盖包括革兰阴性杆菌或金葡萄的药物（表 2 - 2）。

表 2 - 2　CAP 经验治疗

不同人群	常见病原体	初始经验性治疗的抗菌药物选择
青壮年、无基础疾病患者	肺炎链球菌、肺炎支原体、流感嗜血杆菌、肺炎衣原体等	（1）青霉素类（青霉素、阿莫西林等）。（2）多西环素（强力霉素）。（3）大环内酯类。（4）第一代或第二代头孢菌素。（5）呼吸喹诺酮类（如左旋氧氟沙星、莫昔沙星等）
老年人或有基础疾病患者	肺炎链球菌、流感嗜血杆菌、需氧革兰阴性杆菌、金葡菌、卡他莫拉菌等	（1）第二代头孢菌素（头孢呋辛、头孢丙烯、头孢克洛等）单用或联合大环内酯类。（2）β 内酰胺类/β 内酰胺酶抑制剂（如阿莫西林/克拉维酸、氨苄西林/舒巴坦）单用或联合大环内酯类。（3）呼吸喹诺酮类
需入院治疗、但不必收住 ICU 的患者	肺炎链球菌、流感嗜血杆菌、混合感染（包括厌氧菌）需氧革兰阴性杆菌、金葡菌、肺炎支原体、肺炎衣原体、呼吸道病毒等	（1）静注第二代头孢菌素单用联合静脉注射大环内酯类。（2）静脉注射呼吸喹诺酮类。（3）静注 β 内酰胺类/β 内酰胺酶抑制剂（如阿莫西林/克拉维酸、氨苄西林/舒巴坦）单用或联合静注大环内酯类。（4）头孢噻肟、头孢曲松单用或联合静注大环内酯类
需入住 ICU 的重症患者 A 组：无铜绿假单胞菌感染危险因素	肺炎链球菌、需氧革兰阴性杆菌、嗜肺军团菌、肺炎支原体、流感嗜血杆菌、金葡菌等	（1）头孢曲松或头孢噻肟联合静注大环内酯类。（2）静注呼吸喹诺酮类联合氨基糖苷类。（3）静注 β 内酰胺类/β 内酰胺酶抑制剂（如阿莫西林/克拉维酸、氨苄西林/舒巴坦）联合静注大环内酯类。（4）厄他培南联合静注大环内酯类
B 组：有铜绿假单胞菌感染危险因素	A 组常见病原体 + 铜绿假单胞菌	（1）具有抗假单胞菌活性的 β 内酰胺类抗生素（如头孢他啶、头孢吡肟、哌拉西林/他唑巴坦、头孢哌酮/舒巴坦、亚胺培南、美罗培南等）联合静注大环内酯类，必要时还可同时联用氨基糖苷类。（2）具有抗假单胞菌活性的 β 内酰胺类抗生素联合静注喹诺酮类。（3）静注环丙沙星或左氧氟沙星联合氨基糖苷类

2. HAP 抗菌药物治疗　应尽早开始针对常见病原菌的经验性治疗，如肠杆菌科细菌、金葡菌，亦可为肺炎链球菌、流感嗜血杆菌、厌氧菌等，重症患者及机械通气、昏迷、激素应用等危险因素的病原菌为铜绿假单胞菌、不动杆菌属及 MRSA，尽量在给予抗生素治疗前取痰标本做病原菌检查。根据病原菌检测结果选择抗生素治疗见表 2 - 3。

表 2 - 3　HAP 病原治疗

病原	宜选药物	可选药物	备注
金葡菌			
甲氧西林敏感	苯唑西林、氯唑西林	第一代或第二代头孢菌素、林可霉素、克林霉素	有青霉素类过敏性休克史者不宜用头孢菌素类
甲氧西林耐药	万古霉素或去甲万古霉素	磷霉素、利福平、复方磺胺甲噁唑与万古霉素或去甲万古霉素联合，不宜单用	
肠杆菌科细菌	第二代或第三代头孢菌素单用或联合氨基糖苷类	氟喹诺酮类、β 内酰胺酶抑制剂复方、碳青霉烯类	
铜绿假单胞菌	哌拉西林、头孢他啶、头孢哌酮、环丙沙星等氟喹诺酮类，联合氨基糖苷类	具有抗铜绿假单胞菌作用的 β 内酰胺酶抑制剂复方或碳青霉烯类 + 氨基糖苷类	通常需联合用药
不动杆菌属	氨苄西林/舒巴坦、头孢哌酮/舒巴坦	碳青霉烯类，氟喹诺酮类	重症患者可联合氨基糖苷类
真菌	氟康唑、两性霉素 B	氟胞嘧啶（联合用药）	
厌氧菌	克林霉素，氨苄西林/舒巴坦，阿莫西林/克拉维酸	甲硝唑	

美国胸科学会（ATS）和美国感染学会（IDSA）根据发病时间早晚、感染多重耐药菌（MDR）危险因素［①抗生素治疗＞90d。近期住院≥5d。②社区或医院抗生素耐药率高。③免疫抑制性疾病和（或）治疗。④HCAP危险因素：前90d内住院＞2d；居住护理院；家庭输液（包括抗生素）；慢性透析（＜30d）。家庭创面处理；家庭成员多耐药菌］的有无，提出HAP、VAP和HCAP经验性抗生素治疗方案，应用时应根据具体病情及各地条件加以考虑。HAP、VAP早期发病无多耐药危险因素初始经验性抗生素治疗，如可能病原菌为肺炎链球菌、流感嗜血杆菌、甲氧西林敏感金黄色葡萄球菌、抗生素敏感肠道革兰阴性杆菌、大肠埃希菌、肺炎克雷白杆菌、肠杆菌属、变形杆菌属、黏质沙雷菌，建议应用头孢曲松，或左氧沙星、莫昔沙星、环丙沙星，或氨苄西林/舒巴坦，或左他培南。HAV、VAP、HCAP晚期发病有多耐药危险因素初始经验性抗生素治疗，如可能致病菌为铜绿假单胞菌、肺炎克雷白菌（ESBL）、不动杆菌属，建议应用抗铜绿假单胞菌头孢菌素（头孢吡肟、头孢他啶）或抗铜绿假单胞菌碳青霉烯类（亚胺培南、美洛培南）或β内酰胺/β内酰胺酶抑制剂（哌拉西林/他唑巴坦），联合抗铜绿假单胞菌氟喹诺酮（环丙沙星或左氧氟沙星）或氨基糖苷类（阿米卡星、庆大霉素或妥布霉素）；如为多耐药金黄色葡萄球菌（MRSA）、嗜肺军团菌，联合万古霉素或利诺唑胺。治疗过程中应根据疗效或随后病原学检查结果调整用药，如使用针对特定病原菌的窄谱抗生素。

七、预防

应注意环境和个人卫生，如注意保暖、避免疲劳、适当锻炼、戒绝烟酒、注意营养及保持良好室内外环境。65岁以上人群或65岁以下有慢性心肺疾病、糖尿病、慢性肝病或居住于养老院等易感人群，可接种多价肺炎链球菌疫苗。流感疫苗亦有助于预防原发流感肺炎及继发细菌性肺炎。亦有一些非特异性免疫增强剂用于体弱易感人群。

HAP的预防应严格消毒隔离制度和执行无菌操作技术，注意病室空气流通，医疗器械严格消毒，工作人员接触患者和各项操作前要进行规范洗手、戴手套、戴口罩和穿隔离衣等。其他综合措施包括良好口腔护理、营养支持、纠正机体内环境失调等。呼吸机相关肺炎的预防应从减少或避免发病危险因素着手，推荐无创正压通气，争取早日撤机。创伤性机械通气治疗宜采用经口腔插管，注意呼吸道无菌操作护理，良好护理减少口咽部分泌物和胃内容物误吸；插管球囊压力应＞20mmHg，并持续吸引声门下分泌物，避免吸入到肺部；经常变动体位；推荐肠内营养；进食时取头高位；对于可能出现应激性溃疡的重危患者，可以考虑使用H_2受体拮抗剂或硫糖铝。

八、护理措施

（一）一般护理

（1）做好心理护理，消除患者烦躁、焦虑、恐惧的情绪。

（2）保持病室内空气新鲜，阳光充足，每日定时通风换气。有条件者可用湿化器，室内温度在18～20℃，湿度50%～70%。

（3）给予高蛋白、高热量、富含维生素、易消化的饮食，避免刺激性和产气的食物。

（4）正确留取痰标本，取样要新鲜，送检要及时，标本容器要清洁、干燥。

（5）严密观察病情，注意患者的体温、脉搏、呼吸、血压、意识等变化。观察咳痰的量、性质，呼吸困难的类型，胸闷气短的程度。

（二）症状护理

1. 咳嗽、咳痰的护理　如下所述。

（1）鼓励患者足量饮水，每天饮水2～3L。

（2）指导患者有效咳嗽、咳痰。

（3）遵医嘱给予祛痰药和雾化吸入。

（4）无力咳痰者可行机械吸痰，并严格执行无菌操作。

2. 胸痛的护理　如下所述。

（1）协助患者取舒适卧位，如患侧卧位。遵医嘱给予镇咳剂。注意防止坠床、跌倒。

（2）避免诱发及加重疼痛因素。

（3）指导患者使用放松技术或分散患者注意力。

3. 高热的护理　如下所述。

（1）卧床休息以减少氧耗量，注意保暖，避免受凉。

（2）加强口腔护理，去除口腔异味，使口腔舒适，既可增加食欲又能预防感染。

（3）寒战时注意保暖，以逐渐降温为宜，防止虚脱。

（4）遵医嘱给予抗生素，注意药物疗效及不良反应。

（5）做好皮肤护理，出汗多时应及时擦干并更换衣物，保持皮肤干燥。

4. 感染性休克的护理　如下所述。

（1）取仰卧中凹位，保持脑部血液供应。

（2）密切观察意识状态、基础生命体征、尿量、皮肤黏膜色泽及温湿度、出血倾向。

（3）遵医嘱给予高流量氧气吸入。

（4）迅速建立两条静脉通道，以补充血容量，保证正常组织灌注。

（5）遵医嘱给予有效抗生素，并观察疗效及有无不良反应。

九、健康教育

（1）积极预防上呼吸道感染，如避免受凉、过度劳累。天气变化时及时增减衣服，感冒流行时少去公共场所。

（2）减少异物对呼吸道刺激，鼓励患者戒烟。

（3）适当锻炼身体，多进营养丰富的食物。保持生活规律、心情愉快，增强机体抵抗力。

（4）慢性病、长期卧床、年老体弱者，应注意经常改变体位、翻身、叩背，咳出痰液，有感染迹象时及时就诊。

（覃俊妮）

第二节　慢性支气管炎

慢性支气管炎是气管、支气管黏膜及其周围组织的慢性非特异性炎症。临床上以咳嗽、咳痰或伴有喘息及反复发作为主要症状，每年发病持续 3 个月，连续 2 年或 2 年以上，排除具有咳嗽、咳痰、喘息症状的其他疾病（如肺结核、肺尘埃沉着症、肺脓肿、心脏病、心功能不全、支气管扩张、支气管哮喘、慢性鼻咽炎、食管反流综合征等疾患）。

本病是常见病，多见于中老年人，随着年龄的增长，患病率递增，50 岁以上的患病率高达 15%。本病流行与吸烟、地区和环境卫生等有密切关系。吸烟者患病率远高于不吸烟者。北方气候寒冷患病率高于南方。工矿地区大气污染严重，患病率高于一般城市。

一、护理评估

1. 健康史　询问患者起病的原因及诱因，有无呼吸道感染及吸烟等病史，有无过敏源接触史；询问患者的工作生活环境，有无有害气体、烟雾、粉尘等的吸入史。有无受凉、感冒、过度劳累而引起急性发作或加重。

2. 身体评估　包括症状和体征的评估以及疾病的分型和分期。

（1）症状：缓慢起病，病程长，反复急性发作而病情加重。主要症状为咳嗽、咳痰，或伴有喘息。急性加重系指咳嗽、咳痰、喘息等症状突然加重。急性加重的主要原因是呼吸道感染，病原体可以是病毒、细菌、支原体和衣原体等。

1）咳嗽：一般晨间咳嗽为主，睡眠时有阵咳或排痰。

2）咳痰：一般为白色黏液和浆液泡沫痰，偶见痰中带血。清晨排痰较多，起床后或体位变动后可刺激排痰。伴有细菌感染时，则变为黏液脓性痰，痰量亦增加。

3）喘息或气急：喘息明显者称为喘息性支气管炎，部分可能伴支气管哮喘。若伴肺气肿时可表现为劳动或活动后气急。

（2）体征：早期多无异常体征。急性发作期可在背部或双肺底听到干、湿啰音，咳嗽后可减少或消失。如并发哮喘可闻及广泛哮鸣音并伴呼气期延长。

（3）分型：分为单纯型和喘息型两型。单纯型的主要表现为咳嗽、咳痰；喘息型除有咳嗽、咳痰外尚有喘息，常伴有哮鸣音，喘鸣于睡眠时明显，阵咳时加剧。

（4）分期：按病情进展分为三期。

1）急性发作期：指一周内出现脓性或黏液脓性痰，痰量明显增加，或伴有发热等炎症表现，或指一周内"咳"、"喘"、"痰"症状中任何一项明显加剧。

2）慢性迁延期：患者有不同程度的"咳""痰""喘"症状，迁延达一个月以上。

3）临床缓解期：经治疗或临床缓解，症状基本消失或偶有轻微咳嗽，痰液量少，持续2个月以上者。

3. 心理－社会状况　慢性支气管炎患者早期由于症状不明显，尚不影响工作和生活，患者往往不重视，感染时治疗也不及时。由于病程长，反复发作，患者易出现烦躁不安、忧郁、焦虑等情绪，易产生不利于恢复呼吸功能的消极因素。

4. 辅助检查　如下所述。

（1）血液检查：细菌感染时偶可出现白细胞总数和（或）中性粒细胞增多。

（2）痰液检查：可培养出致病菌涂片可发现革兰阳性菌或革兰阴性菌，或大量破坏的白细胞和已破坏的杯状细胞。

（3）胸部X线检查：早期无异常。反复发作引起支气管壁增厚，细支气管或肺泡间质炎症细胞浸润或纤维化。

（4）呼吸功能检查：早期无异常，随病情发展逐渐出现阻塞性通气功能障碍，表现为：第一秒用力呼气量占用力肺活量比值（FEV_1/FVC）<60%；最大通气量（MBC）<80%预计值等。

二、治疗原则

急性发作期和慢性迁延期患者，以控制感染及对症治疗（祛痰、镇咳、平喘）为主；临床缓解期，以加强锻炼，增强体质，避免诱发因素，预防复发为主。

1. 急性加重期的治疗　如下所述。

（1）控制感染：根据病原菌类型和药物敏感情况选择药物治疗。

（2）镇咳、祛痰：常用药物有氯化铵、溴己新、喷托维林等。

（3）平喘：有气喘者可加用解痉平喘药，如氨茶碱和茶碱缓释剂，或长效 β_2 激动剂加糖皮质激素吸入。

2. 缓解期治疗　如下所述。

（1）戒烟：避免有害气体和其他有害颗粒的吸入。

（2）增强体质，预防感冒。

（3）反复呼吸道感染者，可试用免疫调节剂或中医中药。

三、护理措施

1. 环境　保持室内空气流通、新鲜，避免感冒受凉。

2. 饮食　合理安排食谱，给予高蛋白、高热量、高维生素、易消化的食物，多吃新鲜蔬菜、水果，避免过冷过热及产气食物，以防腹胀影响膈肌运动。注意食物的色、香、味。水肿及心力衰竭患者要限制钠盐的摄入，痰液较多者忌用牛奶类饮料，以防引起痰液黏稠不易排出。

3. 用药护理 遵医嘱使用抗炎、祛痰、镇咳药物，观察药物的疗效和不良反应。对痰液较多或年老体弱者以抗炎、祛痰为主，避免使用中枢镇咳药，如可卡因，以免抑制咳嗽中枢，加重呼吸道阻塞，导致病情恶化。可待因有麻醉性中枢镇咳作用，适用于剧烈干咳者，有恶心、呕吐、便秘等不良反应，应用不当可能成瘾；喷托维林是非麻醉性中枢镇咳药，用于轻咳或少量痰液者，无成瘾性，有口干、恶心、头痛等不良反应；溴己新使痰液中黏多糖纤维断裂，痰液黏度降低，偶见恶心、转氨酶升高等不良反应，胃溃疡者慎用。

4. 保持呼吸道通畅 要教会患者排痰技巧，指导患者有效咳嗽的方法。每日定时给予胸部叩击或胸壁震颤，协助排痰。并鼓励患者多饮水，根据机体每日需要量、体温、痰液黏稠度，估计每日水分补充量，每日至少饮水 1 500mL，使痰液稀释，易于排出。痰多黏稠时可予雾化吸入，湿化呼吸道以促使痰液顺利咳出。

5. 改善呼吸状况 缩唇腹式呼吸；肺气肿患者可通过腹式呼吸以增强膈肌活动来提高肺活量，缩唇呼吸可减慢呼气，延缓小气道陷闭而改善呼吸功能，因而缩唇腹式呼吸可有效地提高患者的呼吸功能。患者取立位，亦可取坐位或卧位，一手放在前胸，另一手放在腹部，先缩唇，腹内收，胸前倾，由口徐徐呼气，此时切勿用力，然后用鼻吸气，并尽量挺腹，胸部不动。呼、吸时间之比为 2 ∶ 1 或 3 ∶ 1，7～8 次/min，每天锻炼 2 次，10～20min/次。

6. 心理护理 对年老患者应加强心理护理，帮助其克服年老体弱的悲观情绪。患者病程长加上家人对患者的支持也常随病情进展而显得无力，患者多有焦虑、抑郁等心理障碍。护士应聆听患者的倾诉，做好患者与家属的沟通、心理疏导，让患者进行适当的文体活动。引导其进行循序渐进的锻炼，如气功、太极拳、户外散步等，将有助于增强老年人的机体免疫能力。为患者创造有利于治疗、康复的最佳心理状态。

四、健康教育

1. 指导患者和家属 了解疾病的相关知识，积极配合康复治疗。

2. 加强管理 如下所述。

（1）环境因素：消除及避免烟雾、粉尘和刺激性气体的吸入，避免接触过敏源或去空气污染、人多的公共场所；生活在空气清新、适宜温湿度、阳光充足的环境中，注意防寒避暑。

（2）个人因素：制定有效的戒烟计划；保持口腔清洁；被褥轻软、衣服宽大合身，沐浴时间不宜过长，防止晕厥等。

（3）饮食营养：足够的热量、蛋白质、维生素和水分，增强食欲。

3. 加强体育锻炼，增强体质，提高免疫能力 锻炼应量力而行、循序渐进，以患者不感到疲劳为宜；可进行散步、慢跑、太极拳、体操、有效的呼吸运动等。

4. 防止感染 室内用食醋 2～10mL/m²，加水 1～2 倍稀释后加热蒸熏，1h/次，每天或隔天 1 次，有一定的防止感冒作用。劝告患者在发病季节前应用气管炎疫苗、核酸等，从而增强免疫功能，以减少患者感冒和慢性支气管炎的急性发作。

5. 帮助患者加强身体的耐寒锻炼 耐寒锻炼需从夏季开始，先用手按摩面部，后用冷水浸毛巾拧干后擦头面部，渐及四肢。体质好、耐受力强者，可全身大面积冷水摩擦，持续到 9 月份，以后继续用冷水按摩面颈部，最低限度冬季也要用冷水洗鼻部，以提高耐寒能力，预防和减少本病发作。

（李　璐）

第三节　支气管哮喘

支气管哮喘（bronchial asthma，简称哮喘）是由嗜酸性粒细胞、肥大细胞、T 淋巴细胞等多种炎性细胞和细胞组分参与的气道慢性炎症性疾病。这种慢性炎症导致气道高反应性和广泛多变的可逆性气流受限，并引起反复发作性的喘息、气急、胸闷或咳嗽等症状，常在夜间和（或）清晨发作和加重，多数患者可自行缓解或治疗后缓解。支气管哮喘如贻误诊治，随病程的延长可产生气道不可逆性狭窄和气道重塑。因此，合理的防治至关重要。

哮喘是全球性疾病，全球约有1.6亿患者，我国患病率为1%～4%，其中儿童患病率高于青壮年，城市高于农村，老年人群的患病率有增高趋势。成人男女患病率相近，约40%的患者有家族史。

一、病因和发病机制

（一）病因

本病的确切病因不清。目前认为哮喘是多基因遗传病，受遗传因素和环境因素双重影响。

1. 遗传因素　哮喘发病具有明显的家族集聚现象，临床家系调查发现，哮喘患者亲属患病率高于群体患病率，且亲缘关系越近患病率越高；病情越严重，其亲属患病率也越高。

2. 环境因素　主要包括：①吸入性变应原：如尘螨、花粉、真菌、动物毛屑、二氧化硫、氨气等各种特异和非特异性吸入物。②感染：如细菌、病毒、原虫、寄生虫等。③食物：如鱼、虾、蟹、蛋类、牛奶等。④药物：如普萘洛尔（心得安）、阿司匹林等。⑤其他：气候改变、运动、妊娠等都可能是哮喘的激发因素。

（二）发病机制

哮喘的发病机制非常复杂（图2－1），变态反应、气道炎症、气道反应性增高及神经等因素及其相互作用被认为与哮喘的发病关系密切。其中气道炎症是哮喘发病的本质，而气道高反应性是哮喘的重要特征。根据变应原吸入后哮喘发生的时间，可分为速发性哮喘反应（IAR）、迟发性哮喘反应（LAR）和双相型哮喘反应（DAR）。IAR在吸入变应原的同时立即发生反应，15～30分钟达高峰，2小时逐渐恢复正常。LAR约在吸入变应原6小时左右发作，持续时间长，症状重，常呈持续性哮喘表现，为气道慢性炎症反应的结果。

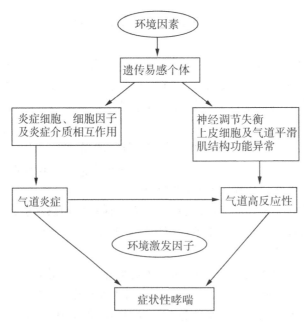

图2－1　哮喘发病机制

二、病理

疾病早期，无明显器质性改变，随疾病进展，肉眼可见肺膨胀及肺气肿，支气管及细支气管内含有黏稠痰液及黏液栓，黏液栓塞局部可出现肺不张。支气管壁平滑肌增厚、黏膜及黏膜下血管增生、黏膜水肿，气道上皮下有肥大细胞、嗜酸性粒细胞、淋巴细胞等多种炎性细胞浸润。

三、临床表现

（一）症状

哮喘发作前常有干咳、呼吸紧迫感、连打喷嚏、流泪等先兆表现；典型表现为发作性呼气性呼吸困难或发作性胸闷和咳嗽。严重者呈强迫坐位或端坐呼吸，甚至出现发绀等；干咳或咳大量泡沫样痰，有时仅以咳嗽为唯一的症状（咳嗽变异性哮喘）。哮喘症状可在数分钟内发作，经数小时至数日，用支气管舒张药或自行缓解。在夜间及凌晨发作和加重常是哮喘的特征之一。有些青少年，在运动时出现胸闷、咳嗽和呼吸困难（运动性哮喘）。

（二）体征

发作时胸部呈过度充气征象，双肺可闻及广泛的哮鸣音，以呼气相为主，呼气音延长。严重者可有辅助呼吸肌收缩加强，心率加快、奇脉、胸腹反常运动和发绀。严重哮喘发作时，哮鸣音可不出现，称之为寂静胸。非发作期可无阳性体征。

（三）分期及病情评价

根据临床表现哮喘分为急性发作期、慢性持续期和缓解期。缓解期系指经过或未经治疗症状、体征消失，肺功能恢复到急性发作前水平，并维持 4 周以上。以下介绍急性发作期和慢性持续期。

1. 急性发作期　是指气促、咳嗽、胸闷等症状突然发生，常有呼吸困难，以呼气流量降低为其特征，常因接触变应原等或治疗不当所致。

2. 慢性持续期　在哮喘非急性发作期，哮喘患者仍有不同程度的哮喘症状或 PEF 降低。

（四）并发症

发作时可并发气胸、纵隔气肿、肺不张；反复发作和感染可并发慢性支气管炎、肺气肿和肺源性心脏病。

四、处理要点

目前尚无根治的方法。治疗的目的为控制症状，防止病情恶化，尽可能保持肺功能正常，维持正常活动能力（包括运动），避免治疗不良反应，防止不可逆气道阻塞，避免死亡。

（一）脱离变应原

找到引起哮喘发作的变应原或其他非特异刺激因素，并使患者迅速脱离，这是防治哮喘最有效的方法。

（二）药物治疗

1. 缓解哮喘发作　常用药物有以下几种。

（1）β_2 肾上腺素受体激动剂（简称 β_2 受体激动剂）：是控制哮喘急性发作症状的首选药物，短效 β_2 受体激动剂起效较快，但药效持续时间较短，一般仅维持 4~6 小时，常用药物有沙丁胺醇（又名舒喘宁、全特宁）、特布他林（博利康尼，喘康速）等。长效 β_2 受体激动剂作用时间均在 10~12 小时以上，且有一定抗炎作用，如福莫特罗（奥克斯都宝）、沙美特罗（施立稳）及丙卡特罗（美普清）等，用药方法可采用定量气雾剂（MDI）吸入、干粉吸入、持续雾化吸入等，也可用口服或静脉注射。首选吸入法，因药物直接作用于呼吸道，局部浓度高且作用迅速，所用剂量较小，全身性不良反应少。常用沙丁胺醇或特布他林，每日 3~4 次，每次 1~2 喷。干粉吸入方便较易掌握。持续雾化吸入多用于重症和儿童患者，方法简单易于配合。β_2 激动剂的缓（控）释型口服制剂，用于防治反复发作性哮喘和夜间哮喘。注射用药，用于严重哮喘，一般每次用量为沙丁胺醇 0.5mg，只在其他疗法无效时使用。

（2）茶碱类：是目前治疗哮喘的有效药物，通过抑制磷酸二酯酶，提高平滑肌细胞内的 cAMP 浓度，拮抗腺苷受体，刺激肾上腺分泌肾上腺素，增强呼吸肌的收缩；同时具有气道纤毛清除功能和抗炎作用。口服氨茶碱一般剂量每日 6~10mg/kg，控（缓）释茶碱制剂，可用于夜间哮喘。静脉给药主要应用于重、危症哮喘，静脉注射首次剂量 4~6mg/kg，注射速度不超过 0.25mg/（kg·min），静脉滴注维持量为 0.6~0.8mg/（kg·h），日注射量一般不超过 1.0g。

（3）抗胆碱药：胆碱能受体（M 受体）拮抗剂，有舒张支气管及减少痰液的作用。常用异丙托溴铵吸入或雾化吸入，约 10 分钟起效，维持 4~6 小时；长效抗胆碱药噻托溴铵作用维持时间可达 24 小时。

2. 控制哮喘发作　常用药物如下所述。

（1）糖皮质激素：是当前控制哮喘发作最有效的药物。可分为吸入、口服和静脉用药。吸入治疗是目前推荐长期抗感染治疗哮喘的最常用的方法。常用吸入药物有倍氯米松、氟替卡松、莫米松等，起效慢，通常需规律用药一周以上方能起效。口服药物用于吸入糖皮质激素无效或需要短期加强的患者。有泼尼松、泼尼松龙，起始 30~60mg/d，症状缓解后逐渐减量至 ≤10mg/d。然后停用，或改用吸入剂。在重度或严重哮喘发作时，提倡及早静脉给药。

（2）白三烯（LT）拮抗剂：具有抗炎和舒张支气管平滑肌的作用。常用药物如扎鲁斯特 20mg，每日 2 次，或孟鲁司特 10mg，每日 1 次口服。

（3）其他：色苷酸钠是非糖皮质激素抗炎药物。对预防运动或过敏源诱发的哮喘最为有效。色苷酸钠雾化吸入 3.5~7mg 或干粉吸入 20mg，每日 3~4 次。酮替酚和新一代组胺 H_1 受体拮抗剂阿司咪唑、曲尼斯特等对轻症哮喘和季节性哮喘有效，也可与 β_2 受体激动剂联合用药。

（三）急性发作期的治疗

急性发作的治疗目的是纠正低氧血症，尽快缓解气道阻塞，恢复肺功能，预防进一步恶化或再次发作，防止并发症。一般根据哮喘的分度进行综合性治疗。

1. 轻度　每日定时吸入糖皮质激素（200~500μg 倍氯米松）。出现症状时可间断吸入短效 β_2 受体激动剂。效果不佳时可加服 β_2 受体激动剂控释片或小量茶碱控释片（200mg/d），或加用抗胆碱药如异丙托溴铵气雾剂吸入。

2. 中度　每日增加糖皮质激素吸入剂量（500~1 000μg 倍氯米松）；规则吸入 β_2 受体激动剂或口服其长效药，或联用抗胆碱药，也可加服白三烯拮抗剂，若不能缓解，可持续雾化吸入 β_2 受体激动剂（或联用抗胆碱药吸入），或口服糖皮质激素（<60mg/d），必要时可静脉注射氨茶碱。

3. 重度至危重度　持续雾化吸入 β_2 受体激动剂，或合用抗胆碱药；或静脉滴注氨茶碱或沙丁胺醇，加服白三烯拮抗剂。静脉滴注糖皮质激素，常用有琥珀酸氢化可的松（4~6 小时起效，100~400mg/d）、甲泼尼松（2~4 小时起效，80~160mg/d）。地塞米松因在体内半衰期较长、不良反应较多，宜慎用。待病情控制和缓解后，改为口服给药。注意维持水、电解质及酸碱平衡，纠正缺氧，如病情恶化缺氧状态不能改善时，进行机械通气。

（四）哮喘的长期治疗

哮喘经过急性期治疗后，其症状一般都能得到控制，但哮喘的慢性炎症病理生理改变仍然存在，因此，必须根据哮喘的不同病情程度制定合适的长期治疗方案。

1. 间歇至轻度持续　根据个体差异吸入 β_2 受体激动剂或口服 β_2 受体激动剂以控制症状。小剂量茶碱口服也能达到疗效。亦可考虑每日定量吸入小剂量糖皮质激素（≤500μg/d）。在运动或对环境中已知抗原接触前吸入 β_2 受体激动剂、色苷酸钠或口服 LT 拮抗剂。

2. 中度持续　每日定量吸入糖皮质激素（500~1 000μg/d）。除按需吸入 β_2 受体激动剂，效果不佳时合用吸入型长效 β_2 受体激动剂，口服 β_2 受体激动剂控释片、口服小剂量控释茶碱或 LT 拮抗剂等，亦可同时吸入抗胆碱药。

3. 重度持续　每日吸入糖皮质激素量 >1 000μg/d。应规律吸入 β_2 受体激动剂或口服 β_2 受体激动剂、茶碱控释片，或 β_2 受体激动剂联用抗胆碱药，或合用 LT 拮抗剂口服，若仍有症状，需规律口服泼尼松或泼尼松龙，长期服用者，尽可能将剂量维持于 ≤10mg/d。

（五）免疫疗法

分为特异性和非特异性两种，前者又称脱敏疗法（或称减敏疗法）。通常采用特异性变应原（如螨、花粉、猫毛等）作定期反复皮下注射，剂量由低至高，以产生免疫耐受性，使患者脱敏。非特异性免疫疗法，如注射卡介苗、转移因子、疫苗等生物制品抑制变应原反应的过程。目前采用基因工程制备的人重组抗 IgE 单克隆抗体治疗中重度变应性哮喘，已取得较好效果。

五、护理评估

询问患者发病原因，是否与接触变应原、受凉、气候变化、精神紧张、妊娠、运动有关；评估患者的临床表现如喘息、呼吸困难、胸闷，或咳嗽的程度、咳痰能力、持续时间、诱发或缓解因素；询问有无哮喘家族史；既往治疗经过，是否进行长期规律的治疗；是否掌握药物吸入技术等。在身体评估方面，注意患者的生命体征、意识状态，有无发绀、大汗淋漓。观察有无辅助呼吸肌参与呼吸，听诊肺部呼吸音，有无哮鸣音；同时，注意对患者呼吸功能试验、动脉血气分析、痰液及胸部 X 线检查等结果的评估。此外，还应注意评估患者的心理状态，有无焦虑、恐惧情绪，有无家庭角色或地位的改变，评估家属对疾病的认知程度及对患者的支持程度、经济状况和社区保健情况。

六、常见护理诊断及医护合作性问题

1. 低效性呼吸型态　与支气管痉挛、气道炎症、黏液分泌增加、气道阻力增加有关。
2. 清理呼吸道无效　与支气管痉挛、痰液黏稠及气道黏液栓形成有关。
3. 知识缺乏　缺乏正确使用吸入器的相关知识。
4. 潜在并发症　自发性气胸、纵隔气肿、肺不张。

七、护理目标

患者呼吸困难缓解，能进行有效呼吸；痰液能排出；能正确使用雾化吸入器；无并发症发生。

八、护理措施

（一）一般护理

1. 环境与体位　提供安静、舒适、温湿度适宜的环境，保持室内清洁、空气流通。病室不宜布置花草，避免使用羽绒或蚕丝织物。发作时，协助患者采取舒适的半卧位或坐位，或用过床桌使患者伏桌休息，以减轻体力消耗。

2. 饮食护理　大约20%的成年人和50%的哮喘患儿可因不适当饮食而诱发或加重哮喘。护理人员应帮助患者找出与哮喘发作的有关食物。哮喘患者的饮食以清淡、易消化、高蛋白、富含维生素 A、维生素 C、钙食物为主，如哮喘发作与进食某些异体蛋白如鱼、虾、蟹、蛋类、牛奶等有关，应忌食；某些食物添加剂如酒石黄、亚硝酸盐（制作糖果、糕点用于漂白、防腐）也可诱发哮喘发作，应当引起注意。慎用或忌用某些引起哮喘的药物，如阿司匹林或阿司匹林的复方制剂。戒酒、戒烟。哮喘发作时，患者呼吸增快、出汗，极易形成痰栓阻塞小支气管，若无心、肾功能不全时，应鼓励患者饮水 2 000 ~ 3 000mL/d，必要时，遵医嘱静脉补液，注意输液速度。

3. 保持身体清洁舒适　哮喘患者常会大量出汗，应每日以温水擦浴，勤换衣服和床单，保持皮肤的清洁、干燥和舒适。协助并鼓励患者咳嗽后用温水漱口，保持口腔清洁。

4. 氧疗护理　重症哮喘患者常伴有不同程度的低氧血症存在，应遵医嘱给予吸氧，吸氧流量为每分钟 1 ~ 3L，吸氧浓度一般不超过40%。为避免气道干燥和寒冷气流的刺激而导致气道痉挛，吸入的氧气应尽量温暖湿润。

（二）病情观察

观察哮喘发作的前驱症状，如鼻咽痒、喷嚏、流涕、眼痒等黏膜过敏症状；哮喘发作时，观察患者意识状态、呼吸频率、节律、深度及辅助呼吸肌是否参与呼吸运动等，监测呼吸音、哮鸣音变化，监测动脉血气分析和肺功能情况，了解病情和治疗效果。呼吸困难时遵医嘱给予吸氧，注意氧疗效果；哮喘发作严重时，如经治疗病情无缓解，做好机械通气准备工作；加强对急性期患者的监护，尤其在夜间和凌晨易发生哮喘的时间段内，严密观察有无病情变化。

（三）用药护理

1. β_2 受体激动剂　指导患者按医嘱用药，不宜长期规律、单一、大量使用，否则会引起气道 β_2 受体功能下调，药物减效；由于本类药物（特别是短效制剂）无明显抗炎作用，故宜与吸入激素等抗炎药配伍使用。口服沙丁胺醇或特布他林时，观察有无心悸、骨骼肌震颤等不良反应。静脉点滴沙丁胺醇注意滴速 $2\sim4\mu g/min$，并注意有无心悸等不良反应。

2. 糖皮质激素　吸入治疗药物全身性不良反应少，少数患者可出现口腔念珠菌感染、声音嘶哑或呼吸道不适，指导患者吸药后必须立即用清水充分漱口以减轻局部反应和胃肠吸收。全身用药应注意肥胖、糖尿病、高血压、骨质疏松、消化性溃疡等不良反应，口服用药宜在饭后服用，以减少对胃肠道黏膜的刺激。气雾吸入糖皮质激素可减少其口服量，当用吸入剂替代口服剂时，通常需同时使用两周后逐步减少口服量，指导患者不得自行减量或停药。

3. 茶碱类　其主要不良反应为胃肠道、心脏和中枢神经系统的毒性反应。氨茶碱用量过大或静脉注射（滴注）速度过快可引起恶心、呕吐、头痛、失眠、心律失常，严重者引起室性心动过速，抽搐乃至死亡。静脉注射时浓度不宜过高，速度不宜过快，注射时间宜在 10 分钟以上，以防中毒症状发生，观察用药后疗效和不良反应，最好在用药中监测血药浓度，其安全有效浓度为 $6\sim15\mu g/mL$。发热、妊娠、小儿或老年有心、肝、肾功能障碍及甲状腺功能亢进者慎用。合用西咪替丁（甲氰咪胍）、喹诺酮类、大环内酯类药物等可影响茶碱代谢而使其排泄减慢，应减少用量。茶碱缓释片或茶碱控释片由于药片有控释材料，不能嚼服，必须整片吞服。

4. 其他　色苷酸钠及尼多酸钠，少数病例可有咽喉不适、胸闷、偶见皮疹，孕妇慎用。抗胆碱药吸入后，少数患者可有口苦或口干感。白三烯调节剂的主要不良反应是较轻微的胃肠道症状，少数有皮疹、血管性水肿、转氨酶升高，停药后可恢复正常。

（四）吸入器的正确使用

1. 定量雾化吸入器（MDI）　MDI 的使用需要患者协调呼吸动作，正确使用是保证吸入治疗成功的关键。①介绍雾化吸入的器具：根据患者文化层次、学习能力，提供雾化吸入器的学习资料。②MDI使用方法：打开盖子，摇匀药液，深呼气至不能再呼时，张口，将 MDI 喷嘴置于口中，双唇包住咬口，以慢而深的方式经口吸气，同时以手指按压喷药，至吸气末屏气 10 秒，使较小的雾粒沉降在气道远端，然后缓慢呼气，休息 3 分钟后可再重复使用一次。指导患者反复练习，医护人员演示，直至患者完全掌握。③特殊 MDI 的使用：对不易掌握 MDI 吸入方法的儿童或重症患者，可在 MDI 上加储物罐（spacer），可以简化操作，增加吸入到下呼吸道和肺部的药物量，减少雾滴在口咽部沉积引起刺激，增加雾化吸入疗效。

2. 干粉吸入器　较常用的有蝶式吸入器、都宝装置和准纳器。

（1）蝶式吸入器：指导患者正确将药物转盘装进吸入器中，打开上盖至垂直部位（刺破胶囊），用口唇含住吸嘴用力深吸气，屏气数秒钟。重复上述动作 $3\sim5$ 次，直至药粉吸尽为止。完全拉出滑盘，再推回原位（此时旋转转盘至一个新囊泡备用）。

（2）都宝装置：使用时移去瓶盖，一手垂直握住瓶体，另一手握住底盖，先右转再向左旋转至听到"喀"的一声。吸入前先呼气，然后含住吸嘴，仰头，用力深吸气，屏气 $5\sim10$ 秒。

（3）准纳器：使用时一手握住外壳，另一手的大拇指放在拇指柄上向外推动至完全打开，推动滑竿直至听到"咔嗒"声，将吸嘴放入口中，经口深吸气，屏气 10 秒。

（五）心理护理

研究证明，精神因素在哮喘的发生发展过程中起重要作用，培养良好的情绪和战胜疾病的信心是哮喘治疗和护理的重要内容。哮喘患者的心理表现类型多种多样，可有抑郁、焦虑、恐惧、性格的改变（如悲观、失望、孤独、脆弱、躁动、敌对、易于冲动、神经质、自卑等）、社会工作能力的下降（如自信心及适应能力下降、交际减少等）或自主神经紊乱的表现，如多汗、头晕、眼花、食欲减退、手颤、胸闷、气短、心悸等。针对哮喘患者心理障碍的情况，护理人员应体谅和同情患者的痛苦，尤其对于慢性哮喘治疗效果不佳的患者更应关心，给予心理疏导和教育，向患者解释避免不良情绪的重要性，多用鼓励性语言，减轻患者的心理压力，提高治疗的信心和依从性。

（六）健康指导

1. 疾病知识指导　通过教育使患者能懂得哮喘虽不能彻底治愈，但只要坚持充分的正规治疗，完全可以有效地控制哮喘的发作，即患者可达到没有或仅有轻度症状，能坚持日常工作和学习。

2. 识别和避免触发因素　针对个体情况，指导患者有效控制可诱发哮喘发作的各种因素，如避免摄入引起过敏的食物；室内布局力求简洁，避免使用地毯、种植花草、不养宠物；经常打扫房间，清洗床上用品；避免接触刺激性气体及预防呼吸道感染；避免进食易引起哮喘的食物；避免强烈的精神刺激和剧烈的运动；避免大笑、大哭、大喊等过度换气动作；在缓解期应加强体育锻炼、耐寒锻炼及耐力训练，以增强体质。

3. 自我监测病情　识别哮喘加重的早期情况，学会哮喘发作时进行简单的紧急自我处理方法，学会利用峰流速仪来监测最大呼气峰流速（PEFR），做好哮喘日记，为疾病预防和治疗提供参考资料。峰流速仪是一种可随身携带，能测量 PEFR 的一种小型仪器。使用方法是，取站立位，尽可能深吸一口气，然后用唇齿部分包住口含器后，以最快的速度，用一次最有力的呼气吹动游标滑动，游标最终停止的刻度，就是此次峰流速值。峰流速测定是发现早期哮喘发作最简便易行的方法，在没有出现症状之前，PEFR 下降，提示早期哮喘的发生。

临床实验观察证实，每日测量的 PEFR 与标准的 PEFR 进行比较，不仅能早期发现哮喘发作，还能判断哮喘控制的程度和选择治疗措施。如果 PEFR 经常地、有规律地保持在80%~100%，为安全区，说明哮喘控制理想；如果 PEFR 50%~80%，为警告区，说明哮喘加重，需及时调整治疗方案；如果 PEFR <50%，为危险区，说明哮喘严重，需要立即到医院就诊。

4. 用药指导　哮喘患者应了解自己所用的每种药的药名、用法及使用时的注意事项，了解药物的主要不良反应及如何采取相应的措施来避免。指导患者或家属掌握正确的药物吸入技术。一般先用 β_2 受体激动剂，后用糖皮质激素吸入剂。与患者共同制定长期管理、防止复发的计划。坚持定期随访保健，指导正确用药，使药物不良反应减至最少，β_2 受体激动剂使用量减至最小，甚至不用也能控制症状。

5. 心理–社会指导　保持有规律的生活和乐观情绪，积极参加体育锻炼，最大程度恢复劳动能力，特别向患者说明发病与精神因素和生活压力的关系。动员与患者关系密切的力量，如家人或朋友参与对哮喘患者的管理；为其身心健康提供各方面的支持，并充分利用社会支持系统。

九、护理评价

患者呼吸平稳，肺部听诊呼吸音正常，哮鸣音消失。动脉血气检测结果维持在正常范围；患者能摄入足够的液体，痰液稀薄，容易咳出；患者能描述使用吸入器的目的、注意事项、正确掌握使用方法。

（李　璐）

第三章

心血管科疾病的护理

第一节　高血压

高血压是一种以动脉压升高为主要特征，同时伴有心、脑、肾、血管等靶器官功能性或器质性损害及代谢改变的全身性疾病。我国目前采用的高血压诊断标准是《2005 年中国高血压诊治指南》，是在未用抗高血压药情况下，收缩压≥18.67kPa 和（或）舒张压≥12.0kPa，按血压水平将高血压分为 3 级。收缩压≥18.67kPa 和舒张压 <12.0kPa 单列为单纯性收缩期高血压。患者既往有高血压史，目前正在用抗高血压药，血压虽然低于 18.67/12kPa，亦应该诊断为高血压见表 3 - 1。

表 3 - 1　高血压诊断标准

类别	收缩压（mmHg）	舒张压（mmHg）
正常血压	<120	<80
正常高值	120 ~ 139	80 ~ 89
高血压	≥140	≥90
1 级高血压（轻度）	140 ~ 159	90 ~ 99
2 级高血压（中度）	160 ~ 179	100 ~ 109
3 级高血压（重度）	≥180	≥110
单纯收缩期高血压	≥140	<90

注：若患者的收缩压与舒张压分属不同的级别时，则以较高的分级为准。单纯收缩期高血压也可按照收缩压水平分为 1、2、3 级。

临床上高血压见于两类疾病，第一类为原发性高血压，又称高血压病，是一种以血压升高为主要临床表现而病因尚不明确的独立疾病（占所有高血压病患者的 90% 以上）。第二类为继发性高血压，又称症状性高血压，在这类疾病中病因明确，高血压是该种疾病的临床表现之一，血压可暂时性或持续性升高，如继发于急慢性肾小球肾炎、肾动脉狭窄等肾疾病之后的肾性高血压；继发于嗜铬细胞瘤等内分泌疾病之后的内分泌性高血压；继发于脑瘤等疾病之后的神经源性高血压等。下面主要介绍原发性高血压。

一、病因和发病机制

（一）病因

高血压的病因尚未完全明了，可能与下列因素有关。

（1）遗传因素：调查表明，60% 左右的高血压病患者均有家族史，但遗传的方式未明。某些学者认为属单基因常染色体显性遗传，但也有学者认为属多基因遗传。

（2）环境因素：包括饮食习惯（如饮食中热能过高以至肥胖或超重，高盐饮食等）、职业、噪声、吸烟、气候改变、微量元素摄入不足和水质硬度等。

（3）神经精神因素：缺少运动或体力活动，精神紧张或情绪创伤与本病的发生有一定的关系。

（二）发病机制

有关高血压的发病原理的学说较多，包括精神神经源学说、内分泌学说、肾源学说、遗传学说及钠盐摄入过多学说等。各种学说各有其根据，综合起来认为高级神经中枢功能失调在发病中占主导地位，体液、内分泌因素、肾脏及钠盐摄入过多也参与本病的发病过程。

外界环境的不良刺激及某些不利的内在因素，引起剧烈、反复、长时间的精神紧张和情绪波动，导致大脑皮质功能障碍和下丘脑神经内分泌中枢功能失调。由此可通过下列几条途径促使周围小动脉痉挛，进而形成高血压：①皮质下血管舒缩中枢形成了以血管收缩神经冲动占优势的兴奋灶，引起细小动脉痉挛，外周血管阻力增加，血压增高。②大脑皮质功能失调可引起神经垂体释放更多的血管升压素，后者可直接引起小动脉痉挛，也可通过肾素－醛固酮系统，引起钠潴留，进一步促使小动脉痉挛。③大脑皮质功能失调也可引起垂体前叶促肾上腺皮质激素（ACTH）和肾上腺皮质激素分泌增加，促使钠潴留。④大脑皮质功能失调还可引起肾上腺髓质激素分泌增多，后者可直接引起小动脉痉挛，也可通过增加心排血量进一步加重高血压。

二、临床表现

（一）一般表现

大多数的高血压患者在血压升高早期仅有轻微的自觉症状，如头痛、头晕、失眠、耳鸣、烦躁、工作和学习精力不易集中，容易出现疲劳等。

（二）并发症

并发症有疼痛或出现颈背部肌肉酸痛紧张感。血压持久升高可导致心、脑、肾、血管等靶器官受损的表现。当出现心慌、气促、胸闷、心前区疼痛时表明心脏已受累；出现尿频、多尿、尿液清淡时表明肾脏受累；如果高血压患者突然出现神志不清、呼吸深沉不规则、大小便失禁等提示可能发生脑出血；如果是逐渐出现一侧肢体活动不利、麻木甚至麻痹应当怀疑是否有脑血栓的形成。

（三）高血压危险度分层

根据心血管危险因素和靶器官受损的情况分为低危、中危、高危、很高危组。

（1）低危组：男性年龄＜55岁、女性年龄＜65岁，高血压1级、无其他危险因素者，属低危组。典型情况下，10年随访中患者发生主要心血管事件的危险＜15%。

（2）中危组：高血压2级或1~2级同时有1~2个危险因素，患者应否给予药物治疗，开始药物治疗前应经多长时间的观察，医生需予十分缜密的判断。典型情况下，该组患者随后10年内发生主要心血管事件的危险15%~20%，若患者属高血压1级，兼有一种危险因素，10年内发生心血管事件危险约15%。

（3）高危组：高血压水平属1级或2级，兼有3种或更多危险因素、兼患糖尿病或靶器官损害或高血压水平属3级但无其他危险因素患者属高危组。典型情况下，他们随后10年间发生主要心血管事件的危险20%~30%。

（4）很高危组：高血压3级同时有1种以上危险因素或兼患糖尿病或靶器官损害，或高血压1~3级并有临床相关疾病。典型情况下，随后10年间发生主要心血管事件的危险≥30%，应迅速开始最积极的治疗。

（四）几种特殊高血压类型

1. 高血压危象　在高血压疾病发展过程中，因为劳累、紧张、精神创伤、寒冷所诱发，出现烦躁不安、心慌、多汗、手足发抖、面色苍白、异常兴奋等临床表现，可伴有心绞痛、心力衰竭，也可伴有高血压脑病的临床表现。血压升高以收缩压升高为主，往往收缩压＞26.66kPa。

2. 高血压脑病　在高血压疾病发展过程中，因为劳累、紧张、情绪激动等诱发，急性脑血液循环障碍，引起脑水肿和颅内压增高，出现头痛、呕吐、烦躁不安、心跳慢，视物模糊、意识障碍甚至昏迷等临床表现。血压升高以舒张压升高为主，往往舒张压 > 16.0kPa。

3. 恶性高血压　又称急进性高血压，是指舒张压和收缩压均显著增高，病情进展迅速，常伴有视网膜病变，多见于青年人，常常出现头晕、头痛、视物模糊、心慌、气短、体重减轻等临床表现，舒张压常 > 17.33kPa，易并发心、脑、肾等重要脏器的严重并发症，短时间内可因肾衰竭而死亡。

三、治疗

（一）药物治疗

临床上常用的降压药物主要有六大类：利尿药、α－受体阻断药、钙通道阻滞药（CCBs）、血管紧张素转换酶抑制药（ACEI）、β－受体阻断药及血管紧张素 II 受体拮抗药（ARBs）。临床试验结果证实几种降血压药物，均能减少高血压并发症。

1. 治疗目标　抗高血压治疗的最终目标是减少心血管和肾脏疾病的发病率和病死率。多数高血压患者，特别是 50 岁以上者 SBP 达标时，DBP 也会达标，治疗重点应放在 SBP 达标上。普通高血压患者降至 18.7/12.0kPa 以下，糖尿病、肾病等高危患者降压目标是 < 17.3/10.7kPa 以下，老年高血压患者的收缩压降至 20.0kPa 以下。

需要说明的是，降压目标是 18.7/12.0kPa 以下，而不仅仅是达到 18.7/12.0kPa。如患者耐受，还可进一步降低，如对年轻高血压患者可降至 17.3/10.7kPa 或 16.0/10.7kPa。

2. 治疗原则　高血压的治疗应全面考虑患者的血压升高水平、并存的危险因素、临床情况，及靶器官损害，确定合理的治疗方案。对不同危险等级的高血压患者应采用不同的治疗原则。选择抗高血压药物时应考虑对其他伴随疾病存在有利和不利的影响。

（1）潜在的有利影响：噻嗪类利尿药有助于延缓骨质疏松患者的矿物质脱失。β 受体阻断药可治疗心房快速房性心律失常或心房颤动，偏头痛，甲状腺功能亢进（短期应用），特发性震颤或手术期高血压。CCBs 治疗雷诺综合征和某些心律失常。α 受体阻断药可治疗前列腺疾病。

（2）潜在的不利影响：噻嗪类利尿药慎用于痛风或有明显低钠血症史的患者。β 受体阻断药禁用于哮喘、变应性气管疾病、二度或三度心脏传导阻滞。ACEI 和 ARBs 不适于准备怀孕的妇女，禁用于孕妇。ACEI 不适于有血管性水肿病史的患者。醛固酮拮抗药和保钾利尿药会导致高钾血症，应避免用于服药前血清钾超过 5.0mEq/L 的患者。

3. 治疗的有效措施　如下所述。

（1）降低高血压患者的血压水平是预防脑卒中及冠心病的根本，只要降低高血压患者的血压水平，就对患者有益处。

（2）由于大多数高血压患者需要两种或以上药物联合应用才能达到目标血压，故提倡小剂量降压药的联合应用或固定剂量复方制剂的应用。

（3）利尿药、β 受体阻断药、ACE 抑制药、钙通道阻滞药、血管紧张素受体拮抗药及小剂量复方制剂均可作为初始或维持治疗高血压的药物。

（4）推荐应用每日口服 1 次，降压效果维持 24h 的降压药，强调长期有规律的抗高血压治疗，达到有效、平稳、长期控制的要求。

（二）非药物治疗

非药物治疗是高血压的基础治疗，主要通过改善不合理的生活方式，减低危险因素水平，进而使血压水平下降。对 1 级高血压患者，仅通过非药物治疗就有可能使血压降至正常水平。对于必须接受药物治疗的 2、3 级高血压患者，非药物治疗可以提高药物疗效，减少药物用量，从而降低药物的不良反应，减少治疗费用（表 3 - 2）。

表 3 – 2 防治高血压的非药物措施

措施	目标	收缩压下降范围
减重	减少热量，膳食平衡，增加运动，BMI 保持 20～24kg/m²	0.67～2.66kPa/减重 10kg
膳食限盐	北方首先将每人每日平均食盐量降至 8g，以后再降至 6g，南方可控制在 6g 以下	0.27～1.06kPa
减少膳食脂肪	总脂肪量＜总热量的 30%，饱和脂肪量＜10%，增加新鲜蔬菜每日 400～500g，水果 100g，肉类 50～100g，鱼虾类 50g，蛋类每周 3～4 枚，奶类每日 250g，每日食油 20～25g，少吃糖类和甜食	–
增加及保持适当体力活动	一般每周运动 3～5 次，每次持续 20～60min，如运动后自我感觉良好，且保持理想体重，则表明运动量和运动方式合适	0.53～1.20kPa
保持乐观心态，提高应激能力	通过宣教和咨询，提高人群自我防病能力，提倡选择适合个体的体育、绘画等文化活动，增加老年人社交机会，提高生活质量	–
戒烟、限酒	不吸烟；不提倡饮酒，如饮酒，男性每日饮酒精量不超过 25g，即葡萄酒小于 100～150mL（相当于 2～3 两），或啤酒小于 250～500mL（相当于 0.5～1 斤），或白酒小于 25～50mL（相当于 0.5～1 两）；女性则减半量，孕妇不饮酒。不提倡饮高度烈性酒。高血压及心脑血管病患者应尽量戒酒	0.27～0.53kPa

注：BMI：体重指数 = 体重/身高²（kg/m²）。

（三）特殊人群高血压治疗方案

1. 老年高血压　65 岁以上的老年人中 2/3 以上有高血压，老年人降压治疗强调平缓降压，应给予长效制剂，对可耐受者应尽可能降至 18.7/12.0kPa 以下，但舒张压不宜低于 8.0kPa，否则是预后不佳的危险因素。

2. 糖尿病　常并发血脂异常、直立性低血压、肾功能不全、冠心病，选择降压药应兼顾或至少不加重这些异常。

3. 冠心病　高血压并发冠心病的患者发生再次梗死或猝死的机会要高于不并发高血压的冠心病患者，它们均与高血压有直接关系，应积极治疗。研究显示，伴有冠心病的高血压患者，不论选用 β - 受体阻断药还是钙通道阻滞药，作为控制血压的一线药物，最后结果是一样的。

4. 脑血管病　对于病情稳定的非急性期脑血管病患者，血压水平应控制在 18.7/12.0kPa 以下。急性期脑血管病患者另作别论。

5. 肾脏损害　血肌酐＜221μmol/L，首选 ACEI，因其对减少蛋白尿及延缓肾病变的进展有利；血肌酐＞265μmol/L 应停用 ACEI，可选择钙通道阻滞药、α 受体阻断药、β 受体阻断药。伴有肾脏损害或有蛋白尿的患者（24h 蛋白尿＞1g），控制血压宜更严格。

6. 妊娠高血压　因妊娠早期的血管扩张作用，在妊娠 20 周前，轻度高血压的患者不需药物治疗，从 16 周至分娩通常使用的较为安全的药物包括：甲基多巴、β 受体阻滞药、肼屈嗪（短期），降低所有的心血管危险因素，须停止吸烟。改变生活方式产生的效果与量和时间有关，某些人的效果更好。

四、高血压病常见护理问题

（一）疼痛：头痛

1. 相关因素　与血压升高有关。

2. 临床表现　头部疼痛。

3. 护理措施　如下所述。

（1）评估患者头痛的情况，如头痛程度（长海痛尺）、持续时间、是否伴有恶心、呕吐、视物模糊等伴随症状。

（2）尽量减少或避免引起或加重头痛的因素，保持病室环境安静，减少探视，护理人员做到操作轻、说话轻、走路轻、关门轻，保证患者有充足的睡眠。

（3）向患者讲解引起头痛的原因，嘱患者合理安排工作和休息，避免劳累、精神紧张、情绪激动等，戒烟、酒。

（4）指导患者放松的技巧，如听轻音乐、缓慢呼吸等。

（5）告知患者控制血压稳定和坚持长期、规律服药的重要性，加强患者的服药依从性。

（二）活动无耐力

1. 相关因素　与并发心力衰竭有关。

2. 临床表现　乏力，轻微活动后即感呼吸困难、无力等。

3. 护理措施　如下所述。

（1）告知患者引起乏力的原因，尽量减少增加心脏负担的因素，如剧烈活动等。

（2）评估患者心功能状态，评估患者活动情况，根据患者心功能情况制定合理的活动计划。督促患者坚持动静结合，循序渐进增加活动量。

（3）嘱患者一旦出现心慌、呼吸困难、胸闷等情况应立即停止活动，保证休息，并以此作为最大活动量的指征。

（三）有受伤的危险

1. 相关因素　与头晕、视物模糊有关。

2. 临床表现　头晕、眼花、视物模糊，严重时可出现晕厥。

3. 护理措施　如下所述。

（1）警惕急性低血压反应：避免剧烈运动、突然改变体位，改变体位时动作应缓慢，特别是夜间起床时；服药后不要站立太久，因为长时间的站立会使腿部血管扩张，血流增加，导致脑部供血不足；避免用过热的水洗澡，防止周围血管扩张导致晕厥。

（2）如出现晕厥、恶心、乏力时应立即平卧，头低足高位，促进静脉回流，增加脑部的血液供应。上厕所或外出应有人陪伴，若头晕严重应尽量卧床休息，床上大小便。

（3）避免受伤：活动场所应灯光明亮，地面防滑，厕所安装扶手，房间应减少障碍物。

（4）密切检测血压的变化，避免血压过高或过低。

（四）执行治疗方案无效

1. 相关因素　与缺乏相应治疗知识和治疗长期性、复杂性有关。

2. 临床表现　不能遵医嘱按时服药。

3. 护理措施　如下所述。

（1）告知患者按时服药的重要性，不能血压正常时就自行停药。

（2）嘱患者定期门诊随访，监测血压控制情况。

（3）坚持服药的同时还要注意观察药物的不良反应，如使用利尿药时应注意监测血钾水平，防止低血钾；用β-受体阻断药应注意其抑制心肌收缩力、心动过缓、支气管痉挛、低血糖等不良反应；使用血管紧张素转换酶（ACE）抑制应注意其头晕、咳嗽、肾功能损害等不良反应。

（五）潜在并发症：高血压危重症

1. 相关因素　与血压短时间突然升高有关。

2. 临床表现　在高血压病程中，患者血压显著升高，出现头痛、烦躁、心悸、气急、恶心、呕吐、视物模糊等。

3. 护理措施　如下所述。

（1）患者应进入加强监护室，绝对卧床休息，避免一切不良刺激，保证良好的休息环境。持续监测血压和尽快应用适合的降压药。

（2）安抚患者，做好心理护理，严密观察患者病情变化。

（3）迅速减压，静脉输注降压药，1h 使平均动脉血压迅速下降但不超过 25%，在以后的 2～6h 内血压降至21.33（13.33～14.67）kPa。血压过度降低可引起肾、脑或冠脉缺血。如果这样的血压水平可耐受和临床情况稳定，在以后24～48h逐步降低血压达到正常水平。

（4）急症常用降压药有硝普钠（静脉注射）、尼卡地平、乌拉地尔、二氮嗪、肼屈嗪、拉贝洛尔、艾司洛尔、酚妥拉明等。用药时注意效果及有无不良反应，如静滴硝酸甘油等药物时应注意监测血压变化。

（5）向患者讲明遵医嘱按时服药，保证血压稳定的重要性，争取患者及家属的配合。

（6）告知患者如出现血压急剧升高、剧烈头痛、呕吐等不适应及时来院就诊。

（7）协助生活护理，勤巡视病房，勤询问患者的生活需要。

五、健康教育

高血压的健康教育就是根据文化、经济、环境和地理的差异，针对不同的目标人群采用多种形式进行信息的传播，公众教育应着重于宣传高血压的特点、原因和并发症的有关知识；它的可预防性和可治疗性，及生活方式在高血压的预防和治疗中的作用。尤其应针对不同人群开展不同内容的健康教育。

（一）随访教育

1. 教育诊断　确定患者的目前行为状况、知识、技能水平和学习能力、态度和信念及近期内患者首先要采取改变的问题。

2. 咨询指导　指导要具体化，行为改变从小量开始，多方面的参与支持，从各方面给患者持续的、一致的、正面的健康信息，可加强患者行为的改变。要加强家庭和朋友的参与。

3. 随访和监测　定期随访患者，及时评价和反馈，并继续设定下一步的目标，可使患者改变的行为巩固和持续下去。一旦开始应用抗高血压药物治疗，多数患者应每月随诊，调整用药直至达到目标血压。2级高血压或有复杂并发症的患者应增加随访的次数。每年至少监测1或2次血钾和肌酐。如血压已达标并保持稳定，可每隔3～6个月随访1次。如有伴随疾病如心力衰竭，或并发其他疾病如糖尿病，或实验室检查的需要均会影响随诊的频率。其他的心血管危险因素也应达到相应的治疗目标，并大力提倡戒烟。由于未控制的高血压患者服用小剂量阿司匹林脑出血的危险增加，只有在血压控制的前提下，才提倡小剂量阿司匹林治疗。

（二）饮食指导

在利尿药及其他降压药问世以前，高血压的治疗主要以饮食为主，随着药物学的发展，饮食治疗逐渐降至次要地位。然而近年来关于高血压病病因和发病机制的研究又促进人们重新评价营养在本病防治中的重要作用。其主要原因是由于：第一，高血压病作为一种常见病，其发生与环境因素，特别是与营养因素密切相关；第二，现有的各种降压药物均有一定的不良反应，而营养治疗不仅具有一定的疗效，而且合乎生理，因此更适宜于大规模人群的防治。

1. 营养因素在高血压病防治中的作用　如下所述。

（1）钠和钾的摄入与高血压病的发病和防治有关：第一，流行病学方面大量资料表明，高血压病的发病率与居民膳食中钠盐摄入量呈显著正相关。第二，临床观察发现，不少轻度高血压患者，只需中度限制钠盐摄入，即可使其血压降至正常范围。即使是重度或顽固性高血压病患者，低盐饮食也常可增加药物疗效，减少用药剂量。第三，动物实验表明，钠盐摄入过多可使小鸡和大鼠形成高血压，血压增高的程度与盐量成正比。进一步研究还表明，钠盐对血压的影响与遗传因素有关。通过近亲交配所产生的对盐敏感的大鼠，即使喂以钠盐不高的饲料，也可产生高血压。钠盐摄入过多引起高血压的机制尚未明了。据认为可能与细胞外液扩张，心排血量增加，组织过分灌注，以至造成周围血管阻力增加和血压增高。有人发现高血压患者小动脉中每单位干重所含钠盐较正常人为高，这可使动脉壁增厚，血管阻力增加，也可使血管的舒缩性发生改变。

钾不论动物实验或人体观察均提示其具有对抗钠所引起的不利作用。临床观察表明，氯化钾可使血压呈规律性下降，而氯化钠则可使之上升。

（2）水质硬度和微量元素：软水地区高血压的发病率较硬水地区为高，这可能与微量元素镉有关。动物实验已证明，镉可引起大鼠的高血压，而当用镉的螯合剂时则可使其逆转。上海市高血压病研究所发现不论健康人或高血压患者的血压增高与血中镉含量的对数呈正相关。锌具有对抗镉的作用，其含量降低可使血压升高。此外，也有报道提到镁对高血压患者有扩张血管作用，能使大多数类型患者的心排血量增加。

（3）其他因素：包括热能、蛋白质、糖类和脂肪等也与本病的发生和防治有一定的联系。

2. 防治措施　如下所述。

（1）限制钠盐摄入：健康成人每天钠的需要量仅为200mg（相当于0.5g食盐）。WHO建议每人每日食盐量不超过6g。我国膳食中约80%的钠来自烹调或含盐高的腌制品，因此限盐首先要减少烹调用盐及含盐高的调料，少食各种咸菜及盐腌食品。根据WHO的建议，北方居民应减少日常用盐一半，南方居民减少1/3。

（2）减少膳食脂肪，补充适量优质蛋白质：有流行病学资料显示，即使不减少膳食中的钠和不减重，如果将膳食脂肪控制在总热量25%以下，P/S比值维持在1，连续40d可使男性SBP和DBP下降12%，女性下降5%。有研究表明每周吃鱼4次以上与吃鱼最少的相比，冠心病发病率减少28%。

建议改善动物性食物结构，减少含脂肪高的猪肉，增加含蛋白质较高而脂肪较少的禽类及鱼类。蛋白质占总热量15%左右，动物蛋白占总蛋白质20%。蛋白质质量依次为：奶、蛋；鱼、虾；鸡、鸭；猪、牛、羊肉；植物蛋白，其中豆类最好。

（3）注意补充钾和钙：研究资料表明钾与血压呈明显负相关，中国膳食低钾、低钙，因此要增加含钾多、含钙高的食物，如绿叶菜、鲜奶、豆类制品等。这一点在使用利尿药，特别是当血钾含量偏低时尤为重要。

（4）多吃蔬菜和水果：增加蔬菜或水果摄入，减少脂肪摄入可使SBP和DBP有所下降。素食者比肉食者有较低的血压，其降压的作用可能基于水果、蔬菜、食物纤维和低脂肪的综合作用。人类饮食应以素食为主，适当肉量最理想。

（5）限制饮酒：尽管有研究表明非常少量饮酒可能减少冠心病发病的危险，但是饮酒和血压水平及高血压患病率之间却呈线性相关，大量饮酒可诱发心脑血管事件发生。因此不提倡用少量饮酒预防冠心病，提倡高血压患者应戒酒，因饮酒可增加服用降压药物的耐药性。如饮酒，建议每日饮酒量应为少量，男性饮酒的酒精不超过25g，即葡萄酒<100～150mL，或啤酒<250～500mL，或白酒<25～50mL；女性则减半量，孕妇不饮酒。不提倡饮高度烈性酒。WHO对酒的新建议是越少越好。

（三）心理护理

1. 评估患者　通过问诊了解患者的家庭、社会、文化状况及行为，分析患者的心理，向患者解释造成高血压最主要的原因及疾病的转归，再向患者说明高血压可以控制，甚至可以治愈，从而以增强患者战胜疾病的信心。

2. 克服心理障碍　针对中年高血压患者存在的不良心理进行施护。麻痹大意心理：自以为年轻，身强力壮，采取无所谓的态度。针对这种心理首先要唤起患者对疾病的重视，使之认识到防治高血压的重要性，在调养方法和注意事项上给予正确的引导，使之配合医师治疗，同时给患者制定个体化健康教育计划，并调动家属参与治疗活动，配合医护完成治疗任务，使之早日康复；焦虑、紧张、恐惧心理：一些患者，认为得了高血压就是终身疾病，而且还会得心脑血管病，于是，久而久之产生焦虑恐惧心理。采取的措施是暗示诱导，应诱导患者使其注意力从一个客体转移到另一个客体，从而打破原来心理上存在的恶性循环，保持乐观情绪，轻松愉快地接受治疗，以达到防病治病的目的。

（四）正确测量血压

血压测量是诊断高血压及评估其严重程度的主要手段，目前主要用以下3种方法。

1. 诊所血压　是目前临床诊断高血压和分级的标准方法，由医护人员在标准条件下按统一的规范进行测量。具体要求如下。

（1）选择符合计量标准的水银柱血压计或者经国际标准（BHS 和 AAMD）检验合格的电子血压计进行测量。

（2）使用大小合适的袖带，袖带气囊至少应包裹80%上臂。大多数人的臂围25～35cm，应使用长35cm、宽12～13cm规格气囊的袖带；肥胖者或臂围大者应使用大规格袖带；儿童使用小规格袖带。

（3）被测量者至少安静休息5min，在测量前30min内禁止吸烟或饮咖啡，排空膀胱。

（4）被测量者取坐位，最好坐靠背椅，裸露右上臂，上臂与心脏处在同一水平。如果怀疑外周血管病，首次就诊时应测量左、右上臂血压。特殊情况下可以取卧位或站立位。老年人、糖尿病患者及出现直立性低血压情况者，应加测直立位血压。直立位血压应在卧位改为直立位后1min和5min时测量。

（5）将袖带缚于被测者的上臂，袖带的下缘应在肘弯上2.5cm，松紧适宜。将听诊器探头置于肱动脉搏动处。

（6）测量时快速充气，使气囊内压力达到桡动脉搏动消失后再升高30mmHg（4.0kPa），然后以恒定的速率（0.3～0.8kPa/s）缓慢放气。在心率缓慢者，放气速率应更慢些。获得舒张压读数后，快速放气至零。

（7）在放气过程中仔细听取柯氏音，观察柯氏音第Ⅰ时相（第一音）和第Ⅴ时相（消失音）水银柱凸面的垂直高度。收缩压读数取柯氏音第Ⅰ时相，舒张压读数取柯氏音第Ⅴ时相。<12岁儿童、妊娠妇女、严重贫血、甲状腺功能亢进、主动脉瓣关闭不全及柯氏音不消失者，以柯氏音第Ⅳ时相（变音）定为舒张压。

（8）血压单位在临床使用时采用毫米汞柱（mmHg），在我国正式出版物中注明毫米汞柱与千帕斯卡（kPa）的换算关系，1mmHg＝0.133kPa。

（9）应相隔1～2min重复测量，取2次读数的平均值记录。如果收缩压或舒张压的2次读数相差0.67kPa以上，应再次测量，取3次读数的平均值记录。

2. 自测血压　对于评估血压水平及严重程度，评价降压效应，改善治疗依从性，增强治疗的主动参与，自测血压具有独特优点。且无白大衣效应，可重复性较好。目前，患者家庭自测血压在评价血压水平和指导降压治疗上已经成为诊所血压的重要补充。然而，对于精神焦虑或根据血压读数常自行改变治疗方案的患者，不建议自测血压。推荐使用符合国际标准的上臂式全自动或半自动电子血压计，正常上限参考值为18.0/11.3kPa。应注意患者向医生报告自测血压数据时可能有主观选择性，即报告偏差，患者有意或无意选择较高或较低的血压读数向医师报告，影响医师判断病情和修改治疗。有记忆存储数据功能的电子血压计可克服报告偏差。血压读数的报告方式可采用每周或每月的平均值。家庭自测血压低于诊所血压，家庭自测血压18.0/11.3kPa相当于诊所血压18.7/12.0kPa。对血压正常的人建议定期测量血压（20～29岁，每2年测1次；30岁以上每年至少1次）。

3. 动态血压　如下所述。

（1）动态血压监测能提供日常活动和睡眠时血压的情况：动态血压监测提供评价在无靶器官损害的情况下（白大衣效应）高血压的可靠证据，也有助于评估明显耐药的患者，抗高血压药物引起的低血压综合征，阵发性高血压及自主神经功能失调。动态血压测值常低于诊所血压测值。通常高血压患者清醒时血压≥18.0/11.3kPa，睡眠时≥16.0/10.0kPa。动态血压监测值与靶器官损害的相关性优于诊所血压。动态血压监测能提供血压升高占测量总数的百分比、整体血压负荷及睡眠时血压降低的程度。大多数人在夜间血压下降10%～20%，如果不存在这种血压下降现象，则其发生心血管事件的危险会增加。

（2）动态血压测量应使用符合国际标准的监测仪：动态血压的正常值推荐以下国内参考标准，24h平均值<17.3/10.7kPa，白昼平均值<18.0/11.3kPa，夜间平均值<16.7/10.0kPa。正常情况下，夜间血压均值比白昼血压值低10%～15%。

（3）动态血压监测在临床上可用于诊断白大衣性高血压、隐蔽性高血压、顽固难治性高血压、发作性高血压或低血压，评估血压升高严重程度，但是目前主要仍用于临床研究，例如评估心血管调节机制、预后意义、新药或治疗方案疗效考核等，不能取代诊所血压测量。

（4）动态血压测量时应注意以下问题：①测量时间间隔应设定一般为每 30min 测 1 次。可根据需要而设定所需的时间间隔。②指导患者日常活动，避免剧烈运动。测血压时患者上臂要保持伸展和静止状态。③若首次检查由于伪迹较多而使读数 <80% 的预期值，应再次测量。④可根据 24h 平均血压，日间血压或夜间血压进行临床决策参考，但倾向于应用 24h 平均血压。

（五）适量运动

1. 运动的作用　运动除了可以促进血液循环，降低胆固醇的生成外，并能增强肌肉、骨骼，减少关节僵硬的发生，还能增加食欲，促进肠胃蠕动、预防便秘、改善睡眠。

2. 运动的形式　最好养成持续运动的习惯，对中老年人应包括有氧、伸展及增强肌力练习 3 类，具体项目可选择步行、慢跑、太极拳、门球、气功等。

3. 运动强度的控制　每个参加运动的人特别是中老年人和高血压患者在运动前最好了解一下自己的身体状况，以决定自己的运动种类、强度、频度和持续运动时间。运动强度必须因人而异，按科学锻炼的要求，常用运动强度指标可用运动时最大心率达到 180（或 170）减去年龄，如 50 岁的人运动心率为 120～130 次/min，如果求精确则采用最大心率的 60%～85% 作为运动适宜心率，需在医师指导下进行。运动频度一般要求每周 3～5 次，每次持续 20～60min 即可，可根据运动者身体状况和所选择的运动种类及气候条件等而定。

（六）在医生指导下正确用药

1. 减药　高血压患者一般须终身治疗。患者经确诊为高血压后若自行停药，其血压（或迟或早）终将回复到治疗前水平。但患者的血压若长期控制，可以试图小心、逐步地减少服药数或剂量。尤其是认真地进行非药物治疗，密切地观察改进生活方式进度和效果的患者。患者在试行这种"逐步减药"时，应十分仔细地监测血压。

2. 记录　一般高血压病患者的治疗时间长达数十年，治疗方案会有多次变换，包括药物的选择。最好建议患者详细记录其用过的治疗药物及疗效。医生则更应为经手治疗的患者保存充分的记录，随时备用。

3. 剂量的调整　对大多数非重症或急症高血压，要寻找其最小有效耐受剂量药物，也不宜降压太快。故开始给小剂量药物，经 1 个月后，如疗效不够而不良反应少或可耐受，可增加剂量；如出现不良反应不能耐受，则改用另一类药物。随访期间血压的测量应在每天的同一时间，对重症高血压，须及早控制其血压，可以较早递增剂量和合并用药。随访时除患者主观感觉外，还要做必要的化验检查，以了解靶器官状况和有无药物不良反应。对于非重症或急症高血压，经治疗血压长期稳定达 1 年以上，可以考虑减少剂量，目的为减少药物的可能不良反应，但以不影响疗效为前提。

（1）选择针对性强的降血压药：降血压药物品种很多，个体差异很大，同一种药物不同的患者服用后的效果会因人而异。对医生开的降血压药，护理人员和患者必须了解药物的名称、作用、剂量、用法、不良反应等，并遵照医嘱按时服药。

（2）合适的剂量：一般由小剂量开始，逐渐调整到合适的剂量。晚上睡觉前的治疗剂量，尤其要偏小，因入睡后如果血压降得太低，则易出现脑动脉血栓形成。药品剂量不能忽大忽小，否则血压波动太大，会造成实质性脏器的损伤。

（3）不能急于求成：如血压降得太低，常会引起急性缺血性脑血管病和心脏缺血性疾病的发生。

（4）不要轻易中断治疗：应用降血压药过程中，症状改善后，仍需坚持长期服药，也不可随意减少剂量，必须听从医生的治疗安排。

（5）不宜频繁更换降血压药物：各种降血压药，在人体内的作用时间不尽相同，更换降血压药时，往往会引起血压的波动，换降血压药必须在医生指导下进行，不宜多种药合用，以避免药物不良反应。

（6）患痴呆症或意识不清的老人，护理人员必须协助服药，并帮助管理好药物，以免发生危险。

（7）注意观察不良反应，必要时，采取相应的防范措施：若患者突然出现头痛、多汗、恶心、呕吐、烦躁、心慌等症状，家人协助患者立即平卧抬高头部，用湿毛巾敷在头部；测量血压，若血压过高，应用硝苯地平嚼碎舌下含服等，以快速降血压；如果半小时后血压仍不下降，且症状明显，应立即去医院就诊。

（李　璐）

第二节　心绞痛

心绞痛（angina pectoris）是因冠状动脉供血不足，心肌急剧的、暂时的缺血与缺氧引起的综合征。其特点为阵发性的前胸压榨性疼痛感觉，主要位于胸骨后部，可放射至左上肢，常发生于劳累或情绪激动时，持续数分钟，休息或服用硝酸酯制剂后消失。本病多见于男性，多数患者在 40 岁以上，劳累、情绪激动、饱食、受寒、阴雨天气、急性循环衰竭等为常见的诱因。

一、病因

1. 基本病因　对心脏予以机械性刺激并不引起疼痛，但心肌缺血、缺氧则引起疼痛。当冠状动脉的"供血"与心肌的"需氧"出现矛盾，冠状动脉血流量不能满足心肌代谢需要时，引起心肌急剧的、暂时的缺血、缺氧时，即产生心绞痛。

2. 其他病因　除冠状动脉粥样硬化外，主动脉瓣狭窄或关闭不全、梅毒性主动脉炎、肥厚性心肌病、先天性冠状动脉畸形、风湿性冠状动脉炎，都可引起冠状动脉在心室舒张期充盈障碍，引发心绞痛。

二、临床表现与诊断

（一）临床表现

1. 心绞痛

（1）部位：典型心绞痛主要在胸骨体上段或中段之后，可波及心前区，有手掌大小范围，可放射至左肩、左上肢前内侧，达无名指和小指；不典型心绞痛疼痛可位于胸骨下段、左心前区或上腹部，放射至颈、下颌、左肩胛部或右前胸。

（2）性质：胸痛为压迫、发闷，或紧缩性，也可有烧灼感。发作时，患者往往不自觉地停止原来的活动，直至症状缓解。

（3）诱因：典型的心绞痛常在相似的条件下发生。以体力劳累为主，其次为情绪激动。登楼、平地快步走、饱餐后步行、逆风行走，甚至用力大便或将臂举过头部的轻微动作，暴露于寒冷环境、进冷饮、身体其他部位的疼痛，及恐怖、紧张、发怒、烦恼等情绪变化，都可诱发。晨间痛阈低，轻微劳力如刷牙、剃须、步行即可引起发作；上午及下午痛阈提高，则较重的劳力亦可不诱发。

（4）时间：疼痛出现后常逐步加重，然后在 3 ~ 5min 内逐渐消失，一般在停止原活动后缓解。一般为 1 ~ 15min，多数 3 ~ 5min，偶可达 30min 的，可数天或数星期发作 1 次，亦可 1 日内发作多次。

（5）硝酸甘油的效应：舌下含用硝酸甘油片如有效，心绞痛应于 1 ~ 2min 内缓解，对卧位型心绞痛，硝酸甘油可能无效。在评定硝酸甘油的效应时，还要注意患者所用的药物是否已经失效或接近失效。

2. 体征　平时无异常体征，心绞痛发作时常见心律增快、血压升高、表情焦虑、皮肤冷或出汗，有时出现第四或第三奔马律。可有暂时性心尖部收缩期杂音，是乳头肌缺血以致功能失调引起二尖瓣关闭不全所致。

（二）诊断

1. 冠心病诊断　如下所述。

（1）据典型的发作特点和体征，含用硝酸甘油后缓解，结合年龄和存在冠心病易患因素，除外其他原因所致的心绞痛，一般即可确立诊断。

（2）心绞痛发作时心电图：绝大多数患者 ST 段压低 0.1mV（1mm）以上，T 波平坦或倒置（变异型心绞痛者则有关导联 ST 段抬高），发作过后数分钟内逐渐恢复。

（3）心电图无改变的患者可考虑做负荷试验。发作不典型者，诊断要依靠观察硝酸甘油的疗效和发作时心电图的改变；如仍不能确诊，可多次复查心电图、心电图负荷试验或 24h 动态心电图连续监测，如心电图出现阳性变化或负荷试验诱发心绞痛发作亦可确诊。

（4）诊断有困难者可考虑行选择性冠状动脉造影或做冠状动脉 CT。考虑施行外科手术治疗者则必须行选择性冠状动脉造影。冠状动脉内超声检查可显示管壁的病变，对诊断可能更有帮助。

2. 分型诊断　根据世界卫生组织"缺血性心脏病的命名及诊断标准"，现将心绞痛做如下归类。

（1）劳累性心绞痛：是由运动或其他增加心肌需氧量的情况所诱发的心绞痛。包括 3 种类型。①稳定型劳累性心绞痛：简称稳定型心绞痛，亦称普通型心绞痛，是最常见的心绞痛。指由心肌缺血缺氧引起的典型心绞痛发作，其性质在 1~3 个月内并无改变。即每日和每周疼痛发作次数大致相同，诱发疼痛的劳累和情绪激动程度相同，每次发作疼痛的性质和疼痛部位无改变，用硝酸甘油后也在相同时间内发生疗效。②初发型劳累性心绞痛：简称初发型心绞痛。指患者过去未发生过心绞痛或心肌梗死，而现在发生由心肌缺血缺氧引起的心绞痛，时间尚在 1~2 个月内。有过稳定型心绞痛但已数月不发生心绞痛，再发生心绞痛未到 1 个月者也归入本型。③恶化型劳累性心绞痛：进行型心绞痛指原有稳定型心绞痛的患者，在 3 个月内疼痛的频率、程度、诱发因素经常变动，进行性恶化。可发展为心肌梗死与猝死。

（2）自发性心绞痛：心绞痛发作与心肌需氧量无明显关系，与劳累性心绞痛相比，疼痛持续时间一般较长，程度较重，且不易为硝酸甘油所缓解。包括 4 种类型。①卧位型心绞痛：在休息时或熟睡时发生的心绞痛，其发作时间较长，症状也较重，发作与体力活动或情绪激动无明显关系，常发生在半夜，偶尔在午睡或休息时发作。疼痛常剧烈难忍，患者烦躁不安、起床走动。硝酸甘油的疗效不明显或仅能暂时缓解。可能与夜梦、夜间血压降低或发生未被察觉的左心室衰竭，以致狭窄的冠状动脉远端心肌灌注不足；或平卧时静脉回流增加，心脏工作量增加，需氧增加等有关。②变异型心绞痛：本型患者心绞痛的性质、与卧位型心绞痛相似，也常在夜间发作，但发作时心电图表现不同，显示有关导联的 ST 段抬高而与之相对应的导联中则 ST 段压低。本型心绞痛是由于在冠状动脉狭窄的基础上，该支血管发生痉挛，引起一片心肌缺血所致。③中间综合征：亦称冠状动脉功能不全。指心肌缺血引起的心绞痛发作历时较长，达 30min 或 1h 以上，发作常在休息时或睡眠中发生，但心电图、放射性核素和血清学检查无心肌坏死的表现。本型疼痛其性质是介于心绞痛与心肌梗死之间，常是心肌梗死的前奏。④梗死后心绞痛：在急性心肌梗死后不久或数周后发生的心绞痛。由于供血的冠状动脉阻塞，发生心肌梗死，但心肌尚未完全坏死，一部分未坏死的心肌处于严重缺血状态下又发生疼痛，随时有再发生梗死的可能。

（3）混合性心绞痛：劳累性和自发性心绞痛混合出现，因冠状动脉的病变使冠状动脉血流储备固定地减少，同时又发生短暂的再减损所致，兼有劳累性和自发性心绞痛的临床表现。

（4）不稳定型心绞痛：在临床上被广泛应用并被认为是稳定型劳累性心绞痛和心肌梗死和猝死之间的中间状态。它包括了除稳定型劳累性心绞痛外的上述所有类型。其病理基础是在原有病变上发生冠状动脉内膜下出血、粥样硬化斑块破裂、血小板或纤维蛋白凝集、冠状动脉痉挛等除了没有诊断心肌梗死的明确的心电图和心肌酶谱变化外，目前应用的不稳定心绞痛的定义根据以下 3 个病史特征做出。①在相对稳定的劳累相关性心绞痛基础上出现逐渐增强的疼痛。②新出现的心绞痛（通常 1 个月内），由很轻度的劳力活动即可引起心绞痛。③在静息和很轻劳力时出现心绞痛。

三、治疗原则

预防：主要预防动脉粥样硬化的发生和发展。

治疗原则：改善冠状动脉的血供；减低心肌的耗氧；同时治疗动脉粥样硬化。

（一）发作时的治疗

（1）休息：发作时立刻休息，经休息后症状可缓解。

（2）药物治疗：应用作用较快的硝酸酯制剂。

（3）在应用上述药物的同时，可考虑用镇静药。

（二）缓解期的治疗

系统治疗，清除诱因、注意休息、使用作用持久的抗动脉粥样硬化药物，以防心绞痛发作，可单独、交替或联合应用。调节饮食，特别是一次进食不应过饱；禁烟酒。调整日常生活与工作量；减轻精神负担；保持适当的体力活动，但以不致发生疼痛症状为度；一般不需卧床休息。

（三）其他治疗

低分子右旋糖酐或羟乙基淀粉注射液，作用为改善微循环的灌流，可用于心绞痛的频繁发作。抗凝药，如肝素；溶血栓药和抗血小板药可用于治疗不稳定型心绞痛。高压氧治疗增加全身的氧供应，可使顽固的心绞痛得到改善，但疗效不易巩固。体外反搏治疗可能增加冠状动脉的血供，也可考虑应用。兼有早期心力衰竭者，治疗心绞痛的同时宜用快速作用的洋地黄类制剂。

（四）外科手术治疗

主动脉－冠状动脉旁路移植手术（coronary artery bypass grafting，CABG）方法：取患者自身的大隐静脉或内乳动脉作为旁路移植材料。一端吻合在主动脉，另一端吻合在有病变的冠状动脉段的远端，引主动脉的血液以改善该冠状动脉所供血的心肌的血流量。

（五）经皮腔内冠状动脉成形术

经皮腔内冠状动脉成形术（percutaneous transluminal coronary angioplasty，PTCA）方法：冠状动脉造影后，针对相应病变，应用带球囊的心导管经周围动脉送到冠状动脉，在导引钢丝的指引下进入狭窄部位；向球囊内加压注入稀释的造影剂使之扩张，解除狭窄。

（六）其他冠状动脉介入性治疗

由于 PTCA 有较高的术后再狭窄发生率，近来采用一些其他成形方法如激光冠状动脉成形术（PTCLA）、冠状动脉斑块旋切术、冠状动脉斑块旋磨术、冠状动脉内支架安置等，期望降低再狭窄发生率。

（七）运动锻炼疗法

谨慎安排进度适宜的运动锻炼有助于促进侧支循环的发展，提高体力活动的耐受量，改善症状。

四、常见护理问题

（一）心绞痛

1. 相关因素　与心肌急剧、短暂地缺血、缺氧，冠状动脉痉挛有关。

2. 临床表现　阵发性胸骨后疼痛。

3. 护理措施　如下所述。

（1）心绞痛发作时立即停止步行或工作，休息片刻即可缓解。根据疼痛发生的特点，评估心绞痛严重程度（表3－3），制定相应活动计划。频发者或严重心绞痛者，严格限制体力活动，并绝对卧床休息。

表3－3　劳累性心绞痛分级

心绞痛分级	表现
Ⅰ级：日常活动时无症状	较日常活动重的体力活动，如平地小跑步、快速或持重物上三楼、上陡坡等时引起心绞痛
Ⅱ级：日常活动稍受限制	一般体力活动，如常速步行1.5~2km、上三楼、上坡等即引起心绞痛
Ⅲ级：日常活动明显受损	较日常活动轻的体力活动，如常速步行0.5~1km、上二楼、上小坡等即引起心绞痛
Ⅳ级：任何体力活动均引起心绞痛	轻微体力活动（如在室内缓行）即引起心绞痛，严重者休息时亦发生心绞痛

（2）遵医嘱给予患者舌下含服硝酸甘油、吸氧，记录心电图，并通知医生。心绞痛频发或严重者遵医嘱使用硝酸甘油静脉微泵推注。由于此类药物能扩张头面部血管，有些患者使用后会出现颜面潮红、头痛等症状，应向患者说明。

（3）用药后动态观察患者胸痛变化情况，同时监测 ECG，必要时进行心电监测。

（4）告知患者在心绞痛发作时的应对技巧：一是立即停止活动；另一是立即含服硝酸甘油。向患者讲解含服硝酸甘油是因为舌下有丰富的静脉丛，吸收见效比口服硝酸甘油快。若疼痛持续 15min 以上不缓解，则有可能发生心肌梗死，需立即急诊就医。

（二）焦虑

1. 相关因素　与心绞痛反复频繁发作、疗效不理想有关。

2. 临床表现　睡眠不佳，缺乏自信心、思维混乱。

3. 护理措施　如下所述。

（1）向患者讲解心绞痛的治疗是一个长期过程，需要有毅力，鼓励其说出内心想法，针对其具体心理情况给予指导与帮助。

（2）心绞痛发作时，尽量陪伴患者，多与患者沟通，指导患者掌握心绞痛发作的有效应对措施。

（3）及时向患者分析讲解疾病好转信息，增强患者治疗信心。

（4）告知患者不良心理状况对疾病的负面影响，鼓励患者进行舒展身心的活动（如听音乐、看报纸）等活动，转移患者注意力。

（三）知识缺乏

1. 相关因素　与缺乏知识来源，认识能力有限有关。

2. 临床表现　患者不能说出心绞痛相关知识，不知如何避免相关因素。

3. 护理措施　如下所述。

（1）避免诱发心绞痛的相关因素：如情绪激动、饱食、焦虑不安等不良心理状态。

（2）告知患者心绞痛的症状为胸骨后疼痛，可放射至左臂、颈、胸，常为压迫或紧缩感。

（3）指导患者硝酸甘油使用注意事项。

（4）提供简单易懂的书面或影像资料，使患者了解自身疾病的相关知识。

五、健康教育

（一）心理指导

告知患者需保持良好心态，因精神紧张、情绪激动、饱食、焦虑不安等不良心理状态，可诱发和加重病情。患者常因不适而烦躁不安，且伴恐惧，此时鼓励患者表达感觉，告知尽量做深呼吸，放松情绪才能使疾病尽快消除。

（二）饮食指导

（1）减少饮食热能，控制体重：少量多餐（每天 4～5 餐），晚餐尤应控制进食量，提倡饭后散步，切忌暴饮暴食，避免过饱；减少脂肪总量，限制饱和脂肪酸和胆固醇的摄入量，增加不饱和脂肪酸；限制单糖和双糖摄入量，供给适量的矿物质及维生素，戒烟戒酒。

（2）在食物选择方面：应适当控制主食和含糖零食；多吃粗粮、杂粮，如玉米、小米、荞麦等；禽肉、鱼类，及核桃仁、花生、葵花子等坚果类含不饱和脂肪酸较多，可多食用；多食蔬菜和水果，不限量，尤其是超体重者，更应多选用带色蔬菜，如菠菜、油菜、番茄、茄子和带酸味的新鲜水果，如苹果、橘子、山楂，提倡吃新鲜泡菜；多用豆油、花生油、菜油及香油等植物油；蛋白质按劳动强度供给，冠心病患者蛋白质按 2g/kg 供给；尽量多食用黄豆及其制品，如豆腐、豆干、百叶等，其他如绿豆、赤豆也很好。

（3）禁忌食物：忌烟、酒、咖啡以及辛辣的刺激性食品；少用猪油、黄油等动物油烹调；禁用动物脂肪高的食物，如猪肉、牛肉、羊肉及含胆固醇高的动物内脏、动物脂肪、脑髓、贝类、乌贼鱼、蛋黄等；食盐不宜多用，每天 2~4g；含钠味精也应适量限用。

（三）作息指导

制定固定的日常活动计划，避免劳累。避免突发性的劳力动作，尤其在较长时间休息以后。如凌晨起来后活动动作宜慢。心绞痛发作时，应停止所有活动，卧床休息。频发或严重心绞痛患者，严格限制体力活动，应绝对卧床休息。

（四）用药指导

1. 硝酸酯类　硝酸甘油是缓解心绞痛的首选药。

（1）心绞痛发作时可用短效制剂 1 片舌下含化，1~2min 即开始起作用，持续半小时；勿吞服。如药物不易溶解，可轻轻嚼碎继续含化。

（2）应用硝酸酯类药物时可能出现头晕、头胀痛、头部跳动感、面红、心悸，继续用药数日后可自行消失。

（3）硝酸甘油应储存在棕褐色的密闭小玻璃瓶中，防止受热、受潮，使用时应注意有效期，每 6 个月须更换药物。如果含服药物时无舌尖麻辣、烧灼感，说明药物已失效，不宜再使用。

（4）为避免直立性低血压所引起的晕厥，用药后患者应平卧片刻，必要时吸氧。长期反复应用会产生耐药性而效力降低，但停用 10d 以上，复用可恢复效力。

2. 长期服用 β 受体阻滞药者　如使用阿替洛尔（氨酰心安）、美托洛尔（倍他乐克）时，应指导患者用药。

（1）不能随意突然停药或漏服，否则会引起心绞痛加重或心肌梗死。

（2）应在饭前服用，因食物能延缓此类药物吸收。

（3）用药过程中注意监测心率、血压、心电图等。

3. 钙通道阻滞药　目前不主张使用短效制剂（如硝苯地平），以减少心肌耗氧量。

（五）特殊及行为指导

（1）寒冷刺激可诱发心绞痛发作，不宜用冷水洗脸，洗澡时注意水温及时间。外出应戴口罩或围巾。

（2）患者应随身携带心绞痛急救盒（内装硝酸甘油片）。心绞痛发作时，立即停止活动并休息，保持安静。及时使用硝酸甘油制剂，如片剂舌下含服，喷雾剂喷舌底 1~2 下，贴剂粘贴在心前区。如果自行用药后，心绞痛未缓解。应请求协助救护。

（3）有条件者可以氧气吸入，使用氧气时，避免明火。

（4）患者洗澡时应告诉家属，不宜在饱餐或饥饿时进行，水温勿过冷过热，时间不宜过长，门不要上锁，以防发生意外。

（5）与患者讨论引起心绞痛的发作诱因，确定需要的帮助，总结预防发作的方法。

（六）病情观察指导

注意观察胸痛的发作时间、部位、性质、有无放射性及伴随症状，定时监测心率、心律。若心绞痛发作次数增加，持续时间延长，疼痛程度加重，含服硝酸甘油无效者，有可能是心肌梗死先兆，应立即就诊。

（七）出院指导

（1）减轻体重，肥胖者需限制饮食热量及适当增加体力活动，避免采用剧烈运动防治各种可加重病情的疾病，如高血压、糖尿病、贫血、甲状腺功能亢进等。特别要控制血压，使血压维持在正常水平。

（2）慢性稳定型心绞痛患者大多数可继续正常性生活，为预防心绞痛发作，可在 1h 前含服硝酸甘油 1 片。

（3）患者应随身携带硝酸甘油片以备急用，患者及家属应熟知药物的放置地点，以备急需。

（李　璐）

第三节　心肌梗死

心肌梗死（myocardial infarction）是心肌缺血性坏死。为在冠状动脉病变基础上，发生冠状动脉供血急剧减少或中断，使相应的心肌严重而持久地急性缺血所致。

一、病因和发病机制

1. 病因　基本病因是冠状动脉粥样硬化（偶为冠状动脉痉挛、栓塞、炎症、先天性畸形、外伤、冠状动脉阻塞所致），造成管腔狭窄和心肌供血不足，而侧支循环尚未建立时，上述原因加重心肌缺血即可发生心肌梗死。在此基础上，一旦冠状动脉血供进一步急剧减少或中断 20～30min，使心肌严重而持久地急性缺血达 0.5h 以上，即可发生心肌梗死。

另外心肌梗死发生严重心律失常、休克、心力衰竭，均可使冠状动脉血流量进一步下降，心肌坏死范围扩大。

2. 发病机制　冠状动脉病变血管闭塞处于相应的心肌部位坏死。

二、临床表现

临床表现与梗死面积大小、梗死部位、侧支循环情况密切相关。

1. 先兆　多数患者于发病前数日可有前驱症状，如原有心绞痛近日发作频繁，程度加重，持续时间较久，休息或硝酸甘油不能缓解，甚至在休息中或睡眠中发作。表现为突发上腹部剧痛、恶心、呕吐、急性心力衰竭，或严重律失常。心电图检查可显示 ST 段一过性抬高或降低，T 波高大或明显倒置。

2. 症状　如下所述。

（1）疼痛：最早出现症状。少数患者可无疼痛，起病即表现休克或急性肺水肿。有些患者疼痛部位在上腹部，且伴有恶心、呕吐，易与胃穿孔、急性胰腺炎等急腹症相混淆。

（2）全身症状：发热、心动过速、白细胞增高、红细胞沉降率增快，由坏死物质吸收所引起。一般在疼痛 24～48h 出现，程度与梗死范围呈正相关，体温 38℃ 左右，很少超过 39℃，持续约 1 周。

（3）胃肠道症状：疼痛可伴恶心、呕吐、上腹胀痛，与迷走神经受坏死物质刺激和胃肠灌注不足等有关。

（4）心律失常：75%～95% 的患者伴有心律失常，以 24h 内为最多见，以室性心律失常最多。

（5）休克：20% 患者，数小时至 1 周内发生，主要原因如下：①心肌遭受严重损害，左心室排血量急剧降低（心源性休克）。②剧烈胸痛引起神经反射性周围血管扩张。③因呕吐、大汗、摄入不足所致血容量不足。

（6）心力衰竭：主要是急性左心衰竭。可在最初几天内发生，或在疼痛、休克好转阶段，为梗死后心脏舒缩力减弱或不协调所致。

急性心肌梗死引起的心力衰竭称为泵衰竭。按 Killip 分级法可分为：Ⅰ 级尚无明显心力衰竭；Ⅱ 级有左心衰竭；Ⅲ 级有急性肺水肿；Ⅳ 级右心源性休克。

3. 体征　如下所述。

（1）心脏体征：心率多增快，第一心音减弱，出现第四心音。若心尖区出现收缩期杂音，多为乳头肌功能不全所致。反应性纤维心包炎者，有心包摩擦音。

（2）血压：均有不同程度的降低，起病前有高血压者，血压可降至正常。

（3）其他：可有心力衰竭、休克体征、心律失常有关的体征。

三、治疗原则

心肌梗死的救治原则为：①挽救濒死心肌，防止梗死扩大，缩小心肌缺血范围。②保护、维持心脏功能。③及时处理严重心律失常、泵衰竭及各种并发症。

（一）监护及一般治疗（monitoring and general care）

（1）休息：卧床休息1周，保持安静，必要时给予镇静药。

（2）吸氧：持续吸氧2~3d，有并发症者需延长吸氧时间。

（3）监测：在CCU进行ECG、血压、呼吸、监测5~7d。

（4）限制活动：无并发症者，根据病情制定活动计划，详见护理部分。

（5）进食易消化食物，不宜过饱，可少量多餐；保持大便通畅，必要时给予缓泻药。

（二）解除疼痛（relief of pain）

尽快止痛，可应用强力止痛药。

（1）哌替啶（度冷丁）50~100mg紧急肌内注射。

（2）吗啡5~10mg皮下注射，必要时1~2h后再注射一次，以后每4~6h可重复应用，注意呼吸抑制作用。

（3）轻者：可待因0.03~0.06g口服或罂粟碱0.03~0.06g肌内注射或口服。

（4）试用硝酸甘油0.3mg，异山梨酯5~10mg舌下含用或静脉滴注，注意心率增快，血压下降等不良反应。

（5）顽固者，人工冬眠疗法。

（三）再灌注心肌（myocardial reperfusion）

意义：再灌注心肌疗法是目前治疗AMI的积极治疗措施，在起病3~6h内，使闭塞的冠状动脉再通，心肌得到再灌注，挽救濒死的心肌，以缩小梗死范围，改善预后。

适应证：再灌注心肌疗法只适于透壁心肌梗死，所以心电图上必须要有2个或2个以上相邻导联ST段抬高>0.1mV，方可进行再通治疗。心肌梗死发病后6h内再通疗法是最理想的；发病6~12h ST段抬高的AMI。

方法：溶栓疗法，紧急施行PTCA，随后再安置支架。

1. 溶栓疗法（thrombolysis）　溶栓药物及注意事项如下所述。

（1）溶栓的药物：尿激酶、链激酶、重组组织型纤维蛋白溶酶原激活药（rt-PA）等。

（2）注意事项：①溶栓期间进行严密心电监护，及时发现并处理再灌注心律失常。溶栓3h内心律失常发生率最高，84%心律失常发生在溶栓4h之内。前壁心肌梗死时，心律失常多为室性心律失常，如频发室性期前收缩，加速室性自主心律、室性心动过速、心室颤动等；下壁梗死时，心律失常多发生窦性心动过缓、房室传导阻滞。②血压监测，低血压是急性心梗的常见症状，可由于心肌大面积梗死、心肌收缩力明显降低、心排血量减少所至，但也可能与血容量不足、再灌注性损伤、血管扩张药及并发出血等有关。一般低血压在急性心肌梗死后4h最明显。对单纯的低血压状态，应加强对血压的监测。在溶栓进行的30min内，10min测量1次血压；溶栓结束后3h内，30min测量1次；之后1h测量1次；血压平稳后根据病情延长测量时间。③用药期间注意出血倾向，在溶栓期间应严密观察患者有无皮肤黏膜出血、尿血、便血及颅内出血（观察瞳孔意识），输液穿刺部位有无瘀点、瘀斑、牙龈出血等。溶栓后3d内每天检查1次尿常规、大便隐血和出凝血时间，溶栓次日复查血小板，应尽早发现出血性并发症，早期采取有效的治疗措施。

（3）不宜溶栓的情况：①年龄大于70岁。②ST段抬高，时间>24h。③就诊时严重高血压（>180/110mmHg）。④仅有ST段压低（如非Q心梗，心内膜下心梗）及不稳定性心绞痛。⑤有出血倾向、外伤、活动性溃疡病、糖尿病视网膜病变，脑出血史及6个月内缺血性脑卒中史，夹层动脉瘤，半个月内手术等。

（4）判断再灌注心肌指标

1）冠状动脉造影直接判断。

2）临床间接判断血栓溶解（再通）指标：①ECG抬高的ST段于2h内回降>50%。②胸痛2h内基本消失。③2h内出现再灌注性心律失常。④血清CK-MB酶峰值提前出现（14h内）。

2. 经皮冠状动脉腔内成形术　该术包括补救性 PTCA 和直接 PTCA。

（1）补救性 PTCA：经溶栓治疗，冠状动脉再通后又再堵塞，或再通后仍有重度狭窄者，如无出血禁忌，可紧急施行 PTCA，随后再安置支架。预防再梗和再发心绞痛。

（2）直接 PTCA：不进行溶栓治疗，直接进行 PTCA 作为冠状动脉再通的手段，其目的在于挽救心肌。

适应证：①对有溶栓禁忌或不适宜溶栓治疗的患者，及对升压药无反应的心源性休克患者应首选直接 PTCA。②对有溶栓禁忌证的高危患者，如年龄 >70 岁、既往有 AMI 史、广泛前壁心肌梗死及收缩压 <100mmHg、心率 >100/min 或 Killip 分级 > I 级的患者若有条件最好选择直接 PTCA。

（四）控制休克

最好根据血流动力学监测结果用药。

1. 补充血容量　估计血容量不足，中心静脉压下降者，用低分子右旋糖酐、10% 葡萄糖注射液 500mL 或 0.9% 氯化钠注射液 500mL 静脉滴入。输液后中心静脉压 >18cmH$_2$O，则停止补充血容量。

2. 应用升压药　补充血容量后血压仍不升，而心排血量正常时，提示周围血管张力不足，此时可用升压药物。多巴胺或间羟胺微泵静脉使用，两者亦可合用。亦可选用多巴酚丁胺。

3. 应用血管扩张药　经上述处理后血压仍不升，周围血管收缩致四肢厥冷时可使用硝酸甘油。

4. 其他措施　纠正酸中毒，保护肾功能，避免脑缺血，必要时应用糖皮质激素和洋地黄制剂。

5. 主动脉内球囊反搏术　上述治疗无效时可考虑应用 IABP，在 IABP 辅助循环下行冠脉造影，随即行 PTCA、CABG。

（五）治疗心力衰竭

主要治疗左心衰竭。

（六）其他治疗

其他治疗是为了挽救濒死心肌，防止梗死扩大，缩小缺血范围，根据患者具体情况选用。

1. β 受体阻滞药、钙通道阻滞药、ACE 抑制药的使用　目的是改善心肌重构，防止梗死范围扩大改善预后。

2. 抗凝疗法　口服阿司匹林等药物。

3. 极化液疗法　有利于心脏收缩，减少心律失常，有利 ST 段恢复。极化液具体配置 10% KCl 15mL ＋胰岛素 8IU ＋10% 葡萄糖注射液 500mL。

4. 促进心肌代谢药物　维生素 C、维生素 B$_6$、1，6－二磷酸果糖、辅酶 Q$_{10}$ 等。

5. 右旋糖酐 40 或羟乙基淀粉　降低血黏度，改善微循环。

（七）并发症的处理

1. 栓塞　溶栓或抗凝治疗。

2. 心脏破裂　乳头肌断裂、VSD 者手术治疗。

3. 室壁瘤　影响心功能或引起严重心律失常者手术治疗。

4. 心肌梗死后综合征　可用糖皮质激素、阿司匹林、吲哚美辛等。

（八）右室心肌梗死的处理

表现为右心衰竭伴低血压者治疗以扩容为主，维持血压治疗，不宜用利尿药。

四、常见护理问题

（一）疼痛

1. 相关因素　与心肌急剧缺血、缺氧有关。

2. 主要表现　胸骨后剧烈疼痛，伴烦躁不安、出汗、恐惧或有濒死感。

3. 护理措施　如下所述。

（1）绝对卧床休息（包括精神和体力）：休息即为最好的疗法之一，病情稳定无特殊不适，且在急性期均应绝对卧床休息，严禁探视，避免精神紧张，一切活动包括翻身、进食、洗脸、大小便等均应在医护人员协助下进行，避免生扯硬拽现象。如果患者焦虑、抑郁情绪严重并有睡眠障碍等表现时，应根据病情选择没有禁忌的镇静药物，如哌替啶等。

（2）做好氧疗管理：心肌梗死时由于持续的心肌缺血缺氧，代谢物积聚或产生多肽类致痛物等，刺激神经末梢，经神经传导至大脑产生痛觉，而疼痛使患者烦躁不安、情绪恶化，加重心肌缺氧，影响治疗效果。若胸闷、疼痛剧烈或症状不缓解、持续时间长，氧流量可控制在 5~6L/min，待症状消失后改为 3~4L/min，一般不少于72h，5d 后可根据情况间断给氧。

（3）患者的心理管理：疾病给患者带来胸闷、疼痛等压抑的感觉，再加上环境的生疏，可使患者恐惧、紧张不安，而这又导致交感神经兴奋引起血压升高，心肌耗氧量增加，诱发心律失常，加重心肌缺血坏死，因此我们应了解患者的职业、文化、经济、家庭情况及发病的诱因，关心体贴患者，消除紧张恐惧心理，让患者树立战胜疾病的信心，使患者处于一个最佳心理状态。

（二）恐惧

1. 相关因素　可与下列因素有关：①胸闷不适、胸痛、濒死感。②因病房病友病重或死亡。③病室环境陌生/监护、抢救设备。

2. 主要表现　心情紧张、烦躁不安。

3. 护理措施　如下所述。

（1）消除患者紧张与恐惧心理：救治过程中要始终关心体贴，态度和蔼，鼓励患者表达自己的感受，安慰患者，使之尽快适应环境，进入患者角色。

（2）了解患者的思想状况，向患者讲清情绪与疾病的关系，使患者明白紧张的情绪会加重病情，使病情恶化。劝慰患者消除紧张情绪，使患者处于接受治疗的最佳心理状态。

（3）向患者介绍救治心梗的特效药及先进仪器设备，肯定效果与作用，使患者得到精神上的安慰和对医护人员的信任。在治疗护理过程中做到忙而不乱，紧张而有序，迅速而准确。

（4）给患者讲解抢救成功的例子，使其树立战胜疾病的信心。

（5）针对心理反应进行耐心解释，真诚坦率地为其排忧解难，做好生活护理，给患者创造一个安静、舒适、安全、整洁的休息环境。

（三）自理缺陷

1. 相关因素　与治疗性活动受限有关。

2. 主要表现　日常生活不能自理。

3. 护理措施　如下所述。

（1）心肌梗死急性期卧床期间协助患者洗漱进食、大小便及个人卫生等生活护理。

（2）将患者经常使用的物品放在易拿取的地方，以减少患者拿东西时的体力消耗。

（3）将呼叫器放在患者手边，听到铃响立即给予答复。

（4）提供患者有关疾病治疗及预后的确切消息，强调正面效果，以增加患者自我照顾的能力和信心，并向患者说明健康程序，不要允许患者延长卧床休息时间。

（5）在患者活动耐力范围内，鼓励患者从事部分生活自理活动和运动，以增加患者的自我价值感。

（6）让患者有足够的时间，缓慢地进行自理活动或者在活动过程中提供多次短暂的休息时间；或者给予较多的协助，以避免患者过度劳累。

（四）便秘

1. 相关因素　与长期卧床、不习惯床上排便、进食量减少有关。

2. 主要表现　大便干结，超过 2d 未排大便。

3. 护理措施　如下所述。

（1）合理饮食：提醒患者饮食要节制，要选择清淡易消化、产气少、无刺激的食物。进食速度不宜过快、少食多餐。

（2）遵医嘱给予大便软化药或缓泻药。

（3）鼓励患者定时排便，安置患者于舒适体位排便。

（4）不习惯于床上排便的患者，应向其讲明病情及需要在床上排便的理由并用屏风遮挡。

（5）告知病患者排便时不要太用力，可用手掌在腹部按乙状结肠走行方向做环形按摩。

（五）潜在并发症：心力衰竭

1. 相关因素　与梗死面积过大、心肌收缩力减弱有关。

2. 主要表现　咳嗽、气短、心悸、发绀，严重者出现肺水肿。

3. 护理措施　如下所述。

（1）避免诱发心力衰竭的因素：上呼吸道感染、劳累、情绪激动、感染，不适当的活动。

（2）若突然出现急性左心衰竭，应立即采取急救。

（六）潜在并发症：心源性休克

1. 相关因素　心肌梗死、心排血量减少有关。

2. 主要表现　血压下降，面色苍白、皮肤湿冷、脉细速、尿少。

3. 护理措施　如下所述。

（1）严密观察神志、意识、血压、脉搏、呼吸、尿量等情况并做好记录。

（2）观察患者末梢循环情况，如皮肤温度、湿度、色泽。

（3）注意保暖。

（4）保持输液通畅，并根据心率、血压、呼吸及用药情况随时调整滴速。

（七）潜在并发症：心律失常

1. 相关因素　与心肌缺血、缺氧、电解质失衡有关。

2. 主要表现　室性期前收缩、快速型心律失常、缓慢型心律失常，

3. 护理措施　如下所述。

（1）给予心电监护，监测患者心律、心率、血压、脉搏、呼吸及心电图改变，并做好记录。

（2）嘱患者尽量避免诱发心律失常的因素，如情绪激动、烟酒、浓茶、咖啡等。

（3）向患者说明心律失常的临床表现及感受，若出现心悸、胸闷、胸痛、心前区不适等症状，应及时告诉医护人员。

（4）遵医嘱应用抗心律失常药物，并观察药物疗效及不良反应。

（5）备好各种抢救药物和仪器：如除颤器、起搏器，抗心律失常药及复苏药。

五、健康教育

（一）心理指导

本病起病急，症状明显，患者因剧烈疼痛而有濒死感，又因担心病情及疾病预后而产生焦虑、紧张等情绪，护士应陪伴在患者身旁，允许患者表达出对死亡的恐惧如呻吟、易怒等，用亲切的态度回答患者提出的问题。解释先进的治疗方法及监护设备的作用。

（二）饮食指导

急性心肌梗死 2～3d 时以流质为主，每天总热能 500～800kcal；控制液体量，减轻心脏负担，口服液体量应控制在 1 000mL/d；用低脂、低胆固醇、低盐、适量蛋白质、高食物纤维饮食，脂肪限制在 40g/d 以内，胆固醇应 <300mg/d；选择容易消化吸收的食物，不宜过热过冷，保持大便通畅，排便时不可用力过猛；病情稳定 3d 后可逐渐改半流质、低脂饮食，总热能 1 000kcal/d 左右。避免食用辛辣或

发酵食物，减少便秘和腹胀。康复期低糖、低胆固醇饮食，多吃富含维生素和钾的食物，伴有高血压或心力衰竭者应限制钠盐摄入量。

在食物选择方面，心肌梗死急性期主食可用藕粉、米汤、菜水、去油过筛肉汤、淡茶水、红枣泥汤；选低胆固醇及有降脂作用的食物，可食用的有鱼类、鸡蛋清、瘦肉末、嫩碎蔬菜及水果，降脂食物有山楂、香菇、大蒜、洋葱、海鱼、绿豆等。病情好转后改为半流质，可食用浓米汤、厚藕粉、枣泥汤、去油肉绒、鸡绒汤、薄面糊等。病情稳定后，可逐渐增加或进软食，如面条、面片、馄饨、面包、米粉、粥等。恢复期饮食治疗按冠心病饮食治疗。

禁忌食物：凡胀气、刺激性流质不宜吃，如豆浆、牛奶、浓茶、咖啡等；忌烟酒及刺激性食物和调味品，限制食盐和味精用量。

（三）作息指导

保证睡眠时间，2次活动间要有充分的休息。急性期后 1～3d 应绝对卧床，第 4～6 天可在床上做上下肢被动运动。1 周后，无并发症的患者可床上坐起活动。每天 3～5 次，每次 20min，动作宜慢。有并发症者，卧床时间延长。第 2 周起开始床边站立→床旁活动→室内活动→完成个人卫生。根据患者对运动的反应，逐渐增加活动量。第 2 周后室外走廊行走，第 3～4 周试着上下 1 层楼梯。

（四）用药指导

常见治疗及用药观察如下。

1. 止痛　使用吗啡或哌替啶止痛，配合观察镇静止痛的效果及有无呼吸抑制，脉搏加快。

2. 溶栓治疗　溶栓过程中应配合监测心率、心律、呼吸、血压，注意胸痛情况和皮肤、牙龈、呕吐物及尿液有无出血现象，发现异常应及时报告医护人员，及时处理。

3. 硝酸酯类药　配合用药时间及用药剂量，使用过程中要注意观察疼痛有无缓解，有无头晕、头痛、血压下降等不良反应。

4. 抑制血小板聚集药物　药物宜餐后服。用药期间注意有无胃部不适，有无皮下、牙龈出血，定期检查血小板数量。

（五）行为指导

（1）大便干结时忌用力排便，应用开塞露塞肛或服用缓泻药如口服酚酞等方法保持大便通畅。

（2）接受氧气吸入时，要保证氧气吸入的有效浓度以达到改善缺氧状态的效果，同时注意用氧安全，避免明火。

（3）病情未稳定时忌随意增加活动量，以免加重心脏负担，诱发或加重心肌梗死。

（4）在输液过程中，应遵循医护人员控制的静脉滴注速度，切忌随意加快输液速度。

（5）当患者严重气急，大汗，端坐呼吸，应取坐位或半坐卧位，两腿下垂，有条件者立即吸氧。并应注意用氧的安全。

（6）当患者出现心脏骤停时，应积极处理。

（7）指导患者 3 个月后性生活技巧

1）选择一天中休息最充分的时刻行房事（早晨最好）。避免温度过高或过低时，避免饭后或酒后进行房事。

2）如需要，可在性生活时吸氧。

3）如果出现胸部不舒适或呼吸困难，应立即终止。

（六）病情观察指导

注意观察胸痛的性质、部位、程度、持续时间，有无向他处放射；配合监测体温、心率、心律、呼吸及血压及电解质情况，以便及时处理。

（七）出院指导

（1）养成良好的生活方式，生活规律，作息定时，保证充足的睡眠。病情稳定无并发症的急性心肌梗死，6 周后可每天步行、打太极拳。8～12 周可骑车、洗衣等。3～6 个月后可部分或完全恢复工作。但不应继续从事重体力劳动、驾驶员、高空作业或工作量过大。

（2）注意保暖，适当添加衣服。

（3）饮食宜清淡，避免饱餐，忌烟酒及减肥，防止便秘。

（4）坚持按医嘱服药，随身备硝酸甘油，有多种剂型的药物，如片剂、喷雾剂，定期复诊。

（5）心肌梗死最初 3 个月内不适宜坐飞机及单独外出，原则上不过性生活。

（赵　露）

第四节　心力衰竭

在致病因素作用下，心功能必将受到不同程度的影响，即为心功能不全（heart insufficiency）。在疾病的早期，机体能够通过心脏本身的代偿机制及心外的代偿措施，可使机体的生命活动处于相对恒定状态，患者无明显的临床症状和体征，此为心功能不全的代偿阶段。心力衰竭（heart failure），简称心衰，又称充血性心力衰竭，一般是指心功能不全的晚期，属于失代偿阶段，是指在多种致病因素作用下，心脏泵功能发生异常变化，导致心排血量绝对减少或相对不足，以致不能满足机体组织细胞代谢需要，患者有明显的临床症状和体征的病理过程。常见心力衰竭分类见图 3－1。

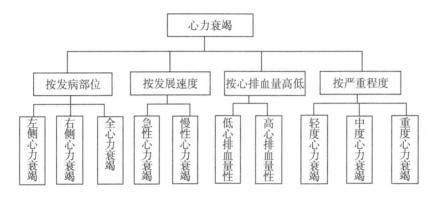

图 3－1　心力衰竭的分类

近年来，很多学者将心力衰竭按危险因素和终末等级进行了分类，并指出新的治疗方式可以改善患者的生活质量。

（1）A 和 B 阶段：指患者缺乏心力衰竭早期征象或症状，但存在有风险因素或心脏的异常，这些可能包括心脏形态和结构上的改变。

（2）C 阶段：指患者目前或既往有过心力衰竭的症状，如气短等。

（3）D 阶段：指患者目前有难治性心力衰竭，并适于进行特殊的进阶治疗，包括心脏移植。

一、病因与发病机制

（一）病因

1. 基本病因　心力衰竭的关键环节是心排血量的绝对减少或相对不足，而心排血量的多少与心肌收缩性的强弱、前负荷和后负荷的高低及心率的快慢密切相关。因此凡是能够减弱心肌收缩性、使心脏负荷过度和引起心率显著加快的因素均可导致心力衰竭的发生。

2. 诱因　如下所述。

（1）感染：呼吸道感染为最多，其次是风湿热。女性患者中泌尿道感染亦常见。亚急性感染性心内膜炎也常诱发心力衰竭。

（2）过重的体力劳动或情绪激动。

（3）钠盐摄入过多。

（4）心律失常：尤其是快速性心律失常，如阵发性心动过速、心房颤动等。

（5）妊娠分娩。

（6）输液（特别是含钠盐的液体）或输血过快或过量。

（7）洋地黄过量或不足。

（8）药物作用：如利舍平类、胍乙啶、维拉帕米、奎尼丁、肾上腺皮质激素等。

（9）其他：出血和贫血、肺栓塞、室壁膨胀瘤、心肌收缩不协调，乳头肌功能不全等。

（二）发病机制

心脏有规律的协调的收缩与舒张是保障心排血量的重要前提，其中收缩性是决定心排血量的最关键因素，也是血液循环动力的来源。因此心力衰竭发病的中心环节，主要是收缩性减弱，但也可见于舒张功能障碍，或两者兼而有之。心肌收缩性减弱的基本机制包括：①心肌结构破坏，导致收缩蛋白和调节蛋白减少。②心肌能量代谢障碍。③心肌兴奋－收缩偶联障碍。④肥大心肌的不平衡生长。

二、临床表现与诊断

（一）临床表现

1. 症状和体征 心力衰竭的临床表现与左右心室或心房受累有密切关系。左侧心力衰竭的临床特点主要是由于左心房和（或）左心室衰竭引起肺瘀血、肺水肿；右侧心力衰竭的临床特点是由于右心房和（或）右心室衰竭引起体循环静脉瘀血和钠水潴留。发生左侧心力衰竭后，右心也常相继发生功能损害，最终导致全心心力衰竭。出现右侧心力衰竭后，左心衰竭的症状可有所减轻。

2. 辅助检查 如下所述。

（1）X线：左侧心力衰竭可显示心影扩大，上叶肺野内血管纹理增粗，下叶血管纹理细，有肺静脉内血液重新分布的表现，肺门阴影增大，肺间质水肿引起肺野模糊，在两肺野外侧可见水平位的Kerley B线。

（2）心脏超声：利用心脏超声可以评价瓣膜、心腔结构、心室肥厚及收缩和舒张功能等心脏完整功能参数。其对心室容积的测定、收缩功能和局部室壁运动异常的检出结果可靠。可检测射血分数、心脏舒张功能。

（3）血流动力学监测：除二尖瓣狭窄外，肺毛细血管楔嵌压的测定能间接反映左心房压或左心室充盈压，肺毛细血管楔嵌压的平均压，正常值为 $<1.6kPa$（12mmHg）。

（4）心脏核素检查：心血池核素扫描为评价左和右室整体收缩功能及心肌灌注提供了简单方法。利用核素技术可以评价左室舒张充盈早期相。

（5）吸氧运动试验：运动耐量有助于评价其病情的严重性并监测其进展。监测内容包括运动时最大氧摄入量和无氧代谢阈（AT）。

（二）诊断

1. 急性心力衰竭（AHF） AHF的诊断主要依靠症状和体征，辅以适当的检查，如心电图、胸部X线、生化标志物和超声心动图。

2. 慢性心力衰竭 包括收缩性心力衰竭和舒张性心力衰竭。

（1）收缩性心力衰竭（SHF）：多指左侧心力衰竭，主要判定标准为心力衰竭的症状、左心腔增大、左心室收缩末容量增加和左室射血分数（LVEF）≤40%。近年研究发现BNP在心力衰竭诊断中具有较高的临床价值，其诊断心力衰竭的敏感性为94%，特异性为95%，为心力衰竭的现代诊断提供了重要的方法。

（2）舒张性心力衰竭（DHF）：是指以心肌松弛性、顺应性下降为特征的慢性充血性心力衰竭，往往发生于收缩性心力衰竭前，约占心力衰竭总数的1/3，欧洲心脏病协会于1998年制定了原发性DHF的诊断标准，即必须具有以下3点：①有充血性心力衰竭的症状和体征。②LVEF≥45%。③有左心室松弛、充盈、舒张期扩张度降低或僵硬度异常的证据。这个诊断原则在临床上往往难以做到，因此 Zile 等经过研究认为只要患者满足以下 2 项就可以诊断为 DHF：①有心力衰竭的症状和体征。②LVEF >50%。

三、治疗原则

（一）急性心力衰竭

治疗即刻目标是改善症状和稳定血流动力学状态。

（二）慢性心力衰竭

慢性心力衰竭治疗原则：去除病因；减轻心脏负荷；增强心肌收缩力；改善心脏舒张功能；支持疗法与对症处理。治疗目的：纠正血流动力学异常，缓解症状；提高运动耐量，改善生活质量；防治心肌损害进一步加重；降低病死率。

1. 防治病因及诱因　如能应用药物和手术治疗基本病因，则心力衰竭可获改善。如高血压心脏病的降压治疗，心脏瓣膜病及先天性心脏病的外科手术矫治等。避免或控制心力衰竭的诱发因素，如感染、心律失常、操劳过度及甲状腺功能亢进纠正甲状腺功能。

2. 休息　限制其体力活动，以保证有充足的睡眠和休息。较严重的心力衰竭者应卧床休息。

3. 控制钠盐摄入　减少钠盐的摄入，可减少体内水潴留，减轻心脏的前负荷，是治疗心力衰竭的重要措施。在大量利尿的患者，可不必严格限制食盐。

4. 利尿药的应用　可作为基础用药，是控制心力衰竭体液潴留的唯一可靠方法。应该用于所有伴有体液潴留的、有症状的心力衰竭患者。但对远期存活率、死亡率的影响尚无大宗试验验证；多与一种 ACEI 类或 β 受体阻滞药合用，旨在减轻症状和体液潴留的表现。

5. 血管扩张药的应用　是通过减轻前负荷和（或）后负荷来改善心脏功能。应用小动脉扩张药如肼屈嗪等，可以降低动脉压力，减少左心室射血阻力，增加心排血量。

6. 洋地黄类药物的应用　洋地黄可致心肌收缩力加强，可直接或间接通过兴奋迷走神经减慢房室传导。能改善血流动力学，提高左室射血分数，提高运动耐量，缓解症状；降低交感神经及肾素 – 血管紧张素 – 醛固酮（R – A – A）活性，增加压力感受器敏感性。地高辛为迄今唯一被证明既能改善症状又不增加死亡危险的强心药，地高辛对病死率呈中性作用。

7. 非洋地黄类正性肌力药物　虽有短期改善心力衰竭症状作用，但对远期病死率并无有益的作用。研究结果表明不但不能使长期病死率下降，其与安慰剂相比反而有较高的病死率。

8. 血管紧张素转换酶抑制药（ACEI 类）　其作为神经内分泌拮抗药之一已广泛用于临床。可改善血流动力学，直接扩张血管；降低肾素、血管紧张素 II（Ang II）及醛固酮水平，间接抑制交感神经活性；纠正低血钾、低血镁，降低室性心律失常危险，减少心脏猝死（SCD）。

9. β 受体阻滞药　其作为神经内分泌阻断药的治疗地位日显重要。21 世纪慢性心力衰竭的主要药物是 β 受体阻滞药。可拮抗交感神经及 R – A – A 活性，阻断神经内分泌激活；减缓心肌增生、肥厚及过度氧化，延缓心肌坏死与凋亡；上调 $β_1$ 受体密度，介导信号传递至心肌细胞；通过减缓心率而提高心肌收缩力；改善心肌松弛，增强心室充盈；提高心电稳定性，降低室性心律失常及猝死率。

四、常见护理问题

（一）有急性左侧心力衰竭发作的可能

1. 相关因素　左心房和（或）左心室衰竭引起肺瘀血、肺水肿。

2. 临床表现　突发呼吸困难，尤其是夜间阵发性呼吸困难明显，患者不能平卧，只能端坐呼吸。呼吸急促、频繁，可达 30~40/min，同时患者有窒息感，面色灰白、口唇发绀、烦躁不安、大汗淋漓、皮肤湿冷、咳嗽，咳出浆液性泡沫痰，严重时咳出大量红色泡沫痰，甚至出现呼吸抑制、窒息、神志障碍、休克、猝死等。

3. 护理措施 急性左侧心力衰竭发生后的急救口诀：坐位下垂降前荷，酒精高氧吗啡静，利尿扩管两并用，强心解痉激素添。

（二）心排血量下降

1. 相关因素 与心肌收缩力降低、心脏前后负荷的改变、缺氧有关。

2. 临床表现 左、右侧心力衰竭常见的症状和体征均可出现。

3. 护理措施 如下所述。

（1）遵医嘱给予强心、利尿、扩血管药物，注意药效和观察不良反应及毒性反应。

（2）保持最佳体液平衡状态：遵医嘱补液，密切观察效果；限制液体和钠的摄入量；根据病情控制输液速度，一般每分钟 20~30 滴。

（3）根据病情选择适当的体位。

（4）根据患者缺氧程度予（适当）氧气吸入。

（5）保持患者身体和心理上得到良好的休息：限制活动减少氧耗量；为患者提供安静舒适的环境，限制探视。

（6）必要时每日测体重，记录 24h 尿量。

（三）气体交换受损

1. 相关因素 与肺循环瘀血，肺部感染，及不能有效排痰与咳嗽相关。

2. 临床表现 如下所述。

（1）劳力性呼吸困难、端坐呼吸、发绀（发绀是指毛细血管血液内还原血红蛋白浓度超过 50g/L，皮肤、黏膜出现青紫的颜色，以口唇、舌、口腔黏膜、鼻尖、颊部、耳垂和指、趾末端最为明显）。

（2）咳嗽、咳痰、咯血。

（3）呼吸频率、深度异常。

3. 护理措施 如下所述。

（1）休息：为患者提供安静、舒适的环境，保持病房空气新鲜，定时通风换气。

（2）体位：协助患者取有利于呼吸的卧位，如高枕卧位、半坐卧位、端坐卧位。

（3）根据患者缺氧程度给予（适当）氧气吸入。

（4）咳嗽与排痰方法：协助患者翻身、拍背，利于痰液排出，保持呼吸道通畅。

（5）教会患者正确咳嗽、深呼吸与排痰方法：屏气 3~5s，用力地将痰咳出来，连续 2 次短而有力地咳嗽。

1）深呼吸：首先，患者应舒服地斜靠在躺椅或床上，两个膝盖微微弯曲，垫几个枕头在头和肩部后作为支撑，这样的深呼吸练习，也可以让患者坐在椅子上，以患者的手臂做支撑。其次，护理者将双手展开抵住患者最下面的肋骨，轻轻挤压，挤压的同时，要求患者尽可能地用力呼吸，使肋骨突起，来对抗护理者手的挤压力。

2）年龄较大的心力衰竭患者排痰姿势：年龄较大、排痰困难的心衰患者，俯卧向下的姿势可能不适合他们，因为这样可能会压迫横膈膜，使得呼吸发生困难。可采取把枕头垫得很高，患者身体侧过来倚靠在枕头上，呈半躺半卧的姿势，这样将有助于患者排痰。

（6）病情允许时，鼓励患者下床活动，以增加肺活量。

（7）呼吸状况监测：呼吸频率、深度改变，有无呼吸困难、发绀。血气分析、血氧饱和度改变。

（8）使用血管扩张药的护理。

（9）向患者或家属解释预防肺部感染方法：如避免受凉、避免潮湿、戒烟等。

（四）体液过多

1. 相关因素 与静脉系统瘀血致毛细血管压增高，R-A-A 系统活性和血管加压素水平升高，使水、钠潴留，饮食不当相关。

2. 临床表现　如下所述。

（1）水肿：表现为下垂部位如双下肢水肿，为凹陷性，起床活动者以足、踝内侧和胫前部较明显。仰卧者则表现为骶部、腰背部、腿部水肿，严重者可发展为全身水肿，皮肤绷紧而光亮。

（2）胸腔积液：全心心力衰竭者多数存在，右侧多见，主要与体静脉压增高及胸膜毛细血管通透性增加有关。

（3）腹腔积液：多发生在心力衰竭晚期，常并发心源性肝硬化，由于腹腔内体静脉压及门静脉压增高引起。

（4）尿量减少，体重增加。

（5）精神差，乏力，焦虑不安。

（6）呼吸短促，端坐呼吸。

3. 护理措施　如下所述。

（1）水肿程度的评估：每日称体重，一般在清晨起床后排空大小便而未进食前穿同样的衣服、用同样的磅秤测量。如 1～2d 内体重快速增加，应考虑是否有水潴留，可增加利尿药的用量，应用利尿药后尿量明显增加，水肿消退。体重下降至正常时，体重又称干体重。同时为患者记出入水量。在急性期出量大于入量，出入量的基本平衡，有利于防止或控制心力衰竭。出量为每日全部尿量、大便量、引流量，同时加入呼吸及皮肤蒸发量 600～800mL。入量为饮食、饮水量、水果、输液等，每日总入量为 1 500～2 000mL。

（2）体位：尽量抬高水肿的双下肢，以利于下肢静脉回流，减轻水肿的程度。

（3）饮食护理：予低盐、高蛋白饮食，少食多餐。按病情限制钠盐及水分摄入，重度水肿盐摄入量为 1g/d、中度水肿 3g/d、轻度水肿 5g/d；还要控制含钠高的食物摄入，如腊制品、发酵的点心、味精、酱油、皮蛋、方便面、啤酒、汽水等。每日的饮水量通常一半量在用餐时摄取，另一半量在两餐之间摄入，必要时可给患者行口腔护理，以减轻口渴感。

（4）用药护理：应用强心苷和利尿药期间，监测水、电解质平衡情况，及时补钾。控制输液量和速度。

（5）保持皮肤清洁干燥，保持衣着宽松舒适，床单、衣服干净平整。观察患者皮肤水肿消退情况，定时更换体位，避免水肿部位长时间受压，避免在水肿明显的下肢深静脉输液，防止皮肤破损和压疮形成。

（五）活动无耐力

1. 相关因素　与心排血量减少，组织缺血、缺氧及胃肠瘀血引起食欲缺乏、进食减少有关。

2. 临床表现　如下所述。

（1）生活不能自理。

（2）活动持续时间短。

（3）主诉疲乏、无力。

3. 护理措施　如下所述。

（1）评估心功能状态。

（2）设计活动目标与计划，以调节其心理状况，促进活动的动机和兴趣。让患者了解活动无耐力原因及限制活动的必要性，根据心功能决定活动量。

（3）循序渐进为原则，逐渐增加患者的活动量，避免使心脏负荷突然增加。①抬高床头 45°～60°，使患者半卧位。②病室内行走。③病区走廊内进行短距离的行走，然后逐渐增加距离。

（4）注意监测活动时患者心率、呼吸、面色、发现异常立即停止活动。

（5）在患者活动量允许范围内，让患者尽可能自理，为患者自理活动提供方便条件。①将患者的常用物品放置在患者容易拿到的地方。②及时巡视病房，询问患者有无生活需要，及时满足其需求。③教会患者使用节力技巧。

（6）教会患者使用环境中的辅助设，如床栏，病区走廊内、厕所内的扶手等，以增加患者的活动耐力。

（7）根据病情和活动耐力限制探视人次和时间。

（8）间断或持续鼻导管吸氧，氧流量 2~3L/min，严重缺氧时 4~6L/min 为宜。

（六）潜在并发症：电解质紊乱

1. 相关因素　如下所述。

（1）全身血流动力学、肾功能及体内内分泌的改变。

（2）交感神经张力增高与 R-A-A 系统活性增高的代偿机制对电解质的影响。

（3）心力衰竭使 $Na^+ - K^+ - ATP$ 酶受抑制，使离子交换发生异常改变。

（4）药物治疗可影响电解质：①袢利尿药及噻嗪类利尿药可导致低钾血症、低钠血症和低镁血症。②保钾利尿药如螺内酯可导致高钾血症。③血管紧张素转换酶抑制药（ACEI）可引起高钾血症，尤其肾功能不全的患者。

2. 临床表现　如下所述。

（1）低钾血症：轻度乏力至严重的麻痹性肠梗阻、肌肉麻痹、心电图的改变（T 波低平、U 波）、心律失常，并增加地高辛的致心律失常作用。

（2）低钠血症：轻度缺钠的患者可有疲乏、无力、头晕等症状，严重者可出现休克、昏迷，甚至死亡。

（3）低镁血症：恶心、呕吐、乏力、头晕、震颤、痉挛、麻痹、严重低镁可导致房性或室性心律失常。

（4）高钾血症：乏力及心律失常。高钾血症会引起致死性心律失常，出现以下 ECG 改变：T 波高尖；P-R 间期延长；QRS 波增宽。

3. 护理措施　如下所述。

（1）密切监测患者的电解质，及时了解患者的电解质变化，尤其是血钾、血钠和血镁。

（2）在服用利尿药、ACEI 等药物期间，密切观察患者的尿量和生命体征变化，观察患者有无因电解质紊乱引起的胃肠反应、神志变化、心电图改变。

（3）一旦出现电解质紊乱，应立即报告医生，给予相应的处理

1）低钾血症：停用排钾利尿药及洋地黄制剂；补充钾剂，通常应用 10% 枸橼酸钾口服与氯化钾静脉应用均可有效吸收。传统观念认为严重低钾者可静脉补钾，静滴浓度不宜超过 40mmol/L，速度最大为 20mmol/h（1.5g/h），严禁用氯化钾溶液直接静脉推注。但新的观点认为在做好患者生命体征监护的情况下，高浓度补钾也是安全的。

高浓度静脉补钾有如下优点：能快速、有效地提高血钾的水平，防止低钾引起的心肌应激性及血管张力的影响；高浓度静脉补钾避免了传统的需输注大量液体，从而减轻了心脏负荷，尤其适合于心力衰竭等低钾血症患者。

高浓度补钾时的护理：①高浓度静脉补钾必须在严密的监测血清钾水平的情况下和心电监护下进行，需每 1~2h 监测 1 次血气分析，了解血清钾水平并根据血钾提高的程度来调整补钾速度，一般心力衰竭患者血钾要求控制在 4.0mmol/L 以上，>45mmol/L 需停止补钾。②严格控制补钾速度，最好用微泵调节，速度控制在 20mmol/h 以内，补钾的通道严禁推注其他药物，避免因瞬间通过心脏的血钾浓度过高而致心律失常。③高浓度静脉补钾应在中心静脉管道内输注，严禁在外周血管注射，因易刺激血管的血管壁引起剧痛或静脉炎。④补钾期间应监测尿量 >30mL/h，若尿量不足可结合中心静脉压（CVP）判断血容量，如为血容量不足应及时扩容使尿量恢复。⑤严密观察心电图改变，了解血钾情况，如 T 波低平，ST 段压低，出现 U 波，提示低钾可能，反之 T 波高耸则表示有高钾血症的可能。⑥补钾的同时也应补镁，因为细胞内缺钾的同时多数也缺镁，且缺镁也易诱发心律失常，甚至有人认为即使血镁正常也应适当补镁，建议监测血钾的同时也监测血镁的情况。

2）低钠血症：稀释性低钠血症患者对利尿药的反应很差，血浆渗透压低，因此选用渗透性利尿药甘露醇利尿效果要优于其他利尿药，联合应用强心药和袢利尿药。甘露醇 100~250mL 需缓慢静滴，一

般控制在 2～3h 内静脉滴注，并在输注到一半时应用强心药（毛花苷 C），10～20min 后根据患者情况静脉注射呋塞米 100～200mg。

真性低钠血症利尿药的效果很差。应当采用联合应用大剂量袢利尿药和输注小剂量高渗盐水的治疗方法。补钠的量可以参照补钠公式计算。

补钠量（g）＝（142mmol/L－实测血清钠）×0.55×体重（kg）/17

根据临床情况，一般第 1 天输入补充钠盐量的 1/4～1/3，根据患者的耐受程度及血清钠的水平决定下次补盐量。具体方案 1.4%～3.0% 的高渗盐水 150mL，30min 内快速输入，如果尿量增多，应注意静脉给予 10% KCl 20～40mL/d，以预防低钾血症。入液量为 1 000mL，每天测定患者体重、24h 尿量、血电解质和尿的实验室指标。严密观察心肺功能等病情变化，以调节剂量和滴速，一般以分次补给为宜。

3）低镁血症：有症状的低镁血症：口服 2～4mmol/kg 体重，每 8～24h 服 1 次。补镁的过程中应注意不要太快，如过快会超过肾阈值，导致镁从尿液排出。无症状者亦应口服补充。不能口服时，也可用 50% 硫酸镁 20mL 溶于 50% 葡萄糖 1 000mL 静滴，缓慢滴注。通常需连续应用 3～5d 才能纠正低镁血症。

4）高钾血症：出现高钾血症时，应立即停用保钾利尿药，纠正酸中毒；静脉注射葡萄糖酸钙剂对抗高钾对心肌传导的作用，这种作用是快速而短暂的，一般数分钟起作用，但只维持不足 1h。如 ECG 改变持续存在，5min 后再次应用。为了增加钾向细胞内的转移，应用胰岛素 10IU 加入 50% 葡萄糖 50mL 静滴可在 10～20min 内降低血钾，此作用可持续 4～6h；应用袢利尿药以增加钾的肾排出；肾功能不全的严重高血钾（＞7mmol/L）患者应当立即给予透析治疗。

（七）潜在的并发症：洋地黄中毒

1. 相关因素　与洋地黄类药物使用过量、低血钾等因素有关。

2. 临床表现　如下所述。

（1）胃肠反应：一般较轻，常见食欲缺乏、恶心、呕吐、腹泻、腹痛。

（2）心律失常：服用洋地黄过程中，心律突然转变，是诊断洋地黄中毒的重要依据。如心率突然显著减慢或加速，由不规则转为规则，或由规则转为有特殊规律的不规则。洋地黄中毒的特征性心律失常有：多源性室性期前收缩呈二联律，特别是发生在心房颤动基础上；心房颤动伴完全性房室传导阻滞与房室结性心律；心房颤动伴加速的交接性自主心律呈干扰性房室分离；心房颤动频发交界性逸搏或短阵交界性心律；室上性心动过速伴房室传导阻滞；双向性交界性或室性心动过速和双重性心动过速。洋地黄引起的不同程度的窦房和房室传导阻滞也颇常见。应用洋地黄过程中出现室上性心动过速伴房室传导阻滞是洋地黄中毒的特征性表现。

（3）神经系统表现：可有头痛、失眠、忧郁、眩晕，甚至神志错乱。

（4）视觉改变：可出现黄视或绿视及复视。

（5）血清地高辛浓度 ＞2.0ng/mL。

3. 护理措施　如下所述。

（1）遵医嘱正确给予洋地黄类药物。

（2）熟悉洋地黄药物使用的适应证、禁忌证和中毒反应，若用药前心率 <60/min，禁止给药。

用药适应证：洋地黄类适用于心功能 Ⅱ 级以上各种心力衰竭，除非有禁忌证不能使用，还适用于心功能 Ⅲ、Ⅳ 级收缩性心力衰竭，窦性心律的心力衰竭。

用药禁忌证：本品禁用于预激综合征并发心房颤动，二度或三度房室传导阻滞，病态窦房结综合征无起搏器保护者，低血钾。

洋地黄中毒敏感人群：老年人；急性心肌梗死（AMD）、心肌炎、肺心病、重度心力衰竭；肝、肾功能不全；低钾血症、贫血、甲状腺功能减退症。

使地高辛浓度升高的药物：奎尼丁、胺碘酮、维拉帕米。

（3）了解静脉使用毛花苷 C 的注意事项：需稀释后才能使用，成人静脉注射毛花苷 C 洋地黄化负荷剂量为 0.8mg，首次给药 0.2mg 或 0.4mg 稀释后静脉推注，每隔 2~4h 可追加 0.2mg，24h 内总剂量不宜超过 0.8~1.2mg。对于易于发生洋地黄中毒者及 24h 内用过洋地黄类药物者应根据情况酌情减量或减半量给药。推注时间一般 15~20min，推注过程中密切观察患者心律和心率的变化，一旦心律出现房室传导阻滞、长间歇及心率 <60/min，均应立即停止给药，并通知医生。

（4）注意观察患者有无洋地黄中毒反应的发生。

（5）一旦发生洋地黄中毒，及时处理洋地黄制剂的毒性反应：①临床中毒患者立即停药，同时停用排钾性利尿药，重者内服不久时立即用温水、浓茶或 1∶2 000 高锰酸钾溶液洗胃，用硫酸镁导泻。②内服通用解毒药或鞣酸蛋白 3~5g。③发生少量期前收缩或短阵二联律时可口服 10% 氯化钾液 10~20mL，每日 3~4 次，片剂有发生小肠炎、出血或肠梗阻的可能，故不宜用。如中毒较重，出现频发的异位搏动，伴心动过速、室性心律失常时，可静脉滴注氯化钾，注意用钾安全。④如有重度房室传导阻滞、窦性心动过缓、窦房阻滞、窦性停搏、心室率缓慢的心房颤动及交界性逸搏心律等，根据病情轻重酌情采用硫酸阿托品静脉滴注、静脉注射或皮下注射。⑤当出现洋地黄引起的各种快速心律失常时如伴有房室传导阻滞的房性心动过速和室性期前收缩等患者，苯妥英钠可称为安全有效的良好药物，可用 250mg 稀释于 20mL 的注射用水或生理盐水中（因为强碱性，不宜用葡萄糖液稀释），于 5~15min 内注射完，待转为窦性心律后，用口服法维持，每次 0.1g，每日 3~4 次。⑥出现急性快速型室性心律失常，如频发室性期前收缩、室性心动过速、心室扑动及心室颤动等，可用利多卡因 50~100mg 溶于 10% 葡萄糖溶液 20mL，在 5min 内缓慢静脉注入，若无效可取低限剂量重复数次，间隔 20min，总量不超过 300mg，心律失常控制后，继以 1~3mg/min 静脉滴注维持。

除上述方法外，电起搏对洋地黄中毒诱发的室上性心动过速和其引起的完全性房室传导阻滞且伴有阿-斯综合征者是有效而适宜的方法。前者利用人工心脏起搏器发出的电脉冲频率，超过或接近心脏的异位频率，通过超速抑制而控制异位心律；后者是采用按需型人工心脏起搏器进行暂时性右室起搏。为避免起搏电极刺激诱发严重心律失常，应同时合用苯妥英钠或利多卡因。

（八）焦虑

1. 相关因素　与疾病的影响、对治疗及预后缺乏信心、对死亡的恐惧有关。
2. 临床表现　精神萎靡、消沉、失望；容易激动；夜间难以入睡；治疗、护理欠合作。
3. 护理措施　如下所述。

（1）患者出现呼吸困难、胸闷等不适时，守候患者身旁，给患者以安全感。

（2）耐心解答患者提出的问题，给予健康指导。

（3）与患者和家属建立融洽关系，避免精神应激，护理操作要细致、耐心。

（4）尽量减少外界压力刺激，创造轻松和谐的气氛。

（5）提供有关治疗信息，介绍治疗成功的病例，注意正面效果，使患者树立信心。

（6）必要时寻找合适的支持系统，如单位领导和家属对患者进行安慰和关心。

五、健康教育

（一）心理指导

急性心力衰竭发作时，患者因不适而烦躁。护士要以亲切语言安慰患者，告知患者尽量做缓慢深呼吸，采取放松疗法，稳定情绪，配合治疗及护理，才能很快缓解症状。长期反复发病患者，需保持情绪稳定，避免焦虑、抑郁、紧张及过度兴奋，以免诱发心力衰竭。

（二）饮食指导

（1）提供令人愉快、舒畅的进餐环境，避免进餐时间进行治疗：饮食宜少食多餐、不宜过饱，在食欲最佳的时间进食，宜进食易消化、营养丰富的食物。控制钠盐的摄入，每日摄入食盐 5g 以下。对使用利尿药患者，由于在使用利尿药的同时，常伴有体内电解质的排出，容易出现低血钾、低血钠等电解质紊乱，并容易诱发心律失常、洋地黄中毒等，可指导患者多食香蕉、菠菜、苹果、橙子等含钾高的食物。

（2）适当控制主食和含糖零食，多吃粗粮、杂粮，如玉米、小米、荞麦等；禽肉、鱼类，及核桃仁、花生、葵花子等坚果类含不饱和脂肪酸较多，可多用；多食蔬菜和水果，不限量，尤其是超体重者，更应多选用带色蔬菜，如菠菜、油菜、番茄、茄子和带酸味的新鲜水果，如苹果、橘子、山楂，提倡吃新鲜蔬菜；多用豆油、花生油、菜油及香油等植物油；蛋白质按2g/kg供给，蛋白尽量多用黄豆及其制品，如豆腐、豆干、百叶等，其他如绿豆、赤豆。

（3）禁忌食物：限制精制糖，包括蔗糖、果糖、蜂蜜等单糖类；最好忌烟酒，忌刺激性食物及调味品，忌油煎、油炸等烹调方法；少用猪油、黄油等动物油烹调；禁用动物脂肪高的食物，如猪肉、牛肉、羊肉及含胆固醇高的动物内脏、动物脂肪、蛋黄等；食盐不宜多用，每天2～4g；含钠味精也应适量限用。

（三）作息指导

减少干扰，为患者提供休息的环境，保证睡眠时间。有呼吸困难者，协助患者采取适当的体位。教会患者放松疗法如局部按摩、缓慢有节奏的呼吸或深呼吸等。根据不同的心功能采取不同的活动量。在患者活动耐力许可范围内，鼓励患者尽可能生活自理。教会患者保存体力，减少氧耗的技巧，在较长时间活动中穿插休息，日常用品放在易取放位置。部分自理活动可坐着进行，如刷牙、洗脸等。心力衰竭症状改善后增加活动量时，首先是增加活动时间和频率，然后才考虑增加运动强度。运动方式可采取半坐卧、坐起、床边摆动肢体、床边站立、室内活动、短距离步行。

（四）出院指导

（1）避免诱发因素，气候转凉时及时添加衣服，预防感冒。

（2）合理休息，体力劳动不要过重，适当的体育锻炼以提高活动耐力。

（3）进食富含维生素、粗纤维食物，保持大便通畅。少量多餐，避免过饱。

（4）强调正确按医嘱服药，不随意减药或撤换药的重要性。

（5）定期门诊随访，防止病情发展。

（赵　露）

第五节　心律失常

一、窦性心律失常

窦性心律是指心脏冲动起源于窦房结的心律。当心律仍由窦房结所发出的冲动所控制，但频率过快、过慢或不规则时称为窦性心律失常。包括窦性心动过速、窦性心动过缓、窦性心律不齐、窦房结折返性心动过速、窦性停搏、窦房传导阻滞及病态窦房结综合征等类型。

（一）窦性心动过速

在正常情况下，窦性心律的频率为60～100次/分，成人窦性心律的频率超过100次/分，为窦性心动过速。

1. 临床表现　如下所述。

（1）无明显自觉症状或有心悸、出汗、头晕、眼花、乏力，或有原发疾病的表现。

（2）可诱发其他心律失常或心绞痛。

（3）心率多为100～150次/分，偶有高达200次/分。大多心音有力，或有原发性心脏病的体征。

（4）心电图显示窦性心律，P波形态正常，心率＞100次/分，PR间期0.12～0.20秒，P-P间期小于0.60秒。

2. 心电图检查（图3-2）　①窦性P波。②P波频率＞100次/分（P-P间隔＜0.6秒）。③通常逐渐开始与终止。

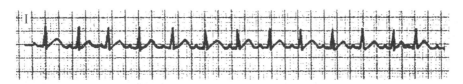

图 3 - 2 窦性心动过速

3. 治疗原则 如下所述。

（1）治疗原则

1）消除诱因，治疗原发病。

2）对症治疗。

（2）用药原则

1）由生理或心外因素引起者，大多数无须特殊治疗。窦性心动过速的治疗应主要治疗原发病，必要时辅以对症治疗。由充血性心力衰竭引起的窦性心动过速，应用洋地黄制剂、利尿药和血管扩张药等。窦性心动过速的纠正，常作为左心衰竭控制的指标之一。

2）非心力衰竭所致窦性心动过速的治疗：如甲状腺功能亢进症所引起的窦性心动过速，应用洋地黄不能使心率减慢。注意：洋地黄过量也可引起窦性心动过速。以交感神经兴奋和儿茶酚胺增高为主所致的窦性心动过速患者，可选用 β 受体阻断药、镇静药等。

3）急性心肌梗死患者的治疗：在无明确的心功能不全时，窦性心率持续 > 110 次/分时，为减慢心率，可临时试用小剂量 β 受体阻断药（如口服美托洛尔）或钙拮抗药（如口服地尔硫草），需要时可 8 ~ 12 小时服 1 次。继发于左心衰竭的窦性心动过速，应主要处理心力衰竭。

4. 护理诊断 如下所述。

（1）活动无耐力：与心律失常导致心悸或心排血量减少有关。

（2）焦虑：与心律失常反复发作、疗效欠佳有关。

（3）潜在并发症：心力衰竭。

5. 护理措施 如下所述。

（1）休息：患者休息时应尽量避免左侧卧位，以防加重不适。

（2）饮食：给予高热量、高维生素而易消化的食物，平时可服用益气养心的药膳，如人参粥、大枣粥、莲子粥等。应戒烟忌酒，避免食用过硬不消化及刺激性的食物。

（3）病情观察：密切观察患者的呼吸、心率、心律的变化，若患者出现心悸、头晕、眼花或心律失常等及时通知医生处理。

（4）药物护理：窦性心动过速通常不需特殊治疗，主要是针对病因进行处理。如患者心悸等症状明显，可选用以下药物。

1）利舍平：①作用：利舍平能使交感神经末梢囊泡内的神经递质（去甲肾上腺素）释放增加，并能阻止神经递质进入囊泡，因此囊泡内的神经递质逐渐减少或耗竭，使交感神经冲动的传导受阻，因而可使心率减慢。②用法及剂量：0. 125 ~ 0. 25mg 口服，2 ~ 3 次/天。

2）普萘洛尔：①作用：普萘洛尔为 β 受体阻断药，可阻断心肌的 β 受体，故可使心率减慢。②用法及剂量：5 ~ 10mg，口服，3 次/天。

3）维拉帕米：①作用：能抑制窦房结及房室交界区的自律性，延长房室结传导（A - H 间期延长），使心率减慢。②用法及剂量：40 ~ 80mg 口服，3 次/天。此外，尚可配合应用镇静药物。

（5）心理护理：嘱患者保持情绪稳定，必要时应遵医嘱给予镇静剂，保证患者充分的休息和睡眠。

（6）治疗过程中的应急护理措施

1）急性肺水肿：立即将患者扶起坐在床边，两腿下垂或半卧位于床上，以减少静脉回流。同时注意防止患者坠床跌伤。立即高流量鼻导管吸氧，病情特别严重者可用面罩呼吸机持续加压给氧，也可用 50% 的乙醇湿化，以降低肺泡内泡沫的表面张力，使泡沫破裂，改善通气功能。根据医嘱应用相关药物。

2）心力衰竭：立即协助患者取坐位，双腿下垂，以减少静脉回流，减轻心脏负担。立即高流量鼻导管给氧，对病情特别严重者应采用面罩呼吸机治疗。迅速开放两条静脉通道，遵医嘱正确使用强心、利尿、扩血管的药物，密切观察用药疗效与不良反应。医护人员在抢救时必须保持镇静、操作熟练、忙而不乱，使患者产生信任与安全感。护士应安慰患者，解除患者的恐惧心理。严密监测血压、呼吸、血氧饱和度、心率、心电图，检查电解质、血气分析等，观察呼吸频率和深度、意识、精神状态、皮肤颜色及温度、肺部湿啰音的变化。

3）心源性休克

a. 先扩充血容量，若并发代谢性酸中毒，应及时给予5%碳酸氢钠150～300mL，纠正水、电解质紊乱。根据心功能状态和血流动力学监测资料估计输液量和输液速度，一般情况下，每天补液总量宜控制在1 500～2 000mL。

b. 若休克仍未解除，应考虑使用血管活性药物，常用的如多巴胺、多巴酚丁胺、间羟胺、去甲肾上腺素、硝酸甘油和硝普钠等。

c. 心电监护和建立必要的血流动力学监测，留置尿管以观察尿量，积极对症治疗和加强支持疗法。采用休克卧位，镇静，密切观察患者病情变化。

（二）窦性心动过缓

成人窦性心律的频率低于60次/分，称为窦性心动过缓。

1. 临床表现　窦性心动过缓如心率不低于50次/分，通常无明显症状。当严重心动过缓引起心排出量下降并造成各脏器和组织供血不足时，患者会出现头晕、乏力、心悸、胸闷等症状，甚至出现黑蒙、晕厥或诱发心绞痛、心功能不全。

心电图显示窦性P波，心率低于60次/分，PR间期一般正常（0.12～0.20秒）。

2. 心电图检查（图3－3）　①窦性P波。②P波速率＜60次/分（P－P间隔＞1.0秒）。

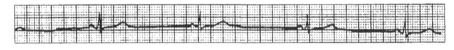

图3－3　窦性心动过缓

3. 治疗原则　如下所述。

（1）治疗原则

1）窦性心动过缓如心率不低于50次/分，无症状者，则无须治疗。

2）若心率低于50次/分，且出现症状者可用提高心率药物（如阿托品、麻黄碱或异丙肾上腺素），或可考虑安装起搏器。

3）显著窦性心动过缓伴窦性停搏且出现晕厥者应安装人工心脏起搏器。

4）针对原发病的治疗。

5）对症、支持治疗。

（2）一般治疗

1）对窦性心动过缓者均应注意寻找病因，大多数窦性心动过缓无重要的临床意义，不必治疗。

2）对器质性心脏病（特别是急性心肌梗死）患者，由于心率很慢可使心排血量明显下降而影响心、脑、肾等重要脏器的血液供应，症状明显，此时应使用阿托品（注射或口服），甚至可用异丙肾上腺素静脉滴注，以提高心率。也可口服氨茶碱。

3）对窦房结功能受损所致的严重窦性心动过缓的患者，心率很慢、症状明显，甚至有晕厥发生，药物治疗效果欠佳者，需要安装永久性人工心脏起搏器，以防突然出现窦性停搏。

4）对器质心脏病伴发窦性心动过缓又并发窦性停搏或较持久反复发作窦房阻滞而又不出现逸搏心律、发生过晕厥或阿－斯综合征、药物治疗无效者，应安装永久性人工心脏起搏器。

5）由颅内压增高、药物、胆管阻塞等所致的窦性心动过缓应首先治疗原发病，结合心率缓慢程度以及是否引起心排血量的减少等情况，适当采用提高心率的药物。

4. 护理诊断 如下所述。

（1）活动无耐力：与心律失常导致心排血量减少有关。

（2）头晕：与心排血量下降引起脑供血不足有关。

（3）焦虑：与心律失常反复发作、疗效欠佳有关。

5. 护理措施 如下所述。

（1）休息：合理的运动锻炼能促进侧支循环的建立，提高体力活动的耐受量而改善症状，最大活动量以不发生心绞痛症状为度，要避免竞赛活动及屏气用力动作（如排便时过度屏气）。活动中一旦出现异常情况，应立即停止活动。

（2）饮食：给予低热量、低脂肪、低胆固醇和高纤维的饮食，要避免饱食，禁烟酒，避免食用过硬不易消化及带刺激的食物。

（3）病情观察：密切观察患者的呼吸、心率、心律的变化，若患者出现心悸、头晕、眼花或心律失常等及时通知医生处理。

（4）药物护理：器质性心脏病（特别是急性心肌梗死）患者由于心率很慢可使心排血量明显下降而影响心、脑、肾等重要脏器的血液供应，症状明显，此时应使用阿托品（注射或口服），甚至可用异丙肾上腺素静脉滴注（1mg 加入到 5% 葡萄糖液 50mL 中缓慢静滴，应根据心率快慢而调整剂量），以提高心率。亦可口服氨茶碱 0.1g，3 次/天。使用阿托品时常有口干、眩晕，严重时出现瞳孔散大、皮肤潮红、心率加快等不良反应，应密切观察，患者如有不适立即通知医生并及时处理。

（5）心理护理：嘱患者保持情绪稳定，必要时遵医嘱给予镇静剂，保证患者充分的休息和睡眠。

（6）治疗过程中的应急护理措施

1）晕厥：患者一旦发生晕厥，应立即通知医生，将患者平卧，抬高下肢，解开衣领，保持呼吸道通畅，防止其他人员围观，保持患者周围空气流通。根据临床症状迅速作出判断，遵医嘱行相关实验室检查，包括：静脉采血查血细胞计数及血生化，了解有无贫血、低血糖或电解质紊乱，查心肌酶谱；行 12 导联心电图了解有无心律失常、传导阻滞等。配合医师进行急救处理：立即给予氧气吸入；建立静脉通道，根据医嘱快速有效地给予药物治疗，如低血糖者静脉注射高渗葡萄糖，高血压者应用降血压药物；行心电监护监测心律、心率、血压及血氧饱和度。病情观察：专人护理，注意观察有无心律失常，监测心率、血压、血氧饱和度、面色、呼吸等，并做好记录；观察发病的频度、持续时间、缓解时间、伴随症状及有无诱发因素等；观察急救处置效果。护理人员要保持镇静，技术操作要熟练，操作中随时观察患者，询问有无不适症状。医护人员有条不紊且行之有效的工作对患者是最好的心理支持。

2）心绞痛：患者心绞痛发作时立刻停止活动，一般休息后症状即缓解；缓解期一般不需卧床休息，遵医嘱使用药物；不稳定型心绞痛者，应卧床休息，并密切观察。减少和避免诱因，不吸烟，不受凉等。

6. 健康教育 如下所述。

（1）积极治疗原发病，消除诱因，是减少心动过缓发作的关键。

（2）避免精神紧张，戒烟酒，减少本病诱发因素；起居有常，饮食适宜，勿过劳；适当体育锻炼，防止感冒。

（3）教会患者自测脉搏的方法以利于自我监测病情。告知患者药物可能出现的不良反应，如有异常及时就诊。

（三）窦性心律不齐

窦性心律周期长短不一，同一导联最长 P－P 间期减去最短 P－P 间期之差 >120 毫秒即为窦性心律不齐。

1. 临床表现 窦性心律不齐常见于年轻人，特别是心率较慢或迷走神经张力增高时。窦性心律不齐随年龄增长而减少。窦性心律不齐很少出现症状，但有时两次心搏之间相差较长时，可致心悸感。

2. 治疗原则 窦性心律不齐大多没有明显的临床意义，一般无须特殊治疗，活动后心率增快则消失。如严重的窦性心动过缓并发窦性心律不齐者，可对症相应处理。

3. 护理诊断　如下所述。

（1）活动无耐力：与心律失常导致心悸或心排血量减少有关。

（2）头晕：与心排血量下降引起脑供血不足有关。

（3）焦虑：与心律失常反复发作、疗效欠佳有关。

（4）潜在并发症：窦房阻滞。

4. 护理措施　如下所述。

（1）生活护理：要生活规律，养成按时作息的习惯，保证睡眠，因为失眠可诱发心律失常。运动要适量，量力而行，不勉强运动或运动过量，不做剧烈及竞赛性活动，可做气功、打太极拳。洗澡水不要太热，洗澡时间不宜过长。养成按时排便习惯，保持大便通畅。饮食要定时定量。避免着凉，预防感冒。不从事紧张工作，不从事驾驶员工作。

（2）重点护理：观察患者没有出现其他不适症状，不需要特别治疗。部分患者可伴有窦性心动过缓，如心率不低于50次/分，无须治疗。如心率低于40次/分，且出现症状者可用提高心率药物（如阿托品、麻黄碱或异丙肾上腺素）。严重患者可植入心脏起搏器。

（3）心理护理：保持平和稳定的情绪，精神放松，不要过度紧张。精神因素中尤其紧张的情绪易诱发心律失常，患者要以平和的心态去对待，避免过喜、过悲、过怒，不看紧张刺激的电视、比赛等。

（4）治疗过程中的应急护理措施

1）窦房阻滞：一般一度房室传导阻滞不会对心脏功能产生影响，通常也不需要特殊处理，注意定期复查；严重的二度Ⅱ型和三度房室传导阻滞心室率显著缓慢，可能会影响到心脏功能，引起缺血、缺氧等症状，此时需要考虑植入起搏器。

2）心动过缓：合理的运动锻炼可促进侧支循环的建立，提高体力活动的耐受量而改善症状，最大活动量以不发生心绞痛症状为度。饮食给予低热量、低脂肪、低胆固醇和高纤维的食物，要避免饱食，禁烟酒，避免食用过硬不易消化及带刺激的食物。患者保持情绪稳定，必要时遵医嘱给予镇静剂，保证患者充分的休息和睡眠。积极治疗原发病，消除诱因，是减少心动过缓发作的关键。

5. 健康教育　如下所述。

（1）积极防治原发病，及时消除原发病因和诱因是预防该病发生的关键。

（2）若窦性心律失常以窦性心动过缓为主，应警惕病态窦房结综合征的发生，进一步检查以明确诊断。

（3）注意生活规律，合理膳食，保持心情舒畅。

（四）窦房结折返性心动过速

窦房折返性心动过速（SNRT）也称窦房结折返性心动过速，是指折返激动发生在窦房结内及其毗邻的心房组织之间，特别是窦房结有病变的患者。该病可见于任何年龄，好发年龄在40～60岁。常见于老年人，男性较多。心动过速发作呈阵发性，即突然发生、突然终止，每次发作持续时间不等。

1. 临床表现　窦房折返性心动过速可见于任何年龄，老年患者更多见。心动过速发作呈阵发性，即突然发生、突然终止，每次发作持续时间不等，发作时心率为100～200次/分，多数为100～130次/分。常因情绪激动、紧张、运动等诱发，部分病例无明显诱因。其临床症状与心动过速时的心率、持续时间有关，心率较慢时可无症状或症状较轻，而心率较快时（＞120次/分）可出现心悸、气短、头晕甚至晕厥等表现。

2. 治疗原则　窦房结折返性心动过速在临床虽不少见，但因发作时频率不快、持续时间较短，因此，多数患者无明显症状不需治疗，少数症状明显者可应用β受体阻断药、维拉帕米等药物治疗。极少数药物疗效不佳而症状明显者，可考虑射频消融术。

3. 护理诊断　如下所述。

（1）活动无耐力：与心律失常导致心悸或心排血量减少有关。

（2）焦虑：与心律失常反复发作、疗效欠佳有关。

（3）潜在并发症：心力衰竭。

4. 护理措施　如下所述。

（1）生活护理：饮食应限制高脂肪、高胆固醇食物，如动物内脏、动物油、肥肉、蛋黄、螃蟹、鱼子等，禁用刺激心脏及血管的物质，如烟酒、浓茶、咖啡及辛辣调味品。谨慎食用胀气的食物，如生萝卜、生黄瓜、圆白菜、韭菜、洋葱等，以免胃肠胀气，影响心脏活动。患者适宜多吃富含 B 族维生素、维生素 C 及钙、磷的食物，以维持心肌的营养和脂类代谢。应多食用新鲜蔬菜及水果，以供给维生素及无机盐，同时还可防止大便干燥。合理适度活动。

（2）重点护理

1）β 受体阻断药：一般选用口服制剂即可。例如：普萘洛尔（心得安）每次 10 ~ 20mg，3 次/天，口服；阿替洛尔（氨酰心安）12.5 ~ 25mg，2 ~ 3 次/天；美托洛尔（倍他乐克）12.5 ~ 25mg，2 ~ 3 次/天。β 受体阻断药对一部分患者有较好的治疗效果，服用后能够预防发作，但治疗一段时间后需增加药物剂量才能维持原来疗效。长期服用 β 受体阻断药者，不能突然停药，应逐渐减量维持才能停药。

2）钙拮抗剂、洋地黄、胺碘酮等：钙拮抗药（维拉帕米）、洋地黄、胺碘酮等药物对多数患者有稳定的疗效。①维拉帕米（异搏定）每次 40 ~ 80mg，3 次/天；②地高辛每次 0.125 ~ 0.25mg，1 次/天；③胺碘酮 200mg，3 次/天，口服，心动过速控制后减至 200mg，1 ~ 2 次/天，3 天后每周服 5 天，1 次/天，每次 200mg。

3）腺苷：腺苷 6mg 或 ATP 10mg 迅速静脉推注，若用药 2 ~ 3 分钟无效，可再按前述剂量迅速静注。ATP 单剂量不宜超过 30mg。腺苷对其他类型的房性心动过速终止无效。

（3）心理护理：避免精神紧张和过度劳累，做到生活规律、起居有常、精神乐观、情绪稳定。

（4）治疗过程中的应急护理措施

1）窦性心动过速：积极治疗原发病消除诱因，是减少窦性心动过速发作的关键。避免精神紧张，戒烟酒，减少本病诱发因素；生活规律，饮食适宜，勿过劳；适当体育锻炼，防止感冒。

2）房室结折返性心动过速：患者宜多吃对心脏有益的食物，如全麦、燕麦、糙米、扁豆、洋葱、蒜头、香菇、茄子等。宜多吃鹅肉、鸭肉等。多吃纤维类食物。少吃油炸食品、忌烟酒。慢性治疗期间，药物治疗可能通过直接作用于折返环，或通过抑制触发因素，如自发性期前收缩而控制复发，药物慢性治疗的适应证包括发作频繁、影响正常生活或症状严重而又不愿或不能接受导管射频消融治疗的患者。对于偶发、发作短暂或者症状轻的患者可不必用药治疗，或在心动过速发作需要时给予药物治疗。

5. 健康教育　如下所述。

（1）应避免精神紧张和过度劳累，做到生活规律、起居有常、精神乐观、情绪稳定，均可减少该病的复发。

（2）忌食辛辣、刺激性食物；戒烟酒、咖啡；食宜清淡。

（3）慢性治疗期间，遵医嘱按时服药，定期复查。

（五）窦性停搏

窦性停搏或窦性静止是指窦房结在一个不同长短的时间内不能产生冲动。导致心房及心室电活动和机械活动停或中断的现象。

1. 临床表现　过长时间的窦性停搏如无逸搏发生，可令患者出现晕眩、黑蒙或短暂意识障碍，严重者甚至发生抽搐。

多数窦性心动过缓，特别是神经性因素（迷走神经张力增高）所致者心率在 40 ~ 60 次/分，由于血流动力学改变不大，所以可无症状。但当心率持续而显著减慢，心脏的每搏量又不能增大时，每分钟的心排血量即减少，冠状动脉、脑动脉及肾动脉的血流量减少，可表现气短、疲劳、头晕、胸闷等症状，严重时可出现晕厥，冠心病患者可出现心绞痛，这多见于器质性心脏病。

心率持续而显著减慢还使室性异位节律易于产生，器质性心脏病患者，尤其是急性心肌梗死患者容易发生。

心电图特征：在较正常 PP 间期显著长的间期内无 P 波发生，或 P 波与 QRS 波群均不出现，长的 PP 间期与基本的窦性 PP 间期无倍数关系。长间歇后可有交界性或室性逸搏。

2. 心电图检查（图3-4）　①很长一段时间内无P波发生，或P波与QRS波群均不出现。②长的P-P间期与基本的窦性P-P间期无倍数关系。③长时间的窦性停搏后，下位的潜在起搏点，如房室交界处或心室可发出单个逸搏或逸搏性心律。

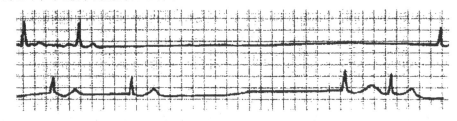

图3-4　窦性停搏

3. 治疗原则　若病因为可逆性，少数窦性停搏患者可以转为正常，但因其有致心脏性猝死的可能性，应早期、积极地采取相应治疗措施。偶尔出现或无症状的窦性停搏无须治疗，有症状者应针对病因治疗，如纠正高钾血症、停用引起心动过缓的药物。药物治疗可尝试使用异丙肾上腺素、阿托品等。对反复发作晕厥或阿-斯综合征者应植入人工心脏起搏器。

4. 护理诊断　如下所述。

（1）活动无耐力：与心律失常导致心排血量减少有关。

（2）头晕：与心排血量下降引起脑供血不足有关。

（3）焦虑：与心律失常反复发作、疗效欠佳有关。

（4）潜在并发症：猝死。

5. 护理措施　如下所述。

（1）一般护理：注意劳逸结合，保证睡眠充足。不吸烟，不饮酒，饮食不宜过饱，少吃刺激性食物。

（2）重点护理：活动后无症状的慢性患者可适当活动，伴有严重心脏病或有明显症状者需服用抗心律失常药物。

（3）治疗过程中的应急护理措施

1）晕厥：患者一旦发生晕厥，应立即通知医生，将患者平卧，抬高下肢，解开衣领，保持呼吸道通畅，防止其他人员围观，保持患者周围空气流通。根据临床症状迅速作出判断，遵医嘱行相关实验室检查，包括：静脉采血查血细胞计数及血生化，了解有无贫血、低血糖或电解质紊乱，查心肌酶谱；行12导联心电图了解有无心律失常、传导阻滞等。配合医师进行急救处理。立即给予氧气吸入；建立静脉通道，根据医嘱快速有效地给予药物治疗，如低血糖者静脉注射高渗葡萄糖，高血压者应用降血压药物；行心电监护监测心律、心率、血压及血氧饱和度。病情观察：专人护理，注意观察有无心律失常、监测心率、血压、血氧饱和度、面色、呼吸等，并做好记录；观察发病的频度、持续时间、缓解时间、伴随症状及有无诱发因素等；观察急救处置效果。护理人员要保持镇静，技术操作要熟练，操作中随时观察患者，询问有无不适症状。医护人员有条不紊且行之有效的工作对患者是最好的心理支持。

2）猝死：对心源性猝死的处理是立即进行有效的心肺复苏。①识别心脏骤停：出现较早并且方便可靠的临床征象是意识突然丧失，呼吸停止，对刺激无反应。②呼救：在心肺复苏术的同时，设法（呼喊或通过他人应用现代通信设备）通知急救系统，使更多的人参与基础心肺复苏和进一步施行高级复苏术。③心前区捶击复律：一旦肯定心脏骤停而无心电监护和除颤仪时，应坚决地予以捶击患者胸骨中下1/3处，若1～2次后心跳未恢复，则立即行基础心肺复苏。④基础心肺复苏：畅通气道、人工呼吸、人工胸外心脏按压。⑤高级心肺复苏：心肺复苏成功后，需继续有效地维持循环和呼吸稳定，防止心脏再次骤停，处理脑缺氧、脑水肿、肾功能不全和继发性感染等，纠正酸中毒。要积极查明心源性猝死的原因并加以处理，预防再次发生猝死。

6. 健康教育　如下所述。

（1）经常定期用仪器检测心率，注意相关指标与自觉症状的变化，及时就医诊治。

（2）保持心情愉快，避免情绪激动；合理饮食，忌饱餐；忌烟酒及辛辣刺激食物；劳逸结合，慎防感冒。

（六）窦房传导阻滞

窦房传导阻滞简称窦房阻滞，是因窦房结周围组织病变，使窦房结发出的激动传出到达心房的时间延长或不能传出，导致心房心室停搏。

1. 临床表现　窦房传导阻滞可暂时出现，也可持续存在或反复发作。窦房阻滞患者常无症状，也可有轻度心悸、乏力感以及心搏"漏跳"，心脏听诊可发现心律不齐、心动过缓、"漏跳"（长间歇）。如果反复发作或长时间的阻滞，可发生连续心搏漏跳，而且无逸搏（心脏高位起搏点延迟或停止发放冲动时，低位起搏点代之发放冲动而激动心脏的现象）出现，则可出现头晕、晕厥、昏迷、阿-斯综合征等。另外，尚有原发病的临床表现。

2. 辅助检查　体表心电图不能显示一度和三度窦房阻滞。二度窦房阻滞：①莫氏Ⅰ型：P-P间期渐短，直至出现一长P-P间期，长P-P间期短于2个基本P-P间期；②莫氏Ⅱ型：长P-P间期为基本P-P间期的整数倍，P-R间期固定。

3. 治疗原则　如下所述。

（1）治疗窦房传导阻滞时，主要是针对原发病进行治疗。

（2）对暂时出现又无症状者可进行密切观察，不需要特殊治疗，患者多可恢复正常。

（3）对频发、反复、持续发作或症状明显者，可口服或静脉注射、皮下注射阿托品。另外，可口服麻黄碱或异丙肾上腺素（喘息定）。

（4）严重病例可将异丙肾上腺素加于5%葡萄糖溶液中静脉泵入。

（5）对发生晕厥、阿-斯综合征并且药物治疗无效者应及时植入人工心脏起搏器。

4. 护理诊断　如下所述。

（1）活动无耐力：与心律失常导致心排血量减少有关。

（2）头晕：与心排血量下降引起脑供血不足有关。

（3）焦虑：与心律失常反复发作、疗效欠佳有关。

（4）潜在并发症：血压下降。

5. 护理措施　如下所述。

（1）一般护理：注意休息；饮食清淡；少肉多素；戒烟戒酒；无特殊禁忌；适度活动。

（2）重点护理：对暂时无症状可进行密切观察，无须特殊治疗，患者多可恢复正常。对频发、反复、持续发作或症状明显者可口服阿托品0.3~0.6mg，3次/天；或静脉注射、皮下注射阿托品0.5~1mg。口服麻黄碱25mg，3次/天；口服异丙肾上腺素（喘息定）10mg，3次/天。严重病例可将异丙肾上腺素1mg加于5%葡萄糖50mL溶液中静脉泵入。遵医嘱正确使用药物并密切观察药物的不良反应。

（3）治疗过程中的应急护理措施

1）阿-斯综合征：发现晕厥患者时应采取以下护理措施。①应立即将患者置于头低足高位，使脑部血供充分。将患者的衣服纽扣解松，头转向一侧，以免舌头后倾堵塞气道。②局部刺激，如向头面部喷些凉水或额部放上湿的凉毛巾，有助于清醒。如房间温度太低，应保暖。③在晕厥发作时不能喂食、喂水。意识清醒后不要让患者马上站立，必须等患者全身无力好转后才能在细心照料下逐渐站立和行走。

2）低血压：建议少食多餐，避免饱食，防止因饱食而使血液淤积于胃肠而诱发低血压。餐后不宜立即活动，休息20~40分钟后活动为宜。若在运动时出现眩晕、视物模糊等情况，说明运动量过大，应立即停下，并加以限制或停止。老年人常并发有高血压、冠心病、抑郁症等，用药不当，也会诱发药物性低血压。

6. 健康教育　如下所述。

（1）告知患者发病的原因，积极治疗原发病，及时控制、消除原发病因是预防本病发生的关键。

（2）遵医嘱按时服用洋地黄制剂、奎尼丁等抗心律失常药物，不自行停药或更改药物剂量，定期复查。

（3）生活要规律，合理饮食，保持心情舒畅，适当活动，注意保暖，防止感冒。

（七）病态窦房结综合征

病态窦房结综合征是由于窦房结或其周围组织的器质性病变，导致窦房结起搏和（或）传导功能障碍，引发以心动过缓为主要特征的多种心律失常，并引起相应症状体征的临床综合征。病窦综合征时，除窦房结的病理改变外，还可并发心房、房室交界处及心脏全传导系统的病理改变。其中，大多数患者在 40 岁以上出现症状，以 60～70 岁最多见。

1. 临床表现　临床表现轻重不一，可呈间歇发作。多为心率缓慢所致的脑、心、肾等脏器供血不足引起的症状，尤其是脑供血不足引起的症状为主。

轻者可出现乏力、头晕、眼花、失眠、记忆力差、反应迟钝或易激动等，常易被误诊为神经症，特别是老年人还易被误诊为脑卒中或衰老综合征。

严重者可引起短暂黑蒙、先兆晕厥、晕厥或阿-斯综合征发作。部分患者并发短阵室上性快速性心律失常发作，也称慢-快综合征。当快速性心律失常发作时，心率可突然加速达 100 次/分以上，持续时间长短不一，而当心动过速突然中止后可有心脏暂停伴或不伴晕厥发作。

严重心动过缓或心动过速除引起心悸外，还可加重原有心脏病症状，引起心力衰竭或心绞痛。除此，心排出量过低时还严重影响肾脏等的灌注而致尿少、消化不良。慢-快综合征还可能导致血管栓塞症状。

2. 心电图检查（图3-5）　①持续而显著的窦缓（50 次/分以下），非药物引起，阿托品不易纠正。②窦性停搏（>2 秒）。③窦房传导阻滞、房室传导阻滞（双结病变）。④慢-快综合征。

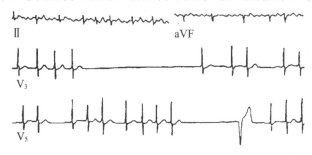

图3-5　病态窦房结综合征

3. 治疗原则　如下所述。

（1）治疗原则：对于病态窦房结综合征，药物治疗常比较困难。其中，治疗快速性心律失常的药物可诱发过缓性心律失常，如洋地黄、奎尼丁、普鲁卡因胺及 β 受体阻断药等；而治疗缓慢性心律失常的药物常可诱发快速心律失常，包括快速室性心律失常，如异丙肾上腺素或麻黄碱等，且常缺乏长期治疗作用。各种抗心律失常药物常有明显和不能耐受的不良反应，因此在药物治疗中要把握时机及控制剂量。

（2）病因治疗：首先应尽可能地明确病因，如冠状动脉明显狭窄者可行经皮穿刺冠状动脉腔内成形术、应用硝酸甘油等改善冠脉供血。对于急性心肌炎，则可用能量合剂、大剂量维生素 C 静脉滴注或静注。

（3）对症治疗

1）对不伴快速性心律失常的患者：可试用阿托品、麻黄碱或异丙肾上腺素，以提高心率。此外，可用烟酰胺加入 10% 葡萄糖液中静滴，以及避免使用减慢心率的药物，如 β 受体阻断药及钙拮抗剂等。

2）植入按需型人工心脏起搏器：最好选用心房起搏或频率应答型起搏器，在此基础上可加用抗心律失常药以控制快速性心律失常。

4. 护理诊断　如下所述。

（1）活动无耐力：与心律失常导致心排血量减少有关。

（2）头晕：与心排血量下降引起脑供血不足有关。

（3）焦虑：与心律失常反复发作、疗效欠佳有关。

（4）潜在并发症：与植入人工心脏起搏器有关的相关并发症，如：切口感染、起搏器综合征等。

5. 护理措施　如下所述。

（1）一般护理

1）休息：注意休息，适当活动，症状明显者应卧床，避免跌倒。

2）饮食：清淡、易消化、高维生素饮食，少量多餐。

3）心理护理：向患者介绍有关疾病的知识，做好心理疏导，避免一切医源性刺激。

（2）重点护理

1）病情观察：持续心电监护，心率缓慢显著或伴自觉症状者遵医嘱应用 β_1 受体激动剂、M 受体阻断剂和非特异性兴奋传导促进剂等（如阿托品、异丙肾上腺素）提高心率，避免使用减慢心率的药物，必要时植入人工起搏器。对药物应用受限、药物治疗无效、有明显的临床症状（如晕厥、阿－斯综合征、慢－快综合征等）及停搏时间过长（＞3 秒长间歇）者宜首选植入永久人工起搏器。应用起搏治疗后，若患者仍有心动过速发作，可同时应用抗心律失常药物。

2）术前护理：①向患者及家属介绍手术目的、简要过程、注意事项及可能的并发症，消除疑虑。②起搏器植入部位清洗干净，但避免擦伤皮肤，在对侧肢体建立静脉通路。③训练床上大小便。

（3）治疗过程中的应急护理措施

1）晕厥：当窦性心动过缓比较严重时，患者可出现眩晕、性格改变、记忆力减退、无力、失眠等症状，应嘱患者卧床休息，尽量减少活动。发现晕厥患者时应注意以下几点。①应立即将患者置于头低足高位，使脑部血供充分。将患者的衣服纽扣解松，头转向一侧，以免舌头后倾堵塞气道。②局部刺激，如向头面部喷些凉水或额部放上湿的凉毛巾，有助于清醒。如房间温度太低，应保暖。③在晕厥发作时不能喂食、喂水。意识清醒后不要让患者马上站立，必须等患者全身无力好转后才能在细心照料下逐渐站立和行走。

2）切口感染：局部伤口红、肿、热、痛，囊袋内有感染分泌物。原因：无菌操作不严格，导管难插，手术时间长，埋藏处皮肤过度紧张，术后囊内积血。处理：保持切口清洁干燥，术后次日切口换药时注意无菌操作，观察皮肤色泽，局部有无红肿、皮下气肿。

3）起搏器综合征：常见于心室起搏的患者，由于房室收缩不同步，可使心室充盈量减少，心排出量减少，血压降低，脉搏减弱。患者出现心慌、血管搏动、头胀、头昏等症状，通过程控调整起搏频率，尽可能恢复其自身心律或适当调高起搏器频率后症状好转。

6. 健康教育　如下所述。

（1）疾病知识指导：向患者及家属讲解病窦综合征的病因、诱因及防治知识，说明按医嘱服药的重要性，不可自行减量、停药或擅自改用其他药物。

（2）避免诱因：嘱患者注意劳逸结合，生活规律，保证充足的休息与睡眠；保持乐观、稳定情绪；戒烟酒，避免摄入刺激性食物如咖啡、浓茶等，避免饱餐。避免劳累、感染等，防止诱发心力衰竭。

（3）饮食指导：嘱患者多食纤维素丰富的食物，保持大便通畅，避免排便时过度屏气，以免兴奋迷走神经而加重心动过缓。

（4）家庭护理：教会患者自测脉搏的方法以利于自我监测病情。

二、房性心律失常

房性心律失常是指由心房引起的心动频率和节律的异常。房性心律失常包括房性期前收缩、房性心动过速、心房扑动、心房颤动。

（一）房性期前收缩

期前收缩是指窦房结以外的异位起搏点过早发出冲动控制心脏收缩。是临床上最常见的心律失常。按照部位可分为房性、室性（最多见）和交界性；按照频率可分为偶发和频发（＞5 次/分）；按照形态可分为多源性（多个异位起搏点，同导联上出现不同形态）和单源性（单个异位起搏点，同导联上出现形态相同）。期前收缩有时呈规律的出现，如每隔一个或两个正常心搏后出现一个期前收缩（或每隔一个后出现两个期前收缩），且周而复始连续发生，即称之为二（三）联律。

1. 临床表现 如下所述。

（1）偶发可无症状，部分可有漏跳或心跳暂停感。

（2）频发使心排出量减少，出现重要器官供血不足症状，如头晕、晕厥、心悸、胸闷、憋气、心绞痛。

（3）听诊：心律不齐，基本心律在期前收缩后出现较长的停歇，期前收缩的 S_1 增强，而 S_2 相对减弱甚至消失，短绌脉。

2. 心电图检查 如下所述。

（1）房性期前收缩的心电图特征（图 3-6）

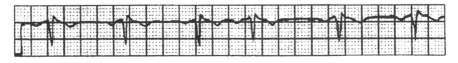

图 3-6 房性期前收缩

1）提前出现的 P 波，形态与窦性 P 波稍有差别。

2）P-R 间期≥0.12 秒。

3）P 波后的 QRS 波多正常。

4）P 波后代偿间歇多不完全。

（2）室性期前收缩的心电图特征（图 3-7）

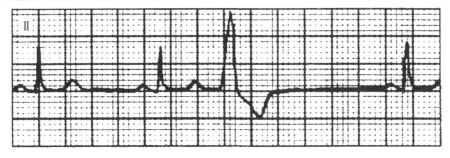

图 3-7 室性期前收缩

1）提前出现的 QRS 波群宽大畸形，QRS 时限≥0.12 秒。

2）提前出现的 QRS 波群前无相关 P 波。

3）ST 段、T 波与 QRS 主波方向相反。

4）大多有完全性代偿间歇。

3. 治疗原则 如下所述。

（1）积极治疗原发病，解除诱因。

（2）室上性期前收缩一般不需要治疗，严重可选维拉帕米（异搏定）、镇静剂、β 受体阻断剂等。

（3）室性期前收缩首选利多卡因，口服美西律（慢心律）、普罗帕酮（心律平）等。

4. 护理诊断 如下所述。

（1）活动无耐力：与心律失常导致心悸或心排血量减少有关。

（2）焦虑：与心律失常反复发作、疗效欠佳有关。

（3）潜在并发症：心房颤动、房性心动过速。

5. 护理措施 如下所述。

（1）一般护理：消除各种诱因，如精神紧张、情绪激动、吸烟、饮酒、过度疲乏、焦虑、消化不良、腹胀等。应避免过量饮用咖啡或浓茶等。必要时可服用适量的镇静药。

（2）重点护理

1）β受体阻断药：常为首选药物。

阿替洛尔（氨酰心安）：每次12.5～25mg，1～2次/天；老年人宜从小剂量开始，12.5mg，1次/天。然后剂量逐渐加大到每天50～100mg。房性期前收缩被控制或心率降至50～55次/分或运动后心率无明显加快，即为达到定量的标志。当患有急性左心衰竭、急性肺水肿、心率缓慢或房室传导阻滞、慢性支气管炎、支气管哮喘、雷诺现象、糖尿病等不宜使用。

美托洛尔（甲氧乙心胺、倍他乐克）：每次12.5～25mg，1～3次/天，逐渐增加剂量，维持量可达100～300mg/d。β受体阻断药需停用时，应逐渐减量后再停用，不能突然停用。

2）钙离子拮抗药：对房性期前收缩也有明显疗效。

维拉帕米（异搏定）：每次40～80mg，3～4次/天。不良反应有低血压、房室传导阻滞、严重窦性心动过缓，甚至窦性停搏等，应密切观察。心力衰竭、休克、房室传导阻滞及病态窦房结综合征患者禁用。

地尔硫䓬（硫氮䓬酮）：每次30～60mg，3～4次/天。钙离子拮抗药不宜与洋地黄合用，因为其可显著提高洋地黄血中浓度，易导致洋地黄中毒。

3）胺碘酮：每次0.2g，3次/天，2周有效后改为每天0.1～0.2g维持量。注意勤查T_3、T_4以排除药物性甲状腺功能亢进。口服胺碘酮起效慢，不良反应较多，仅用于上述药物疗效不佳或症状明显的患者。

4）洋地黄：过量洋地黄可引起室性期前收缩，但适量的洋地黄可治疗房性期前收缩，特别是由心力衰竭引起的房性期前收缩。服洋地黄后可使期前收缩减少或消失。地高辛每次0.25mg，1～2次/天，连服2～3天，再改为维持量0.125～0.25mg，1次/天。

（3）治疗过程中的应急护理措施

1）心房颤动：心房颤动患者急性发作期应绝对卧床休息，如发作程度较轻时，可以根据原发心脏病的状况及体力状态而进行适当的活动或休息。消除患者的思想顾虑和恐惧感，保持心情平和，增强其治疗疾病的信心，避免长期精神紧张、思虑过度。积极治疗原发病：当出现心律不齐时，应考虑其他疾病因素，积极采取相应的治疗措施。心房颤动患者要经常观察心率和血压，观察心脏节律的变化，如突然出现心率过快、过慢、不齐或有明显心悸、气短、心前区不适、血压下降等，应及时发现，立即前往医院就诊。在服药期间应定期复查心电图，并密切注意其不良反应。如出现身体不适，明显头晕、言语不清、胸闷、不能平卧等症状，应警惕有血栓脱落造成栓塞及心力衰竭的可能，及时到医院检查并及早处理。

2）房性心动过速：密切观察生命体征及心电图的变化，发现频发、多源性、成对的或呈R on T现象的室性期前收缩、阵发性室性心动过速等应立即报告医生，协助采取积极的处理措施，电极放置部位避开胸骨右缘及心前区，以免影响做心电图和紧急电复律。做好抢救准备，准备静脉通道，备好纠正心律失常的药物及其他抢救药品，除颤器。指导患者进食清淡易消化饮食，避免摄入刺激性食物如浓茶、咖啡等，多食纤维素丰富的食物，保持大便通畅。与患者保持良好的沟通，关注患者心理动态，及时满足患者需要。向患者讲明良好心理状态的重要性，避免情绪激动，向他们讲解疾病的知识，鼓励患者树立战胜疾病的信心，配合医护人员做好各项治疗。

6. 健康教育　如下所述。

（1）避免诱发因素：一旦确诊后患者往往高度紧张、焦虑、忧郁，过度关注，频频求医，迫切要求用药控制心律失常，而完全忽略病因、诱因的防治。常见诱因：吸烟、酗酒、过劳、紧张、激动、暴饮暴食，消化不良，感冒发热，摄入盐过多，血钾、血镁低等。

（2）保持情绪稳定：保持平和稳定的情绪，精神放松，不过度紧张。精神因素尤其紧张的情绪易诱发心律失常。所以患者要以平和的心态去对待，避免过喜、过悲、过怒，不计较小事，遇事能自我宽慰，不看紧张刺激的电视、比赛等。

（3）生活要规律：养成按时作息的习惯，保证睡眠，因为失眠可诱发心律失常。运动要适量，量力而行，不勉强运动或运动过量，不做剧烈运动及竞赛性活动，可做太极拳等运动。洗澡水不要太热，洗澡时间不宜过长。养成按时排便习惯，保持大便通畅。饮食要定时定量；不饮浓茶不吸烟。避免着凉，预防感冒。

（4）合理用药：心律失常治疗中强调用药个体化，而某些患者常常愿意接受病友的建议而自行改药、改量，这样做是危险的。患者必须按医生要求服药，并注意观察用药后的反应。有些抗心律失常药有时能导致心律失常，所以，应尽量少用药，做到合理配伍。

（5）定期检查：定期复查心电图、电解质、肝功能、甲状腺功能等，因为抗心律失常药可影响电解质及脏器功能，用药后应定期复诊及观察用药效果和调整用药剂量。

（二）房性心动过速

房性心动过速简称房速，根据发生机制与心电图表现的不同，可分为自律性房性心动过速、折返性房性心动过速与紊乱性房性心动过速三种。自律性与折返性房性心动过速常可伴有房室传导阻滞，被称为伴有房室传导阻滞的阵发性房性心动过速。

1. 临床表现　房速患者可出现心悸、头晕、疲乏无力、胸痛、呼吸困难及晕厥等症状。发作可呈短暂、阵发性或持续性。局灶性房速的频率多在130～250次/分，受儿茶酚胺水平和自主神经张力的影响。当房室传导比率发生变动时，听诊心律不齐，第一心音强度不等。

2. 心电图检查　如下所述。

（1）心房率通常为150～200次/分。

（2）P波形态与窦性者不同，根据心房异位激动灶的部位或房速发生的机制不同而形态各异。

（3）常出现二度Ⅰ型或Ⅱ型房室传导阻滞，呈现2∶1房室传导者亦属常见。

（4）P波之间的等电线仍存在（与典型心房扑动时等电线消失不同）。

（5）刺激迷走神经不能终止心动过速，仅加重房室传导阻滞。

（6）发作开始时心率逐渐加速。

3. 治疗原则　房速并发房室传导阻滞时，心室率一般不太快，不会导致严重的血流动力学障碍，患者通常不会有生命危险，因此无须紧急处理。若心室率达140次/分以上、由洋地黄中毒所致，或有严重充血性心力衰竭或休克征象，应进行紧急治疗。其处理方法如下。

（1）洋地黄中毒引起者

1）立即停用洋地黄。

2）如血钾水平不高，首选氯化钾口服或静脉滴注氯化钾，同时进行心电图监测，以避免出现高血钾。

3）已有高血钾或不能应用氯化钾者，可选用β受体阻断药。心室率不快者，仅需停用洋地黄。

（2）非洋地黄引起者

1）积极寻找病因，针对病因治疗。

2）洋地黄、β受体阻滞药、非二氢吡啶类钙通道阻滞药可减慢心室率。

3）如未能转复窦性心律，可加用ⅠA、ⅠC或Ⅲ类抗心律失常药。

4）持续性药物治疗无效的房速可考虑做射频消融。

4. 护理诊断　如下所述。

（1）活动无耐力：与心律失常导致心悸或心排血量减少有关。

（2）头晕：与心排血量下降引起脑供血不足有关。

（3）焦虑：与心律失常反复发作、疗效欠佳有关。

（4）潜在并发症：心房颤动。

5. 护理措施　如下所述。

（1）病情观察：密切观察生命体征及心电图的变化，患者心率过快时，通知医生，遵医嘱应用药物。

（2）饮食指导：指导患者采取清淡易消化饮食，避免摄入刺激性食物如浓茶、咖啡等，多食纤维素丰富的食物，保持大便通畅。

（3）心理支持：关注患者心理动态，及时满足患者需要。向患者讲明良好心理状态的重要性，避免情绪激动。向他们讲解疾病的知识，鼓励患者树立战胜疾病的信心，配合医护人员做好各项治疗。

（4）治疗过程中的应急护理措施：心房颤动患者急性发作期应绝对卧床休息，给予心理护理，消除患者思想顾虑和恐惧感。持续心电监护，注意心率、血压、节律变化，如突然出现心率过快、过慢、不齐或有明显心悸、气短、心前区不适、血压下降等应立即通知医生给予处理。密切注意患者反应，如出现身体不适，明显头晕、言语不清、胸闷、不能平卧等症状，应警惕有血栓脱落造成栓塞及心力衰竭的可能，及时通知医生处理。

6. 健康教育　如下所述。

（1）保持平和稳定的情绪，精神放松，不过度紧张。精神因素尤其紧张的情绪易诱发心律失常。

（2）运动要适量，量力而行，不勉强运动或运动过量，不做剧烈运动及竞赛性活动。

（3）避免常见诱因，如吸烟，过劳，紧张，暴饮暴食，消化不良，摄入盐过多，血钾、血镁低等。

（4）养成按时作息的习惯，保证睡眠，因为失眠可诱发心律失常。

（5）患者必须按医生要求服药，并注意观察用药后的反应，定期检查心电图、电解质、肝功能等，用药后应定期复诊及观察用药效果和调整用药剂量。

（三）心房扑动

心房扑动简称房扑，是一种快速异位心律失常，发生于心房内、冲动频率较房性心动过速更快的心律失常。

1. 临床表现　心房扑动的心室率不快时，患者可无症状。房扑伴有极快的心室率，可诱发心绞痛与充血性心力衰竭。体格检查可见快速的颈静脉扑动。房扑往往有不稳定的倾向，可恢复窦性心律或进展为心房颤动，但也可持续数月或数年。

2. 心电图检查（图3-8）　如下所述。

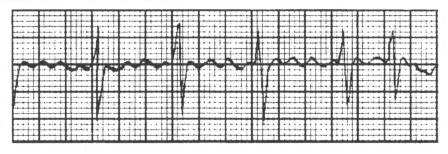

图3-8　房扑

（1）心房活动呈现规律的锯齿状扑动波称为 F 波，扑动波之间的等电线消失，在 Ⅱ、Ⅲ、aVF 或 V₁ 导联最为明显。典型房扑的心房率通常为 250～300 次/分。

（2）心室率规则或不规则，取决于房室传导比率是否恒定。不规则的心室率系传导比率发生变化所致。

（3）QRS 波群形态正常，当出现室内差异传导或原先有束支传导阻滞时，QRS 波群增宽、形态异常。

3. 治疗原则　如下所述。

（1）病因治疗：针对病因进行治疗。

（2）控制心室率：房扑急性发作或持续发作心室率较快、症状明显者，宜选择维拉帕米、地尔硫草或 β 受体阻断药减缓心室率。

（3）转复窦性心律：可分为药物复律和体外同步心脏电复律。房扑心室率得到有效控制后，可根据具体情况选用抗心律失常药物如伊布利特等转复窦性心律；若患者心室率极快，药物控制不理想需及时体外同步心脏电复律。

（4）射频消融治疗：反复发作的阵发性房扑和持续性房扑，药物治疗无效或不能耐受且症状明显者，可选择射频消融治疗。

（5）预防血栓栓塞：应根据患者血栓栓塞危险评估恰当选择抗凝药物或阿司匹林预防。

4. 护理诊断　如下所述。

（1）活动无耐力：与心律失常导致心悸或心排血量减少有关。

（2）焦虑：与心律失常反复发作、疗效欠佳有关。

（3）潜在并发症：心力衰竭、脑梗死。

5. 护理措施　如下所述。

（1）休息：注意休息，适当活动，症状明显者应卧床，避免跌倒。

（2）病情观察：心房扑动患者要密切观察心率和血压变化，如突然出现心率过快、过慢、不齐或有明显心慌、胸闷、乏力等应立即通知医生，并及时给予处理。在服药期间应定期复查心电图。

（3）饮食指导：清淡、易消化、高维生素饮食，少量多餐。戒烟酒，忌浓茶、咖啡，保持大便通畅。

（4）心理护理：向患者介绍有关疾病的知识，做好心理疏导，避免一切医源性刺激。

（5）治疗过程中的应急护理措施：脑栓塞如患者出现突然失语、肢体瘫痪加重、意识逐渐不清、肢体皮肤变色、疼痛及所属动脉是否搏动等及时报告医师。急性期脑栓塞患者应绝对卧床休息，气体栓塞的患者取头低位并向左侧卧位，预防更多的空气栓子到脑部与左心室。恢复期视病情逐渐适当活动。饮食给予富有营养易于消化的食物，若并发心脏疾病应给予低盐饮食，如有吞咽障碍可给予鼻饲。

6. 健康教育　如下所述。

（1）心房扑动大多数见于器质性心脏病或器质性疾病的患者，因此，积极治疗原发病是预防房扑的主要措施，如改善心肌缺血、治疗高血压病和甲状腺功能亢进等。

（2）反复发作的房扑应预防性服药，对慢性持续性房扑应积极控制心室率，口服抗凝药以预防血栓栓塞。

（3）生活指导：生活要有规律，养成好的生活习惯，合理地安排休息时间，可以适当散步、练太极拳使经脉气血流通。但心室率过快的房扑以及原发病为急性心肌梗死、急性心肌炎等的患者，必须休息治疗。饮食清淡，宜以富含营养的、高蛋白饮食为主，辅以新鲜蔬菜、时令鲜果，避免过饱，保持大便通畅。

（4）教育患者要保持精神乐观、情绪稳定、避免精神刺激和疲劳，可减少本病的发作。

（5）定期进行检查，如果是反复发作的心房扑动应预防性服药，对于慢性持续性心房扑动要积极控制心室率。

（四）心房颤动

心房颤动简称房颤，是临床最常见的持续性心律失常。常见于器质性心脏病如冠心病、心力衰竭、先天性心脏病、肺心病等，尤其左心房明显扩大者；非器质性心脏病也可发生，如甲状腺功能亢进症、酒精及洋地黄中毒等；另有少数房颤找不到明确病因，称为孤立性（或特发性）房颤。房颤的发生率随年龄增大而增加，40 岁为 0.3%，60 ~ 80 岁为 5% ~ 9%，80 岁以上老年人约为 10%。房颤对临床的主要危害是增加血栓栓塞的危险，房颤患者与非房颤患者比较，脑卒中的发生率增加 5 倍，病死率增加 2 倍。

1. 临床表现　房颤初始，患者恐惧不安、心悸不适，心室率极快时可出现心绞痛、昏厥或心功能不全的表现。慢性持续性房颤的症状因心室率、有无器质性心脏病和血栓栓塞并发症而异，心音强弱不等，心律极不规则和脉搏短绌是房颤的主要体征。

房颤症状的轻重受心室率快慢的影响。心室率超过 150 次/分，患者可发生心绞痛与充血性心力衰竭。心室率不快时，患者可无症状。房颤时心房有效收缩消失，心排血量比窦性心律时减少达 25% 或更多。房颤并发体循环栓塞的危险性甚大。栓子来自左心房，多在左心耳部，脑卒中的机会较无房颤者高出 5 ~ 7 倍。二尖瓣狭窄或二尖瓣脱垂并发房颤时，脑栓塞的发生率更高。心脏听诊第一心音强度变化不定，心律极不规则。当心室率快时可发生脉搏短绌。

2. 心电图检查（图 3 - 9）　　如下所述。

（1）窦性 P 波消失，代之以大小、形态、间隔不一的 f 波，频率 350 ~ 600 次/分。

（2）R - R 间隔绝对不规则，心室率 100 ~ 160 次/分。

（3）QRS 波群形态一般正常。

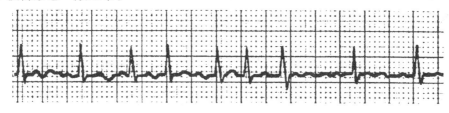

图 3 - 9　房颤

3. 治疗原则　　如下所述。

（1）治疗原则

1）恢复窦性心律：是房颤治疗的最佳结果。只有恢复窦性心律（正常心律），才能达到完全治疗房颤的目的，所以对于任何房颤患者均应该尝试恢复窦性心律的治疗方法。

2）控制快速心室率：对于不能恢复窦性心律的房颤患者，可以应用药物减慢较快的心室率。

3）防止血栓形成和脑卒中：在房颤时如果不能恢复窦性心律，可以应用抗凝药物预防血栓形成和脑卒中的发生。

对于某些疾病如甲状腺功能亢进、急性酒精中毒、药物所致的房颤，在去除病因之后，房颤可能自行消失，也可能持续存在。

（2）药物治疗：从目前看，药物治疗依然是房颤治疗的重要方法，药物能恢复和维持窦性心律，控制心室率以及预防血栓栓塞并发症。

1）转复窦性心律（正常节律）的药物：对于新发房颤，因其在 48 小时内自行复窦的比率很高（24 小时内约 60%），可先观察，也可采用普罗帕酮（450 ~ 600mg）或氟卡胺（300mg）顿服的方法。房颤已经持续超过 48 小时而不足 7 天者，可用静脉用药物转律，如氟卡胺、多非利特、普罗帕酮、伊布利特和胺碘酮等，成功率可达 50%。房颤发作持续时间超过 1 周（持续性房颤）药物转律的效果大大降低，常用和证实有效的药物有胺碘酮、伊布利特、多非利特等。

2）控制心室率（频率控制）的药物：控制心室率可以保证心脏基本功能，尽可能降低房颤引起的心脏功能紊乱。常用药物如下。

A. β 受体阻断药：最有效、最常用和经常单独应用的药物。

B. 钙通道阻滞剂：维拉帕米和地尔硫草也可有效用于房颤时心室率的控制，尤其对于运动状态下心室率的控制优于地高辛，和地高辛合用的效果也优于单独使用。多用于无器质性心脏病或左室收缩功能正常以及伴有慢性阻塞性肺疾病的患者。

C. 洋地黄：是在紧急情况下控制房颤心室率的一线用药，目前临床上多用于伴有左心衰竭患者的心室率控制。

D. 胺碘酮：可降低房颤时的心室率，不建议用于慢性房颤时的长期心室率控制，只是在其他药物控制无效或禁忌时、在房颤并发心力衰竭需紧急控制心室率时可首选胺碘酮与洋地黄合用。

3）抗凝治疗：是预防房颤患者血栓形成和栓塞的必要手段，使用华法林抗凝治疗可以使发生脑卒中的危险性降低 68%。但是抗凝治疗并不能消除房颤，不能改善患者的临床症状如心悸、乏力、心力衰竭等。房颤患者如果有下列情况，应当进行抗凝治疗：年龄 ≥65 岁；以前有过脑卒中病史或者短暂脑缺血发作；充血性心力衰竭；高血压；糖尿病；冠心病；左心房扩大；超声心动图发现左心房血栓。抗凝治疗一定要有专科医师指导，抗凝过度可能导致出血，抗凝强度不够则没有预防作用。长期应用华法林需检测国际标准化比值（INR），特别是用药初期，需要反复抽血化验，许多患者不能长期坚持。

华法林的作用很容易受到其他药物或饮食的影响，使剂量的调整不好掌握。对于一些不能耐受华法林的患者可以用阿司匹林和（或）氯吡格雷治疗。

（3）非药物治疗：房颤的非药物治疗包括电转复（转复窦性心律）、射频消融治疗和外科迷宫手术治疗（根治房颤）。

1）电复律是指用两个电极片放置在患者胸部的适当部位，通过除颤仪发放电流，重新恢复窦性心律的方法。电复律适用于：紧急情况的房颤（如心肌梗死、心率极快、低血压、心绞痛、心力衰竭等）、房颤症状严重，患者难以耐受，上次电复律成功，未用药物维持而又复发的房颤。电复律不是一种根治房颤的方法，患者的房颤往往会复发，而且部分患者还需要继续服用抗心律失常药物维持窦性心律。

2）导管消融治疗适用于绝大多数房颤患者，创伤小，患者易于接受。

3）外科迷宫手术目前主要用于因其他心脏疾病需要行心脏手术治疗的房颤患者，手术效果好，但是创伤大。

4. 护理诊断　如下所述。

（1）活动无耐力：与心律失常导致心悸或心排血量减少有关。

（2）焦虑：与心律失常反复发作、疗效欠佳有关。

（3）潜在并发症：①心力衰竭、脑梗死；②心房颤动抗凝治疗引起出血的可能。

5. 护理措施　如下所述。

（1）休息：心房颤动患者急性发作期应绝对卧床休息，如发作程度较轻，可以根据原发心脏病的状况及体力状态而进行适当的活动或休息。

（2）重点护理

1）积极治疗原发病：当出现心律不齐时，应考虑其他疾病因素，积极采取相应的治疗措施。心房颤动患者要经常观察心率和血压，观察心脏节律的变化，如突然出现心率过快、过慢、不齐或有明显心悸、气短、心前区不适、血压下降等，应及时发现，立即通知医生并给予及时处理。在服药期间应定期复查心电图，并密切注意不良反应，如出现身体不适、明显头晕、言语不清、胸闷、不能平卧等症状，应警惕有血栓脱落造成栓塞及心力衰竭的可能，及时到医院检查以及早处理。

2）对症护理：①心悸、胸闷、气急等症状发作时，立即协助患者卧床休息。②给予吸氧、床边12导联心电图，注意心电图的变化，监测生命体征的变化，必要时心电监护。③患者症状缓解后，与其一起探讨诱因，如情绪激动、过度疲劳和屏气用力动作、饱餐、感染发热、心肌缺血、甲状腺功能亢进等，进行针对性治疗，采取适当的预防措施。

（3）饮食指导：多食富含蛋白质和维生素的食物，如瘦肉、鱼虾、蛋、奶类等；多食新鲜蔬菜和水果，如卷心菜、青菜、西红柿、柑橘、苹果、香蕉、柠檬等；不吸烟、少饮酒、少饮浓茶和咖啡等；忌食辛辣刺激性食物，如葱姜、咖喱、辣椒等；如果患者心功能欠佳，出现明显水肿时应限制钠盐摄入，每天摄入量应 <5g。

（4）心理护理：心房颤动患者心情多较忧郁、烦躁、情绪低落，要消除患者的思想顾虑和恐惧感，使其保持心情平和，增强其治疗疾病的信心，避免长期精神紧张焦虑。

（5）治疗过程中的应急护理措施

1）肺栓塞：患者的房间应该舒适、安静，空气新鲜。绝对卧床休息，防止活动促使静脉血栓脱落，发生再次肺栓塞。注意保暖。镇痛：胸痛轻，能够耐受，可不处理；但对胸痛较重、影响呼吸的患者，应给予镇痛处理，以免剧烈胸痛影响患者的呼吸运动。吸氧。监测重要生命体征：如呼吸、血压、心率、心律及体温等。定期复查动脉血气及心电图。观察用药反应。

2）心功能不全：观察记录心力衰竭的症状、体征及病情变化。监测生命体征、血气分析、心电图等，记录24小时出入量。提供合理体位，给予吸氧。保持呼吸道通畅。使用利尿剂，注意用药后的尿量及电解质变化。使用洋地黄，注意剂量，密切观察毒性反应，及时处理。卧床患者加强生活护理，预防并发症。

3）心源性猝死：对心源性猝死的处理就是立即进行有效的心肺复苏。①识别心搏骤停：出现较早并且方便可靠的临床征象是意识突然丧失，呼吸停止，对刺激无反应。②呼救：在心肺复苏术的同时，设法（呼喊或通过他人应用现代通信设备）通知急救系统，使更多的人参与基础心肺复苏和进一步施行高级复苏术。③心前区捶击复律：一旦肯定心搏骤停而无心电监护和除颤仪时，应坚决地予以捶击患者胸骨中下 1/3 处，若 1～2 次后心跳仍未恢复，则立即行基础心肺复苏。④基础心肺复苏：畅通气道、人工呼吸、人工胸外心脏按压。⑤高级心肺复苏：心肺复苏成功后，需继续有效地维持循环和呼吸稳定，防止心脏再次骤停，处理脑缺氧、脑水肿、肾功能不全和继发性感染等，纠正酸中毒。要积极查明心源性猝死的原因并加以处理，预防再次发生猝死。

6. 健康教育　如下所述。

（1）饮食指导

1）少吃脂肪和胆固醇含量较高的食物，如动物内脏、肥肉、蛋黄、动物油等，多吃新鲜水果、蔬菜和富含纤维素的食物。

2）进食清淡、高钾低钠饮食，忌食辛辣刺激性食品。戒除烟酒，不喝咖啡、浓茶。

3）华法林治疗期间禁忌食用含维生素 K 的食物，如许多绿色蔬菜和水果，包括菠菜、芦笋、花椰菜、包心菜、苣荬菜、芥蓝、奇异果、莴苣、生菜、西柚等。

（2）运动指导

1）以选择节奏比较舒缓、便于调节运动节拍的锻炼项目为宜，如散步、慢跑、打太极拳等。运动量应从小到大，时间从短到长，循序渐进，避免负重、屏气运动。运动量根据锻炼后的最高心率限度来计算，方法：（220 – 年龄）×0.75。

2）运动以无身体不适为原则，若出现头晕、头痛、心悸、恶心、呕吐等不适症状时，应立刻停止，必要时需就医。

三、房室交界区心律失常

房室交界区心律失常一般分为房室交界区期前收缩、交界区逸搏与逸搏心律、非阵发性交界区心动过速、与房室交界区相关的折返性心动过速、预激综合征。

（一）房室交界区期前收缩

房室交界区期前收缩是指起源于房室交界区异位起搏点的期前收缩，又称为房室交界区期前收缩，病因与房性期前收缩类似。

1. 临床表现　交界性期前收缩可有心悸、胸闷、恶心等症状，心脏听诊期前收缩第一心音增强，第二心音减弱或消失，其后有一长间歇。

2. 心电图检查　如下所述。

（1）提前出现的 QRS – T 波，其前面无窦性 P 波。

（2）逆行 P 波（Ⅱ、Ⅲ、aVF 导联倒置，aVR 导联直立）可位于 QRS 波之前（P′–R 间期＜0.12秒）、之中或之后（R–P 间期＜0.20 秒）。

（3）QRS 波形可正常或变形。

（4）多数情况下为完全性代偿间歇。

3. 治疗原则　治疗病因和去除诱因，无须抗心律失常药物。

4. 护理诊断　如下所述。

（1）活动无耐力：与心律失常导致心悸或心排血量减少有关。

（2）焦虑：与心律失常反复发作、疗效欠佳有关。

（3）潜在并发症：阿 – 斯综合征。

5. 护理措施　如下所述。

（1）休息：适当活动，避免劳累；保持精神乐观，情绪稳定，避免精神紧张；戒烟酒，减少本病的诱发因素。

（2）病情观察：监测患者生命体征，密切观察患者心律、心率和血压的变化，如突然出现心悸、胸闷、恶心等，应及时发现立即通知医生，并及时给予处理。监测心电图，并密切注意药物的不良反应，如出现黑蒙、心慌、晕厥等应警惕脑缺血，及时通知医护人员。

（3）饮食指导：饮食宜清淡，平时宜进食容易消化的食物，以免造成消化不良，多吃富含蛋白质的食物，如牛肉、鱼、虾、蛋类等，多吃新鲜蔬菜和水果，如青菜、番茄、苹果、梨等。饮食不宜过饱，少吃刺激性食物如酸、辣等调味品，少喝浓茶或咖啡；尽量不吃有刺激性的食物如葱、姜、醋、胡椒等；少吃容易胀气的食品，如芋头、土豆、豆制品等。

（4）治疗过程中的应急护理措施：发现晕厥患者时，应采取以下护理措施。

1）应立即将患者置于头低足高位，使脑部血供充分。将患者的衣服纽扣解松，头转向一侧，以免舌头后坠堵塞气道。

2）局部刺激，如向头面部喷些凉水或额部放上湿的凉毛巾，有助于清醒。如房间温度太低，应保暖。

3）在晕厥发作时不能喂食、喂水，意识清醒后不要让患者马上站立，必须等患者全身无力好转后才能在细心照料下逐渐站立和行走。

6. 健康教育　如下所述。

（1）积极治疗原发病，消除期前收缩的原因，如纠正电解质紊乱，改善心肌供血，改善心脏功能等，按时服药。

（2）避免精神紧张，保持精神乐观，情绪稳定；适当活动，勿过劳，戒烟酒，减少本病的诱发因素；合理饮食，少食油腻的食品。

（二）房室交界区逸搏与逸搏心律

室上性激动在一定时间内不能下传到心室时，交界区起搏点便被动的发放 1～2 次激动，形成房室交界区逸搏，交界区逸搏连续出现 3 次或 3 次以上，称为房室交界区逸搏心律。

1. 临床表现　患者有心悸的症状，严重心动过缓时可伴有头晕、黑蒙的症状。房室交界区逸搏的频率通常为 40～60 次/分。

2. 心电图检查　如下所述。

（1）延迟出现的 QRS 波群形态为室上性。

（2）逆行 P′波（Ⅱ、Ⅲ、aVF 导联倒置，aVR 导联直立）可位于 QRS 波之前（P′－R 间期＜0.12秒）、之中或之后（R－P′间期＜0.20秒）。

（3）逸搏周期 1.0～1.5 秒，交界性逸搏心律的心室率为 40～60 次/分，通常节律整齐。

3. 治疗原则　取决于病因和基本心律。

（1）由于迷走神经张力增高，一过性窦性心动过缓引起的交界区逸搏及逸搏心律无重要的临床意义。

（2）药物引起者停用相关药物。

（3）持续的交界区逸搏心律提示有器质性心脏病，如显著心动过缓者应安装起搏器。

4. 护理诊断　如下所述。

（1）活动无耐力：与心律失常导致心排血量减少有关。

（2）头晕：与心排血量下降引起脑供血不足有关。

（3）焦虑：与心律失常反复发作、疗效欠佳有关。

（4）潜在并发症：血压下降。

5. 护理措施　如下所述。

（1）休息：适当活动，避免劳累；保持精神乐观，情绪稳定，避免精神紧张；戒烟酒，减少该病的诱发因素。

（2）病情观察：监测患者生命体征，密切观察患者心律、心率和血压的变化，如突然出现心悸、头晕等不适，应立即通知医生，并及时给予处理。监测心电图，并密切注意药物的不良反应，如出现黑蒙、心悸、晕厥等应警惕脑缺血，及时通知医护人员。

（3）生活指导：患者宜多食对心脏有益的食物，如全麦、燕麦、糙米、扁豆、洋葱、蒜头、蘑菇、茄子等；忌食有刺激性的食物，少吃油炸食品，忌烟酒，适度活动，以不引起心悸、头晕等不适为宜。

（4）治疗过程中的应急护理措施

1）晕厥：发现晕厥患者时应做以下护理。①应立即将患者置于头低足高位，使脑部血供充分。将患者的衣服纽扣解松，头转向一侧，以免舌头后坠堵塞气道。②局部刺激，如向头面部喷些凉水或额部放上湿的凉毛巾，有助于清醒。如房间温度太低，应保暖。③在晕厥发作时不能喂食、喂水。意识清醒后不要让患者马上站立，必须等患者全身无力好转后才能在细心照料下逐渐站立和行走。

2）低血压：当发生直立性低血压时，立即协助患者平卧，并帮助按摩四肢，数分钟后可缓解，严重低血压时，嘱患者绝对卧床，遵医嘱应用升压药物，并密切观察患者血压和心率的变化。

6. 健康教育　如下所述。

（1）告知患者交界区逸搏及交界区逸搏心律是一种生理性代偿机制，当其出现时要积极寻找引起其发生的原发疾病，查明病因，积极治疗，是预防此种心律失常的根本措施。

（2）避免精神紧张，保持精神乐观，情绪稳定，生活规律，勿过劳，戒烟酒，忌食有刺激性的食物，少吃油炸食品，定期进行检查。

（三）非阵发性交界区性心动过速

非阵发性房室交界区性心动过速也称加速的交界区性逸搏心律，是常见的主动性交界区性心律失常。加速的交界区性逸搏心律几乎总是发生于器质性心脏病患者，常见于洋地黄中毒，也可见于急性心肌梗死、心肌炎、心肌病、慢性肺源性心脏病，尤其并发感染、缺氧、低血钾等情况。

1. 临床表现　患者有心悸的症状，偶有胸闷、憋气、头晕等症状。心动过速起始与终止时心率逐渐变化，有别于阵发性心动过速。血流动力学无明显变化，多为暂时性，也不会引起心房颤动或心室颤动，属良性心律失常。

2. 心电图检查　如下所述。

（1）QRS 波群形态正常，其前面无窦性 P 波。

（2）逆行 P'波（Ⅱ、Ⅲ、aVF 导联倒置，aVR 导联直立）可位于 QRS 波之前（P'-R 间期＜0.12 秒）、之中或之后（R-P'间期＜0.20 秒）。

（3）心室率 60~100 次/分，通常节律整齐。

（4）与窦性心律并存时可出现干扰性或阻滞性房室脱节。

3. 治疗原则　治疗主要针对原发疾病，洋地黄中毒者停用洋地黄，纠正缺氧、低血钾等临床情况。

4. 护理诊断　如下所述。

（1）活动无耐力：与心律失常导致心悸或心排血量减少有关。

（2）焦虑：与心律失常反复发作、疗效欠佳有关。

（3）潜在并发症：心力衰竭。

5. 护理措施　如下所述。

（1）休息与活动：嘱患者做适量活动，如有不适，应立即停止活动，就地休息。

（2）病情观察

1）因非阵发性交界区性心动过速多见于洋地黄中毒，所以在使用洋地黄药物时要掌握好适应证，治疗过程中要严密监测血药浓度和临床症状，一旦发现问题及时进行处理。

2）当非阵发性交界区性心动过速出现房室分离时，由于心房收缩不能帮助心室的充盈使心排血量降低，此时可考虑用阿托品使窦性心律增快，通过窦性-交界区心律的竞争，使非阵发性交界区性心动过速消失，房室分离消失，心排血量增加。

（3）饮食指导：患者应多食维生素丰富的新鲜蔬菜和水果，如萝卜、山楂、蘑菇等；饮食宜清淡，忌食有刺激神经兴奋的食物，比如辛辣食物、咖啡和可乐等；忌食油腻的食物，忌烟酒，少吃甜食。

（4）治疗过程中的应急护理措施

1）心力衰竭：患者取坐位，双腿下垂，以减少静脉回流。高流量氧气吸入（10～20L／min 纯氧吸入），并在湿化瓶中放入酒精。遵医嘱应用吗啡，呋塞米（速尿）20～40mg 静注，于 2 分钟内推完，亦是主要的治疗方法。应用血管扩张剂，可选用硝普钠或硝酸甘油静滴，毛花苷 0.4mg 以葡萄糖水稀释后，静脉注射，适用于心房颤动伴快速心室率或已知有心脏增大伴左心室收缩功能不全者，禁用于重度二尖瓣狭窄伴窦性心律者。氨茶碱 0.25g 以葡萄糖水稀释后缓慢静脉推注，对解除支气管痉挛特别有效，同时有正性肌力作用及扩张外周血管和利尿作用。四肢轮流结扎降低前负荷。

2）猝死：对心源性猝死的处理就是立即进行有效的心肺复苏。

6．健康教育　如下所述。

（1）向患者介绍该病的病因、表现、治疗及用药方法，使用洋地黄药物时要掌握好适应证，治疗过程中要严密监测血药浓度和临床症状，一旦发现问题及时进行处理。

（2）嘱咐患者保持情绪稳定，避免诱因，生活饮食规律，保证良好睡眠，定期复查。

（四）与房室交界区相关的折返性心动过速

当异位兴奋灶自律性进一步增高或连续的折返激动时，突然发生连续 3 个或 3 个以上的期前收缩，称为阵发性心动过速，按激动的起源部位可分为室上性阵发性心动过速和室性阵发性心动过速。室上性阵发性心动过速90%以上为房室结折返性心动过速和房室折返性心动过速，因为这两种心动过速的折返环依赖于房室交界区的参与，故又称房室交界区相关的折返性心动过速。

1．临床表现　该病多见于无器质性心脏病者，也可见于各种心脏病、甲状腺功能亢进、洋地黄中毒等患者。可因情绪激动、疲劳、突然用力、寒冷等刺激诱发，但也可无明显诱因而突然发病。本病呈阵发性发作，突发突止。发作时有心悸、焦虑、乏力，但在原有器质性心脏病者可诱发心绞痛、心功能不全、晕厥或休克。

2．辅助检查　包括心电图和心内电生理检查。

（1）心电图：①突发突止；②发作时心室率 150～250 次／分；③QRS 波形态多正常，少数情况下也可宽大畸形；④无窦性 P 波，可见或不可见到逆行的 P 波。

（2）心内电生理检查：可以用来明确室上性心动过速的发生机制，指导导管消融治疗，并可评价室上性心动过速的预后。

3．治疗原则　如下所述。

（1）发作时护理：发作时立即休息，刺激迷走神经的方法如按摩一侧颈动脉窦、用力屏气等常能迅速终止发作。

（2）抗心律失常药物治疗：Ⅰ～Ⅳ类抗心律失常药物均可选用，常用药物有腺苷或 ATP、异搏定、心律平、β 受体阻断剂等。

（3）食管起搏：如药物治疗无效或在射频消融术前停用抗心律失常药后发作室上性心动过速，可以用食管调搏的方法来终止。

（4）电复律：对伴有严重血流动力学障碍（如晕厥等）者应立即行电复律，对于药物或其他方法治疗无效者也可以使用电复律。

（5）射频消融术：是阵发性室上性心动过速的首选治疗方法。绝大部分阵发性室上性心动过速患者可以通过射频消融术得到根治。

4．护理诊断　应与房性心动过速相鉴别；如为房室旁路前传或伴束支传导阻滞时 QRS 波可增宽，此时应与室性心动过速鉴别。

（五）预激综合征

预激综合征指室上性激动在下传过程中，通过旁路预先激动部分心室的综合征，又称 W－P－W 综合征。该病多见于无其他心脏异常者，少数人伴有器质性心脏病。

1．临床表现　预激本身不引起症状。具有预激心电图表现者，心动过速的发生率为 1.8%，并随年龄增长而增加。其中大约80%心动过速发作为房室折返性心动过速，15%~30%为心房颤动，5%为心房扑动。频率过于快速的心动过速（特别是持续发作心房颤动），可恶化为心室颤动或导致充血性心力衰竭、低血压。

2. 心电图检查 ①P-R间期<0.12秒；②QRS波起始部位粗钝波（delta波），终末部分正常；③继发性ST-T改变；④部分旁路无前传功能，仅有逆传功能，此时P-R间期正常，QRS波起始部无delta波，但可反复发作室上性心动过速，此类旁路称为隐匿旁路。

3. 治疗原则 如下所述。

（1）若不并发其他心律失常则无须治疗。

（2）并发房室折返性心动过速时可用药物复律（如维拉帕米、普罗帕酮同）。

（3）并发房扑或房颤时常有极快的心室率而导致血流动力学障碍，此时应立即电复律。

（4）经导管射频消融旁路是最佳治疗方法，根治率大于95%。

四、室性心律失常

（一）室性期前收缩

室性期前收缩又称室性早搏，是心室提前除极引起的心脏搏动。室性期前收缩是临床最常见的一种心律失常，既见于器质性心脏病患者，亦可见于无器质性心脏病的健康人，正常人发生室性期前收缩的机会随年龄的增长而增加。动态心电图监测发现，在大于25岁的健康人群中，50%的人可检出室性期前收缩；大于60岁的健康人群中，发生率高达100%。

1. 临床表现 患者可感到心悸不适，期前收缩后有较长的停歇，桡动脉搏动减弱或消失。如患者已有左室功能减退，室性期前收缩频繁发作可引起晕厥；频发室性期前收缩发作持续时间过长，可引起心绞痛与低血压。心脏听诊时，室性期前收缩的第一心音增强，第二心音减弱或消失，其后有一较长间歇。

2. 辅助检查 如下所述。

（1）心电图：①提前出现的QRS-T波前无相关P波；②提前出现的QRS波宽大畸形，时限>0.12秒；③T波方向与QRS主波方向相反；④常为完全性代偿间歇。也可以用Holter记录协助诊断，并指导治疗。

（2）特殊检查：心内电生理检查，可以用来确定室性早搏起源部位、指导射频消融治疗。

3. 治疗原则 如下所述。

（1）无器质性心脏病且无明显症状者不必使用抗心律失常药物治疗。如有明显症状应予治疗，首先是去除诱发因素，也可适当给予镇静剂；去除诱因仍然有明显症状者可首选β受体阻断剂，或口服美西律或普罗帕酮。应避免使用胺碘酮等。

（2）有器质性心脏病者首先应重视对原发疾病的治疗，同时要去除诱发因素，如感染、电解质及酸碱平衡失调、紧张、过度疲劳、过度烟酒、浓茶及咖啡等。药物治疗主要有β受体阻断剂（多数情况下可作为起始治疗药物）和胺碘酮，急性心梗后早期使用β受体阻断剂可明显减少致命性心律失常的发生率，但不主张常规预防性使用利多卡因。射频消融可用于治疗室性期前收缩。

（3）目前强调根据病史、室性期前收缩的复杂程度、左心室功能，并参考信号平均心电图及心率变异性等进行危险分层，心脏性猝死高危的患者要加强治疗。

4. 护理诊断 如下所述。

（1）活动无耐力：与心律失常导致心悸或心排血量减少有关。

（2）头晕：与心排血量下降引起脑供血不足有关。

（3）焦虑：与心律失常反复发作、疗效欠佳有关。

5. 护理措施 如下所述。

（1）病情观察：密切观察病情变化，监测患者生命体征，给予持续床旁心电监护，持续吸氧，严密观察患者的心率、心律，并做好记录，描记12导联心电图，为临床用药前做准备及用药提供依据，同时备好急救药品、除颤仪，以便抢救时使用。

（2）药物护理：遵医嘱将胺碘酮150mg加葡萄糖水20mL充分溶解后，给患者静脉推注。推注药液时速度宜慢，一般10～15分钟推完，推注过快易造成低血压。在推注药液过程中，要注意观察心电示波上患者心率、心律的变化，同时询问患者的感受，发现异常及时报告医生处理。维持静滴时应用输液泵，以保证剂量准确。此外，静脉注射或静脉滴注时，宜选择粗而清楚的静脉血管给药，避免发生静脉炎。使用过程中除注意观察疗效和可能出现的不良反应外，应做好详细的使用记录。胺碘酮的不良反应是Q－T间期延长和心律失常。因此观察期间除需密切注视心电示波上的心电波形的变化外，应还定时复查心电图，测量Q－T间期。

（3）饮食指导：应嘱患者进食低脂肪、低胆固醇、清淡易消化的饮食，避免辛辣等刺激性食物，伴有心功能不全的患者宜进食低盐饮食，同时注意食物的色、香、味搭配，以增进患者的食欲。

（4）心理护理：加强心理护理及宣教指导，发生快速心律失常的患者绝大部分都伴有器质性心脏病，由于心率加快，尤其伴有血流动力学改变时，患者有恐惧、濒死的感觉。因此，护士应安慰患者，耐心做好解释，讲解该疾病的有关知识及治疗效果，药物可能出现的不良反应，消除患者的思想顾虑，使其积极配合治疗，以利于疾病的康复。

（5）治疗过程中的应急护理措施：对心源性猝死的处理就是立即进行有效的心肺复苏。

6. 健康教育　如下所述。

（1）积极治疗原发病，消除期前收缩的原因，如纠正电解质紊乱，改善心肌供血，改善心脏功能等。

（2）保持精神乐观、情绪稳定；起居有常，勿过劳；戒烟酒，减少本病的诱发因素；饮食有节，少食油腻的食品。积极进行体育锻炼，控制体重。

（3）预防诱发因素，一旦确诊后患者往往高度紧张、焦虑，迫切要求用药控制心律失常。常见诱因包括：吸烟、酗酒、过劳、紧张、激动、暴饮暴食、消化不良、感冒发热等。

（4）患者必须按医生要求服药，并注意观察用药后的反应，定期复查。

（二）室性心动过速

连续3个或3个以上的室性期前收缩称为室性心动过速，简称室速。如果室速持续时间超过30秒或伴血流动力学障碍则称为持续性室速。器质性心脏病是室速发生的最常见原因，尤其是缺血性心脏病、心肌病、心肌炎、二尖瓣脱垂综合征、先天性心脏病等。室速也可见于其他各种原因引起的心脏损害和药物中毒、电解质紊乱，极少数患者可为无明显器质性心脏病的"正常人"，称为特发性室速，约占室速的10%。

1. 临床表现　取决于发作时的心室率快慢、持续时间、心功能及伴随疾病，如室速的心室率较慢，且持续时间较短，可自行终止，则患者的症状较轻，仅感心悸，甚至完全无症状；反之可出现血压下降，头晕或晕厥，甚至可发展为心力衰竭、肺水肿或休克、心室颤动，如不及时治疗有生命危险。

2. 辅助检查　如下所述。

（1）心电图：①发作时心室率100～250次/分；②QRS波宽大畸形，时限＞0.12秒，形态可一致（单形性室速）或不一致（多形性室速）；③P－R间期无固定关系（房室分离）；④可有室性融合波。Holter可用于捕捉短暂的室速发作。

（2）特殊检查：心内电生理检查，可以用来明确室速的诊断及发生机制、筛选抗心律失常药物及评价治疗效果、确定室速的起源部位并指导射频消融治疗，并可评价室速的预后。

3. 治疗原则　如下所述。

（1）终止室速发作：室速患者如无明显的血流动力学障碍，首先给予静脉注射利多卡因或普鲁卡因胺，同时静脉持续滴注。静注普罗帕酮不宜用于心肌梗死或心力衰竭的患者，其他药物治疗无效时可选用胺碘酮静注或同步直流电复律。若患者已发生休克、心绞痛、脑部血流灌注不足等症状，应迅速施行电复律。对尖端扭转型室速，应努力寻找和去除导致QT间期延长的病变和停用有关药物。治疗可试用镁盐、异丙肾上腺素，亦可使用临时心房或心室起搏。ⅠA或Ⅲ类抗心律失常药物可使QT间期更加延长，属禁用。

（2）预防复发：应努力寻找及治疗诱发与维持室速的各种可逆性病变，如缺血、低血压、低血钾等。在药物预防效果大致相同的情况下，应选择其潜在不良反应较少的抗心律失常药。维拉帕米对大多数室速的预防无效，但可应用于"维拉帕米敏感性室速"患者。单一药物治疗无效时，可选用作用机制不同的药物联合应用，各自药量均可减少。抗心律失常药物亦可与埋藏式心室起搏装置合用，治疗复发性室速。植入式心脏复律除颤器、外科手术亦已成功应用于选择性病例。对于无器质性心脏病的特发性单源性室速，导管射频消融根除发作疗效甚佳。冠脉旁路移植手术对某些冠心病并发室速的患者可能有效。

4. 护理诊断　如下所述。

（1）活动无耐力：与心律失常导致心悸或心排血量减少有关。

（2）头晕：与心排血量下降引起脑供血不足有关。

（3）焦虑：与心律失常反复发作、疗效欠佳有关。

（4）潜在并发症：心力衰竭。

5. 护理措施　如下所述。

（1）饮食指导：指导患者采取清淡易消化饮食，避免摄入刺激性食物如浓茶、咖啡等，多食纤维素丰富的食物，保持大便通畅。

（2）心理护理：与患者保持良好的沟通，关注患者心理动态，及时满足患者需要。向患者讲明良好心理状态的重要性，避免情绪激动，向他们讲解疾病的知识，鼓励其树立战胜疾病的信心，配合医护人员做好各项治疗。

（3）重点护理

1）严密观察生命体征及心电图的变化，发现频发、多源性、成对的或呈 R on T 现象的室性期前收缩、阵发性室速等应立即报告医生，协助采取积极的处理措施。电极放置部位避开胸骨右缘及心前区，以免影响做心电图和紧急电复律。

2）做好抢救准备，准备静脉通道，备好纠正心律失常的药物及其他抢救药品、除颤仪等。

（4）治疗过程中的应急护理措施

1）猝死：对心源性猝死的处理就是立即进行有效的心肺复苏。

2）阿-斯综合征：患者发生阿-斯综合征时：①应立即将患者置于头低足高位，使脑部血供充分。将患者的衣服纽扣解松，头转向一侧，以免舌头后倾堵塞气道。②局部刺激，如向头面部喷些凉水或额部放上湿的凉毛巾，有助于清醒。如房间温度太低，应保暖。③在晕厥发作时不能喂食、喂水。意识清醒后不要让患者马上站立，必须等患者全身无力好转后才能在细心照料下逐渐站立和行走。

6. 健康教育　如下所述。

（1）预防诱发因素：常见诱因包括：暴饮暴食，消化不良，感冒发热，摄入盐过多，血钾、血镁低等。可根据以往发病的实际情况，总结经验，避免可能的诱因。

（2）稳定的情绪：保持平和稳定的情绪，精神放松，不过度紧张。避免过喜、过悲、过怒；不看紧张刺激的电视、比赛等。

（3）休息：患者应保证有充足的睡眠，饭后不宜立即就寝，睡眠的姿势应采取右侧卧位，双腿屈曲。不适合做剧烈运动，若有胸闷、胸痛、气慌、气短和咳嗽、疲劳等不适出现，应立即停止运动。

（4）合理饮食：饮食要清淡而富于营养，减少胆固醇的摄入量。吃新鲜水果和蔬菜。饮食要适量，不宜过饱。

（5）自我监测：有些心律失常往往有先兆症状，若能及时发现及时采取措施，则可减少甚至避免再发。有些患者对自己的心律失常治疗摸索出一套自行控制的方法，当发生时用以往的经验常能控制发病。

（三）心室扑动与心室颤动

心室扑动（室扑）及心室颤动（室颤）是极为严重的心律失常，室扑是极快而规则的心室收缩；

室颤是极快而不规则的、不同步的心室收缩，二者将导致心室完全丧失收缩能力，其血流动力学效应与心室停搏相同，见于多数心脏骤停及心脏性猝死的患者，也可以为各种疾病临终前的心律，极个别见于健康的"正常人"，称为特发性室颤。

1. 临床表现　意识丧失、抽搐、呼吸停止、血压测不出、听诊心音消失并不能触及大动脉搏动，如不能得到及时有效的抢救即死亡。

2. 心电图检查　①室扑发作时 QRS – T 波不能分辨，代之以连续快速的大幅正弦波图形，频率200～250 次/分，常在短时间内蜕变为室颤；②室颤表现为 QRS – T 波完全消失，代之以波形、振幅与频率极不规则的细小颤动波。

3. 治疗原则　如下所述。

（1）非同步直流电复律：一旦发病应立即非同步电复律，能量选择单向波 360J，双向波 200J。同时准备好心肺复苏相关药物及仪器。电击开始时间越早，成功率越高，因此应争分夺秒。

（2）保持呼吸道通畅及人工心外按压。

（3）肾上腺素是心肺复苏最重要的药物之一，可使细颤转为粗颤，从而提高电复律的成功率。

（4）抗心律失常药物：利多卡因或胺碘酮静脉注射，有效后予维持量。如是洋地黄中毒引起的室颤，可用苯妥英钠静脉注射。

（5）纠正酸碱平衡失调及电解质紊乱。

（6）复律后应积极治疗原发病及诱发因素，如原发病不能治愈则应考虑安装植入式自动复律除颤器（ICD）。

4. 护理诊断　如下所述。

（1）活动无耐力：与严重的心律失常导致心排血量减少有关。

（2）焦虑：与严重心律失常导致的躯体及心理不适有关。

（3）有受伤的危险：与心律失常导致的晕厥有关。

（4）潜在并发症：心力衰竭、心搏骤停。

5. 护理措施　如下所述。

（1）一般护理

1）心律的监护：电击复律后应持续严格观察和记录心电变化，因电击转复时心肌有一定程度的损害，心电图可以出现一过性 ST 段降低，也可发生新的恶性心律失常，所以应有专人监护并及时记录。

2）确保充足氧供给：间断或持续吸氧 2～3 天，重者可以面罩给氧，必要时有机械通气适应证时，可用机械通气。另外，呼吸机的介入可不必担心深度镇静所产生的呼吸抑制，保证了患者充分氧供。

3）及时有效的营养供给：创伤后的应激反应可产生严重的分解代谢，使血糖增高、乳酸堆积，因此必须及时有效补充能量和蛋白质，以减轻机体损耗。早期可采用肠外营养供给，等肠蠕动恢复后，可采用肠内营养供给。如昏迷未醒者可给予鼻饲，每次鼻饲量不超过 200mL，间隔 3 小时，注食速度不宜过快。

4）大小便的护理管理：保持大小便通畅，有尿失禁或尿潴留患者，应在无菌操作下行导尿术。留置导尿时应加强会阴部的护理，并定时放尿以训练膀胱的功能。患者有便秘时，可少量服用缓泻剂，或每天早晨给予蜂蜜 20mL 加适量温开水同饮，并帮助患者做腹部环形按摩（按顺时针方向）或做低压温盐水灌肠。

5）加强基础护理的落实：如口腔护理、皮肤护理，使用胺碘酮时应加强脉管炎的预防护理等。

（2）重点护理

1）室颤的判断：监护导联示 QRST 波消失，代之以快速的不规则的振幅、形态各异的颤动波。其频率为 180～500 次/分。明确诊断首要并且关键，需要与寒冷所致的肌颤波、患者身体的抖动、导联线移动所致的干扰相鉴别。室颤发生时常伴随昏迷程度加重，脑外伤患者呼吸浅而弱以至暂停，瞳孔迅速扩大，光反射消失等危急征象。

2）室颤的急救：确诊室颤后，应争分夺秒积极组织抢救。立即行非同步直流电除颤，通常选择

300~360J 的能量。如无效则静脉推注肾上腺素 1~5mg，使细颤转为粗颤，再行电除颤 1 次，若未能转复使用利多卡因、胺碘酮继续复律，同时积极去除诱因及治疗原发疾病直到转为窦性心律。电除颤时，应严格掌握操作规程，防止局部皮肤灼伤。

3）尽早实施脑复苏：低温能使机体各重要组织代谢率降低，耗氧量减少，借以保护脑和其他重要器官，利于脑复苏。一般采用头部置冰枕或冰帽，各大动脉处使用冰袋，使肛温迅速控制在 33~34℃。降温过程中随时观察耳郭、指、趾等末梢部位皮肤，避免冻伤。

（3）治疗过程中的应急护理措施：对心源性猝死的处理就是立即进行有效的心肺复苏。

1）识别心脏骤停：出现较早且方便可靠的临床征象是意识突然丧失，呼吸停止，对刺激无反应。

2）呼救：在心肺复苏术的同时，设法（呼喊或通过他人应用现代通信设备）通知急救系统，使更多的人参与基础心肺复苏和进一步施行高级复苏术。

3）心前区捶击复律：一旦确定心脏骤停而无心电监护和除颤仪时，应坚决地予以捶击患者胸骨中下 1/3 处，若 1~2 次后心跳仍未恢复，则立即行基础心肺复苏。

4）基础心肺复苏：畅通气道、人工呼吸、人工胸外心脏按压。

5）高级心肺复苏：心肺复苏成功后，需继续有效地维持循环和呼吸稳定，防治心脏再次骤停，处理脑缺氧、脑水肿、肾功能不全和继发性感染等，纠正酸中毒。要积极查明心源性猝死的原因并加以处理，预防再次发生猝死。

6. 健康教育 如下所述。

（1）稳定情绪：保持平和稳定的情绪，精神放松，不要过度紧张。精神因素尤其紧张的情绪易诱发心律失常。所以患者要以平和的心态去对待，避免过喜、过悲、过怒，不看紧张刺激的电视、比赛等。

（2）自我监测：在心律失常不易被监测到时，患者自己最能发现问题。有些心律失常常有先兆症状，若能及时发现并采取措施，可减少甚至避免再发心律失常。

（3）合理用药：心律失常治疗中强调用药个体化，患者必须按医生要求服药，并注意观察用药后的反应。

（4）定期复查：患者定期复查心电图、电解质、肝功能等，因为抗心律失常药可影响电解质及脏器功能，用药后应定期复诊及观察用药效果和调整用药剂量。

（5）生活要规律：养成按时作息的习惯，保证睡眠，因为失眠可诱发心律失常。运动要适量，量力而行，不勉强运动或运动过量，不做剧烈运动及竞赛性活动，可做气功、打太极拳。洗澡水不要太热，洗澡时间不宜过长。养成按时排便习惯，保持大便通畅。饮食要定时定量。不饮浓茶，不吸烟。避免着凉，预防感冒。

五、心脏传导阻滞

（一）房室传导阻滞

房室传导阻滞指由于房室交界区不应期延长引起的房室间传导减慢或中断的现象，根据严重程度将房室传导阻滞分为一度、二度和三度。房室传导阻滞大多见于病理情况，如冠心病、心肌炎、心肌病、中毒、电解质紊乱、原发性传导束退化等；一度和二度Ⅰ型房室传导阻滞偶尔也见于正常人，此时多与迷走神经张力增高有关。

1. 临床表现 如下所述。

（1）症状：房室传导阻滞患者症状除受原有心脏病及心脏功能状态的影响外取决于阻滞的程度及部位。

1）无症状：见于一度房室传导阻滞（此型预后良好）、二度Ⅰ型房室传导阻滞或某些慢性间歇性房室传导阻滞者。

2）有症状：二度Ⅱ型房室传导阻滞时，如被阻滞的心房波所占比例较大（如房室 3：2 传导），特别是高度房室传导阻滞时，因心室率下降出现心动过缓、头晕、乏力、胸闷、气短及心功能下降等症状。三度房室传导阻滞的症状较明显，其造成血流动力学的影响取决于心室逸搏频率的快慢。在希氏束分叉以上部位的三度房室传导阻滞对血流动力学的影响较小，患者虽有乏力、活动时头晕，但不致发生晕厥；发生于希氏束分叉以下的低位三度房室传导阻滞对血流动力学影响显著，患者可出现晕厥、心源性缺氧综合征，甚至猝死。

3）不典型症状：某些患者出现一些不典型症状，如全身乏力、疲劳或低血压状态等，需要进一步检查方可确诊。

（2）体征

1）一度房室传导阻滞：一些一度房室传导阻滞的患者可以无体征。有些患者体格检查可发现心尖部第一心音减弱，这是由于心室收缩的延迟使心脏内血液充盈相对较满，房室瓣在关闭前已漂浮在一个距闭合点较近的位置上，因此关闭时瓣叶张力较低，关闭所产生的振动较小所致。

2）二度房室传导阻滞：二度Ⅰ型房室传导阻滞，心脏听诊有间歇，但间歇前并无期前收缩，第一心音可随 PR 变化发生强弱改变。二度Ⅱ型房室传导阻滞可有间歇性漏搏，但第一心音强度恒定，房室呈 3∶2 传导时，听诊可酷似成对期前收缩形成的二联律。

3）三度房室传导阻滞：其特异性体征是心室率缓慢且规则并伴有第一心音强弱不等，特别是可出现突然增强的第一心音即"大炮音"，第二心音可呈正常或反常分裂，如心房与心室收缩同时发生，颈静脉出现巨大"A"波。

2. 心电图检查　如下所述。

（1）一度房室传导阻滞：①窦性 P 波规律出现；②P－R 间期＞0.20 秒；③每个窦性 P 波后均有 QRS 波。

（2）二度房室传导阻滞：二度Ⅰ型房室传导阻滞：①窦性 P 波规律出现；②P－R 间期渐长，直至一个 P 波后 QRS 波脱漏；③R－R 间期渐短；④长 R－R 间期小于正常窦性 P－P 间期的两倍。

二度Ⅱ型房室传导阻滞：①窦性 P 波规律出现；②间歇性 P 波后 QRS 波脱漏；③P－R 间期保持固定（可以正常或延长）。

（3）三度房室传导阻滞：①P 波与 QRS 波各自有自身的节律，互不相关；②P 波频率快于 QRS 波频率，心室率缓慢；③起搏点在阻滞部位下方，QRS 可正常或畸形。

3. 治疗原则　如下所述。

（1）治疗原发疾病，去除诱因：常见导致房室传导阻滞的药物有 β 受体阻断剂、维拉帕米、地尔硫䓬、胺碘酮等。

（2）一度房室传导阻滞和二度Ⅰ型房室传导阻滞心室率不慢者，不需治疗。

（3）二度Ⅱ型房室传导阻滞和三度房室传导阻滞可试用 β 受体激动剂、M 受体阻断剂。

（4）二度Ⅱ型房室传导阻滞和三度房室传导阻滞如药物无效或症状明显、心室率缓慢者，应行心脏起搏治疗。

4. 护理诊断　如下所述。

（1）活动无耐力：与心律失常导致心排血量减少有关。

（2）焦虑：与心律失常反复发作、疗效欠佳有关。

（3）有受伤的危险：与心律失常导致的晕厥有关。

（4）潜在并发症：猝死。

5. 护理措施　如下所述。

（1）一般护理

1）休息：患者心律失常发作引起心悸、胸闷、头晕等症状时应保证患者充足的休息和睡眠，休息时避免左侧卧位，以防左侧卧位时感觉到心脏搏动而加重不适。

2）饮食：食用富含纤维素的食物，以防便秘；避免饱餐及摄入刺激性食物如咖啡、浓茶等。

（2）重点护理

1）病情观察：连接心电监护仪，连续监测心率、心律的变化，及早发现危险征兆。及时测量生命体征，测脉搏时间为 1 分钟，同时听心率。患者出现频发多源性室性期前收缩、R on T 室性期前收缩、室性心动过速、二度 Ⅱ 型及三度房室传导阻滞时，及时通知医师并配合处理。监测电解质变化，尤其是血钾。

2）抢救：配合准备抢救仪器（如除颤仪、心电图机、心电监护仪、临时心脏起搏器等）及各种抗心律失常药物和其他抢救药品，做好抢救准备。

3）用药护理：应用抗心律失常药物时，密切观察药物的效果及不良反应，防止毒副反应的发生。

4）介入治疗的护理：向患者介绍介入治疗如心导管射频消融术或心脏起搏器安置术的目的及方法，以消除患者的紧张心理，使患者主动配合治疗。做好介入治疗的相应护理。

（3）治疗过程中的应急护理措施

1）晕厥：患者发生晕厥时：①应立即将患者置于头低足高位，使脑部血供充分。将患者的衣服纽扣解松，头转向一侧，以免舌头后倾堵塞气道。②局部刺激，如向头面部喷些凉水或额部放上湿的凉毛巾，有助于清醒。如房间温度太低，应保暖。③在晕厥发作时不能喂食、喂水。意识清醒后不要让患者马上站立，必须等患者全身无力好转后才能在细心照料下逐渐站立和行走。

2）猝死：对心源性猝死的处理就是立即进行有效的心肺复苏。

6. 健康教育　如下所述。

（1）疾病知识指导：向患者讲解心律失常的原因及常见诱发因素，如情绪紧张、过度劳累、急性感染、寒冷刺激、不良生活习惯等。

（2）生活指导

1）指导患者劳逸结合，生活规律。

2）无器质性心脏病者应积极参加体育锻炼。

3）保持情绪稳定，避免精神紧张、激动。

4）改变不良饮食习惯，戒烟戒酒，避免浓茶、咖啡、可乐等刺激性食物。

5）保持大便通畅，避免排便用力而加重心律失常。

（3）用药指导：说明患者所使用药物的名称、剂量、用法、作用及不良反应，嘱患者坚持用药，不得随意增减药物的剂量或种类。

（4）自我监测指导

1）教会患者及家属测量脉搏的方法，告知患者及家属心律失常发作时如何采取适当措施，如有头晕、眼花等，立即平卧，指导学习简单的心肺复苏知识，以便自我监测病情和自救。

2）对植入心脏起搏器的患者，讲解自我检测与家庭护理方法。

（5）复诊：定期门诊复查心电图和随访，发现异常及时就诊。

（二）束支传导阻滞

束支传导阻滞是指希氏束分叉以下部位的传导阻滞，如心室内束支、束支分支及心肌广泛病变引起的传导阻滞，包括了右束支、左束支、左前分支和左后分支阻滞。右束支传导阻滞可见于器质性心脏病或正常人，左束支传导阻滞多见于器质性心脏病，有的患者可同时合并多支传导阻滞。

1. 临床表现　疾病本身多无明显症状，主要以原发病的临床表现为主，但严重的三分支阻滞和双侧束支阻滞可因心室停搏而出现头晕，甚至晕厥。

2. 辅助检查　心电图是主要诊断依据。

（1）右束支传导阻滞：①V_1 或 V_2 导联呈 rsR 或 M 形；②Ⅰ、V_6 导联 S 波宽深；③QRS 时限 ≥0.12 秒（完全性右束支传导阻滞）或 <0.12 秒（不完全性右束支传导阻滞）；④继发 ST－T 改变。

（2）左束支传导阻滞：①Ⅰ、V_6 导联 R 波宽大，顶部有切迹或粗钝；②V_1、V_2 导联呈 QS 或 rS 波型，$S_{V_2} > S_{V_1}$；③QRS 时限 ≥0.12 秒（完全性左束支传导阻滞）或 <0.12 秒（不完全性左束支传导阻滞）；④继发 ST－T 改变。

3. 治疗原则　如下所述。

（1）慢性束支传导阻滞如无症状，无须治疗。

（2）双分支与不完全性三分支阻滞有可能进展为完全性房室传导阻滞而需要植入起搏器。

（三）室内传导阻滞

室内传导阻滞是指心室内传导阻滞的部位弥漫，心电图上 QRS 时间延长，但又不完全符合左束支或右束支传导阻滞的特点。见于扩张性心肌病、心力衰竭全心扩大等。

1. 临床表现　该病临床表现取决于原发病。

2. 心电图检查　①QRS 时限延长≥0.12 秒；②既不符合左束支传导阻滞又不符合右束支传导阻滞。

3. 治疗原则　该病以治疗原发病为主。

（赵　露）

第六节　感染性心内膜炎

一、自体瓣膜心内膜炎

自体瓣膜心内膜炎是指感染性心内膜炎，系微生物感染心内膜或邻近的大动脉内膜伴赘生物形成，主要由金黄色葡萄球菌引起，少数由肺炎球菌、淋球菌、A 族链球菌和流感杆菌所致。

（一）临床表现

1. 发热　发热是最常见的症状。亚急性者起病隐匿，可有全身不适、乏力、食欲减退和体重减轻等非特异性症状。可有弛张性低热，一般不超过39℃，午后和晚上高热，常伴有头痛、背痛和肌肉关节痛。急性者呈暴发性败血症过程，有高热、寒战。突发心力衰竭者较为常见。

2. 心脏杂音　绝大多数患者有病理性杂音，可由基础心脏病和（或）心内膜炎导致瓣膜损害所致。急性者比亚急性者更易出现杂音强度和性质的变化，或出现新的杂音。

3. 周围体征　多为非特异性，近年已不多见。可能的原因是微血管炎或微栓塞，包括：①瘀点：可出现于任何部位，以锁骨以上皮肤、口腔黏膜和睑结膜常见；②指（趾）甲下线状出血；③Roth 斑：为视网膜的卵圆形出血斑，其中心呈白色，多见于亚急性感染；④Osler 结节：为指（趾）垫出现的豌豆大的红或紫色痛性结节，较常见于亚急性者；⑤Janeway 损害：为手掌和足底处直径 1~4mm 的无痛性出血红斑。

4. 动脉栓塞　可发生于机体的任何部位，常见于脑、心、脾、肺、肾、肠系膜和四肢。

5. 感染的非特异性症状　如贫血、脾大等，部分患者可见杵状指（趾）。

6. 并发症　如下所述。

（1）心脏并发症：心力衰竭为最常见并发症，其次可见心肌脓肿、急性心肌梗死、心肌炎和化脓性心包炎等。

（2）细菌性动脉瘤：多见于亚急性者，受累动脉依次为近端主动脉、脑动脉、内脏和四肢动脉。

（3）迁移性脓肿：多见于急性患者，常发生于肝、脾、骨髓和神经系统。

（4）神经系统并发症：患者可有脑栓塞、细菌性脑动脉瘤、脑出血、中毒性脑病、脑脓肿、化脓性脑膜炎等不同神经系统受累表现。

（5）肾脏并发症：大多数患者有肾损害，包括肾动脉栓塞和肾梗死、肾小球肾炎、肾脓肿等。

（二）治疗原则

1. 抗微生物药物治疗原则　在连续多次采集血培养标本后应早期、大剂量、长疗程地应用抗生素，一般需要达到体外有效杀菌浓度的 4~8 倍及以上，疗程至少 6~8 周，以静脉给药方式为主，以保持高而稳定的血药浓度。病原微生物不明时，急性者选用针对金黄色葡萄球菌、链球菌、革兰阴性杆菌均有效的广谱抗生素，亚急性者选用针对大多数链球菌有效的抗生素。可根据临床征象、体检及经验推测最可能的病原菌，选用广谱抗生素。已培养出病原微生物时，应根据药物敏感试验结果选择用药。

2. 药物选择　该病大多数致病菌对青霉素敏感，可作为首选药物。联合用药以增强杀菌能力，如氨苄西林、万古霉素、庆大霉素或阿米卡星等。真菌感染选两性霉素 B。

3. 手术治疗　对抗生素治疗无效、严重心脏并发症患者应考虑手术治疗。

（三）护理评估

1. 病史评估　详细询问患者起病情况，了解感染病史，了解患者既往健康状况及瓣膜手术病史，评估有无其他原因导致的感染性心内膜炎。

2. 身体状况　观察生命体征，注意监测体温变化，听诊心脏杂音情况；了解细菌赘生物的大小、位置等情况，评估有无栓塞、转移脓肿等。

3. 心理 - 社会评估　了解患者有无情绪低落、消沉、烦躁、焦虑、恐惧、绝望等心理；了解家属的心理压力和经济负担。

4. 辅助检查　常规心电图或 24 小时动态心电图检查，X 线检查评估心影大小，超声心动图明确诊断，血液生化检查行血培养指导抗生素的使用。

（四）护理诊断

（1）体温过高：与感染有关。

（2）潜在并发症：栓塞。

1. 主要诊断标准　如下所述。

（1）两次血培养阳性，而且病原菌完全一致，为典型的感染性心内膜炎致病菌。

（2）超声心动图发现赘生物，或新的瓣膜关闭不全。

2. 次要标准　如下所述。

（1）基础心脏病或静脉滥用药物史。

（2）发热：体温≥38℃。

（3）血管征象：栓塞、细菌性动脉瘤、颅内出血、结膜瘀点以及 Janeway 损害。

（4）免疫反应：肾小球肾炎、Osler 结节、Roth 斑及类风湿因子阳性。

（5）血培养阳性，但不符合主要诊断标准。

（6）超声心动图发现符合感染性心内膜炎，但不符合主要诊断标准。

（五）护理措施

1. 一般护理　如下所述。

（1）休息：高热患者应卧床休息，心脏超声可见巨大赘生物的患者应绝对卧床休息，防止赘生物脱落。

（2）饮食：发热患者给予清淡、高蛋白、高热量、高维生素、易消化的半流质或普通软食，以补充机体消耗。鼓励患者多饮水（有心力衰竭征象者除外）。贫血者遵医嘱服用铁剂。

2. 重点护理　如下所述。

（1）病情观察：严密观察体温、心律、血压等生命体征的变化，观察心脏杂音的部位、强度、性质及有无变化，如有新杂音的出现、杂音性质的改变往往与赘生物导致瓣叶破损、穿孔或与腱索断裂有关；注意观察脏器有无栓塞症状，如患者肢体活动情况、协调动作如何、神志意识变化等，当患者有可疑征象时，及时通知医师。

（2）用药护理：遵医嘱应用抗生素治疗，观察药物疗效及不良反应，并及时报告医生。告知患者抗生素是治疗本病的关键，需坚持大剂量长疗程的治疗。严格用药时间，以确保维持有效的血药浓度。应用静脉留置针，以保护静脉血管，减轻患者痛苦。用药过程中要注意观察用药效果及不良反应，如有发生，及时报告医生，调整用药方案。

（3）正确采集血标本：正确留取合格的血标本对于本病的诊断、治疗十分重要，而采血方法、培养技术及抗生素应用时间都可影响血培养阳性率。告诉患者反复多次抽血的必要性，取得患者的理解和配合。

3. 治疗过程中的应急护理措施　如下所述。

（1）发热

1）观察体温及皮肤黏膜变化，发热时每4小时测体温一次，注意患者有无皮肤瘀点、指甲下线状出血、Osler 结节和 Janeway 损害等及消退情况。

2）正确采集血标本：未经治疗的亚急性患者，第一天采血1次/h×3次，次日未见细菌重复采血3次后开始治疗。已用抗生素者，停药2～7天后采血。急性患者入院后立即采血1次/h×3次。每次采血10～20mL，同时做需氧和厌氧培养。

3）合理饮食：环境温湿度适宜，高热者给予物理降温，及时更换衣物，促进舒适。

（2）潜在并发症——栓塞

1）重点观察瞳孔、神志、肢体活动及皮肤温度。

2）突然胸痛、气急、发绀、咯血，考虑肺栓塞。

3）出现腰痛、血尿，考虑肾栓塞。

4）神志和精神改变、失语、吞咽困难、肢体功能障碍、瞳孔大小不对称，甚至抽搐和昏迷，考虑脑血管栓塞。

5）肢体突然剧烈疼痛，皮肤温度下降，动脉搏动减弱，考虑外周动脉栓塞。

（六）健康教育

（1）告知患者该病的病因、发病机制，安抚患者，消除疑虑。坚持足量长疗程应用抗生素。

（2）在进行口腔手术、内镜检查、导尿等操作前告知医生心内膜炎史，以预防性应用抗生素。

（3）注意防寒保暖，避免感冒，加强营养，增强机体抵抗力，合理休息。保持口腔和皮肤清洁，少去公共场所。勿挤压痤疮、疖、痈等感染灶，减少病原体入侵机会。

（4）指导患者自测体温，观察栓塞表现，定期门诊随访。

二、人工瓣膜和静脉药瘾者心内膜炎

人工瓣膜心内膜炎：发生于人工瓣膜置换术后60天以内者为早期人工瓣膜心内膜炎，60天以后发生者为晚期人工瓣膜心内膜炎。除赘生物形成外，常致人工瓣膜部分破裂、瓣周瘘、瓣环周围组织和心肌脓肿。最常累及主动脉瓣。术后发热，出现新杂音、脾大或周围栓塞征，血培养同一种细菌阳性结果至少两次，可诊断本病。本病预后不良，难以治愈。

静脉药瘾者心内膜炎：多见于青年男性，致病菌常来源于皮肤，药物污染所致者少见。金黄色葡萄球菌为主要致病菌。大多累及正常心瓣膜。急性发病者多见，常伴有迁移性感染灶。

（一）治疗原则

该病难以治愈。人工瓣膜术后早期（<12个月）发生感染性心内膜炎，应积极考虑手术。药物治疗应在自体瓣膜心内膜炎用药基础上，将疗程延长为6～8周。任一用药方案均应加庆大霉素。对耐甲氧西林的表皮葡萄球菌致病者，应用万古霉素 15mg/kg，每12小时1次，静脉点滴；加利福平 300mg，每8小时1次，口服，用药6～8周；开始的2周加庆大霉素。

有瓣膜再置换术适应证患者，应早期手术。已明确的适应证有：①因瓣膜关闭不全致中度至重度心力衰竭；②真菌感染；③充分抗生素治疗后持续有菌血症者；④急性瓣膜阻塞；⑤X线透视发现人工瓣膜不稳定；⑥新发生的心脏传导阻滞。

对甲氧西林敏感的金黄色葡萄球菌所致右心感染，用萘夫西林或苯唑西林 2g，每4小时1次，静脉注射或点滴，用药4周；加妥布霉素 1mg/kg，每8小时1次，静脉点滴，用药2周。其余用药选择与方案同自体瓣膜心内膜炎的治疗。

（二）护理评估

1. 病史评估　详细询问患者起病情况，了解感染病史，了解患者既往健康状况及瓣膜手术病史，评估有无其他原因导致的感染性心内膜炎。

2. 身体状况 观察生命体征，注意监测体温变化，听诊心脏杂音情况；了解细菌赘生物的大小、位置等情况，评估有无栓塞、转移脓肿等。

3. 心理 - 社会评估 了解患者有无情绪低落、消沉、烦躁、焦虑、恐惧、绝望等心理；了解家属的心理压力和经济负担。

4. 辅助检查 常规心电图或24小时动态心电图检查，X线检查评估心影大小，超声心动图明确诊断，血液生化检查行血培养指导抗生素的使用。

（三）护理诊断

1. 体温过高 与感染有关。

2. 潜在并发症 栓塞。

（四）护理措施

1. 一般护理 如下所述。

（1）休息：高热患者应卧床休息，心脏超声可见巨大赘生物的患者应绝对卧床休息，防止赘生物脱落。

（2）饮食：发热患者给予清淡、高蛋白、高热量、高维生素、易消化的半流质或普通软食，以补充机体消耗。鼓励患者多饮水（有心力衰竭征象者除外）。有贫血者遵医嘱服用铁剂。

2. 重点护理 如下所述。

（1）病情观察：严密观察体温、心律、血压等生命体征的变化，观察心脏杂音的部位、强度、性质及有无变化，如有新杂音的出现、杂音性质的改变往往与赘生物导致瓣叶破损、穿孔或与腱索断裂有关；注意观察脏器有无栓塞症状，如患者肢体活动情况、协调动作如何、意识变化等，当患者有可疑征象时，应及时通知医师。

（2）用药护理：遵医嘱应用抗生素治疗，观察药物疗效及不良反应，并及时报告医师。告知患者抗生素是治疗本病的关键，需坚持大剂量长疗程的治疗。严格用药时间，以确保维持有效的血药浓度。应用静脉留置针，以保护静脉血管，减轻患者痛苦。用药过程中要注意观察用药效果及不良反应，如有发生，及时报告医师，调整用药方案。

（3）正确采集血标本：正确留取合格的血标本对于本病的诊断、治疗非常重要，而采血方法、培养技术及抗生素应用时间都可影响血培养阳性率。告诉患者反复多次抽血的必要性，取得患者的理解和配合。

3. 治疗过程中的应急护理措施 如下所述。

（1）发热

1）观察体温及皮肤黏膜变化：发热时每4小时测体温一次，注意患者有无皮肤瘀点、指甲下线状出血、Osler结节和Janeway损害等及消退情况。

2）正确采集血标本：未经治疗的亚急性患者，第一天采血1次/h×3次，次日未见细菌重复采血3次后开始治疗。已用抗生素者，停药2～7天后采血。急性患者入院后立即采血1次/h×3次。每次采血10～20mL，同时做需氧和厌氧培养。

3）合理饮食：环境温湿度适宜，高热者给予物理降温，及时更换衣物，促进舒适。

（2）潜在并发症——栓塞

1）重点观察瞳孔、意识、肢体活动及皮肤温度。

2）突然胸痛、气急、发绀、咯血，考虑肺栓塞。

3）出现腰痛、血尿，考虑肾栓塞。

4）意识改变、失语、吞咽困难、肢体功能障碍、瞳孔大小不对称，甚至抽搐和昏迷，考虑脑血管栓塞。

5）肢体突然剧烈疼痛，皮肤温度下降，动脉搏动减弱，考虑外周动脉栓塞。

（五）健康教育

（1）告知患者该病的病因、发病机制，安抚患者，消除疑虑。坚持足量长疗程应用抗生素。

（2）在进行口腔手术、内镜检查、导尿等操作前告知医师心内膜炎史，以预防性应用抗生素。

（3）注意防寒保暖，避免感冒，加强营养，增强机体抵抗力，合理休息。保持口腔和皮肤清洁，少去公共场所。勿挤压痤疮、疖、痈等感染灶，减少病原体入侵机会。

（4）指导患者自测体温，观察栓塞表现，定期门诊随访。

（赵　露）

第七节　心肌疾病

一、扩张型心肌病

扩张型心肌病是以左心室或右心室或双心室扩张伴收缩功能受损为特征。可以是特发性、家族性/遗传性、病毒性和（或）免疫性、酒精性/中毒性，或虽伴有已知的心血管疾病，但其心功能失调程度不能用异常负荷状况或心肌缺血损伤程度来解释。组织学检查无特异性。常表现为进行性心力衰竭、心律失常、血栓栓塞、猝死，且可发生于任何阶段，但以中年居多。本病病死率较高，男多于女，发病率（5～10）/10 万。

（一）临床表现

1. 症状　起病缓慢，大多在临床症状明显时才就诊。

（1）充血性心力衰竭：以气急和水肿为最常见。由于心排血量低，患者常感乏力。左心衰竭时可表现有夜间阵发性呼吸困难、端坐呼吸、气喘、咳嗽、咯血；右心衰竭时可表现有腹胀、食欲减退、肝大、腹腔积液、下肢水肿等。

（2）心律失常：各种类型均可出现，以异位心律和传导阻滞为主；可表现为房扑、房颤，室早、室速、室颤，心室内传导阻滞，左、右束支传导阻滞，房室传导阻滞等。

（3）栓塞：可发生脑、肾、肺等处的栓塞。

（4）猝死：高度房室传导阻滞、心室颤动、窦房阻滞或暂停可导致阿－斯综合征，是猝死的常见原因。

2. 体征　心脏扩大，心率增快，可有抬举性搏动，心浊音界向左扩大，常可听到第三心音或第四心音，呈奔马律。由于心腔扩大，可有相对二尖瓣或三尖瓣关闭不全所致的收缩期吹风样杂音，此杂音在心功能改善后减轻。血压多数正常，但晚期病例血压降低，脉压小。心力衰竭时两肺底部有啰音。右心衰竭时肝大，水肿从下肢开始，胸腔积液和腹腔积液在晚期患者中常见。

（二）辅助检查

1. 胸部 X 线片　肺瘀血，心影增大，心胸比例 >50%。

2. 心电图　多种异常心电图改变，如房颤、传导阻滞、ST－T 改变、肢导低电压、R 波减低、病理性 Q 波等。

3. 超声心动图　心腔扩大以左心室为主。因心室扩大致二尖瓣、三尖瓣的相对关闭不全，而瓣膜本身无病变；室壁运动普遍减弱，心肌收缩功能下降。

4. 放射性核素检查　核素血池显像可见左心室容积增大，左室射血分数降低；心肌显像表现放射性分布不均匀或呈"条索样""花斑样"改变。

5. 心导管检查和心血管造影　心室舒张末压、肺毛细血管楔压增高；心室造影见心腔扩大、室壁运动减弱、射血分数下降。冠状动脉造影正常。

6. 心内膜心肌活检　心肌细胞肥大、变性，间质纤维化等。

（三）治疗原则

扩张型心肌病处理原则：①有效地控制心力衰竭和心律失常，缓解免疫介导心肌损害，提高扩张型心肌病患者的生活质量和生存率；②晚期可进行心脏移植。

1. 心力衰竭的常规治疗　常用药物如下。

（1）血管紧张素转换酶抑制剂（ACEI）：能够改善心力衰竭时血流动力学变化，还能改善心力衰竭时神经激素异常激活，从而保护心肌。常用药物包括卡托普利、培哚普利、苯那普利等，同时使用利尿剂者应注意低血压反应。不能耐受 ACEI 改用血管紧张素Ⅱ受体阻断药（ARB）治疗，如坎地沙坦及缬沙坦。

（2）β受体阻断剂：能够改善心力衰竭时神经激素机制的过度激活，同时可以抑制抗 $β_1$ 受体抗体介导的心肌损害。心力衰竭患者水潴留改善后开始应用 β 受体阻断药，适用于心率快、室性心律失常和抗 $β_1$ 受体抗体阳性的患者。常用药物包括美托洛尔缓释片或平片，从 6.25mg 每日 2 次开始，每两周剂量加倍，逐渐增加到 25～100mg，每日 2 次；卡维地洛，从 6.25mg 每日 2 次开始，每两周剂量加倍，逐渐增加到 25mg，每日 2 次。

（3）螺内酯：可以抑制心肌纤维化和改善心力衰竭患者预后。剂量：10～20mg/d，每日 1 次。肾功能损害、血钾升高者不宜使用。

（4）利尿剂：呋塞米 20～40mg 口服，每日 1 次，间断利尿，同时补充钾镁和适当的钠盐饮食。

（5）正性肌力药：洋地黄剂量宜偏小，地高辛基本剂量为 0.125mg/d。非洋地黄类正性肌力药如多巴胺及多巴酚丁胺，在病情危重期间短期应用 3～7 天，有助于改善患者症状，度过危重期。

2. 中药黄芪　有抗病毒、调节免疫作用。鉴于肠病毒 RNA 在扩张型心肌病患者心肌持续感染，可用黄芪治疗扩张型心肌病。

3. 改善心肌代谢　辅酶 Q10 参与氧化磷酸化及能量的生成过程，并有抗氧自由基及膜稳定作用。

4. 栓塞、猝死的防治　如下所述。

（1）栓塞预防：阿司匹林 75～100mg/d，华法林 1.5～3mg/d，根据 INR 1.8～2.5 调节剂量，防止附壁血栓形成，预防栓塞。

（2）预防猝死：主要是控制诱发室性心律失常的可逆性因素：①纠正心力衰竭，降低室壁张力；②纠正低钾低镁；③改善神经激素功能紊乱，选用血管紧张素转换酶抑制剂和美托洛尔；④避免药物因素如洋地黄、利尿剂的不良反应；⑤胺碘酮有效控制心律失常，对预防猝死有一定作用。

（四）护理评估

1. 病史评估　详细询问患者起病情况，了解有无感染、过度劳累、情绪激动等诱因；了解患者心律失常的类型，评估发生栓塞和猝死的风险；了解患者既往健康状况，评估有无其他心血管疾病，如冠心病、风湿性心脏病等。

2. 身体状况　观察生命体征及意识状况，注意监测心律、心率、血压等变化。心脏扩大：听诊时常可闻及第三心音或第四心音，心率快时呈奔马律。肥厚性心肌病患者评估有无头晕、黑蒙、心悸、胸痛、劳力性呼吸困难，了解肥厚梗阻情况，评估猝死的风险。

3. 心理-社会状况评估　了解患者有无情绪低落、烦躁、焦虑、恐惧、绝望等心理；患者反复发作心力衰竭，经常住院治疗，了解患者亲属的心理压力和经济负担等情况。

（五）护理诊断

1. 活动无耐力　与心功能不全有关。

2. 气体交换受损　与充血性心力衰竭、肺水肿有关。

3. 焦虑　与病程长、疗效差、病情逐渐加重有关。

4. 潜在并发症　栓塞。

（六）护理措施

1. 一般护理　如下所述。

（1）心理护理：心肌病患者多较年轻，病程长、病情复杂，预后差，因此常产生紧张、焦虑和恐惧心理，甚至对治疗悲观失望，导致心肌耗氧量增加，加重病情。所以，在护理中对患者应多关心体贴，经常鼓励和安慰，帮助其消除悲观情绪，增强治疗信心。另外，注意保持休息环境安静、整洁和舒适，避免不良刺激。对失眠者酌情给予镇静药物。

（2）休息：无明显症状的早期患者可以从事轻工作，避免紧张劳累。心力衰竭患者经药物治疗症状缓解后可轻微活动，护士应根据病情协助患者安排有益的活动，但应避免剧烈运动。并发严重心力衰竭、心律失常及阵发性晕厥的患者应绝对卧床休息，以减轻心脏负荷及心肌耗氧量。护士应协助做好生活护理，对长期卧床及水肿患者应保持皮肤清洁干燥，注意翻身和防止压疮。

（3）饮食：采取低脂、高蛋白和高维生素的易消化饮食，避免刺激性食物。少食多餐，每餐不宜过饱，以免增加心脏负担。对心功能不全者应予低盐饮食。耐心向患者讲解饮食治疗的重要性，以取得患者配合。另外，应戒除烟酒，保持大便通畅，勿用力。

2. 重点护理　如下所述。

（1）密切观察病情，对危重患者应监测血压、心率及心律。当出现高度房室传导阻滞时，应立即通知医师，并备好抢救用品、药物和尽快完成心脏起搏治疗前的准备，密切观察生命体征，防止猝死。

（2）呼吸困难者取半卧位，予以持续吸氧，氧流量视病情酌情调节。每 12～24 小时应更换鼻导管或鼻塞。对心力衰竭者可做血气分析，了解治疗效果。

（3）对并发水肿和心力衰竭者应准确记录 24 小时液体摄入量和出量，限制过多摄入液体，每天测量体重。在利尿治疗期间应观察患者有无乏力、四肢痉挛及脱水表现，定时复查血电解质浓度，警惕低钾血症，必要时补钾。对大量胸腔积液、腹腔积液者，应协助医师穿刺抽液，减轻压迫症状。

（4）呼吸道感染是心肌病患者心力衰竭加重的一重要诱因。护理中应注意预防呼吸道感染，尤其是季节更换和气温骤变时。对长期卧床者应定时翻身、拍背，促进排痰。此外，在心导管等有创检查前后应给予预防性抗生素治疗，预防感染性心内膜炎等。

（5）对心肌病患者，尤其是扩张型及限制型心肌病患者，应密切观察有无脑、肺和肾等内脏及周围动脉栓塞，必要时给予长期抗凝治疗。

（6）对并发心力衰竭患者的治疗和护理：值得提出的是，心脏病患者往往心肌病变广泛，对洋地黄耐受性低，易现毒性反应。因此给药需严格遵照医嘱，准确掌握剂量，密切注意洋地黄毒性反应，如恶心、呕吐和黄绿视及有无室性期前收缩和房室传导阻滞等心律失常。

3. 治疗过程中的应急护理措施　如下所述。

（1）洋地黄中毒：该病易发生洋地黄中毒，其临床表现：①胃肠道反应：食欲下降、厌食、恶心、呕吐；②神经系统症状：视物模糊、黄视、绿视、乏力、头晕；③电解质紊乱：血钾降低；④心血管系统：加重心力衰竭、心律失常（双向性室性早搏、室性心动过速、房室传导阻滞、期前收缩甚至心房颤动）。

具体处理措施如下。

1）立即停用洋地黄，补充钾盐，停用排钾利尿药，纠正心律失常。

2）轻度中毒者，停用本品及利尿治疗，如有低钾血症而肾功能尚好，可给予钾盐。

3）心律失常者可用：①氯化钾静脉滴注：对消除异位心律往往有效。②苯妥英钠：该药能与强心苷竞争性争夺 $Na^+ - K^+ - ATP$ 酶，因而有解毒效应。成人用 100～200mg 加注射用水 20mL 缓慢静注，如情况不紧急，亦可口服，每次 0.1mg，每日 3～4 次。③利多卡因：对消除室性心律失常有效，成人用 50～100mg 加入葡萄糖注射液中静脉注射。④心动过缓或完全房室传导阻滞有发生阿-斯综合征的可能时，可安置临时起搏器。⑤阿托品：对缓慢性心律失常可用。成人用 0.5～2mg 皮下或静脉注射。异丙肾上腺素，可以提高缓慢的心率。⑥依地酸钙钠：以其与钙螯合的作用，也可用于治疗洋地黄所致的心律失常。⑦对可能有生命危险的洋地黄中毒可经膜滤器静脉给予地高辛免疫 Fab 片段，每 40mg 地高辛免疫 Fab 片段，大约结合 0.6mg 地高辛或洋地黄毒苷。⑧注意肝功能不良时应减量。

（2）动脉栓塞：该病易并发血栓形成和栓塞并发症，多数研究和观察发现，扩张型心肌病形成血栓的主要部位是左心室心尖部和两心耳，血栓脱落形成栓子，造成栓塞，栓塞并发症以肺、脑、脾和肾栓塞多见。其临床表现为：症状的轻重与病变进展的速度、侧支循环的多寡有密切关系。早期症状为间歇性跛行，远侧动脉搏动减弱或消失，后期可出现静息痛，皮肤温度明显减低、发绀，肢体远端坏疽和溃疡。急性动脉栓塞而又无侧支循环代偿者，病情进展快。表现为疼痛、苍白、厥冷、麻木、运动障碍和动脉搏动减弱和消失等急性动脉栓塞典型的症状。

1）一般治疗：绝对卧床休息，取头高脚低位，使下肢低于心脏平面，同时密切观察患侧肢体皮肤颜色、皮肤温度、脉搏搏动的变化情况以及生命体征等。给予吸氧、解痉、镇痛，可采用氨茶碱、阿托品、吗啡、罂粟碱以解除支气管和血管痉挛及镇痛；如出现心力衰竭或休克者可酌情使用毛花苷C、多巴胺、异丙肾上腺素及低分子右旋糖酐等。

2）抗凝治疗：①肝素疗法；②维生素K拮抗剂，如醋硝香豆素（新抗凝片）或双香豆素；③溶栓治疗，除非有溶栓禁忌，应争取在短时间内应用溶栓治疗，如链激酶、尿激酶、重组组织纤维蛋白溶酶原；④外科手术治疗。

（七）健康教育

1. 疾病知识指导 症状轻者可参加轻体力工作，但要避免劳累。防寒保暖，预防感冒和上呼吸道感染。肥厚型心肌病者应避免情绪激动、持重、屏气及激烈运动如球类比赛等，减少晕厥和猝死的危险。有晕厥病史或猝死家族史者应避免独自外出活动，以免发作时无人在场而发生意外。

2. 饮食护理 采取高蛋白、高维生素、富含纤维素的清淡饮食，以促进心肌代谢，增强机体抵抗力。心力衰竭时低盐饮食，限制含钠量高的食物。

3. 出院指导 如下所述。

（1）充分休息，避免重体力劳动及疲劳过度，女性患者不宜妊娠。保持患者的身心健康。

（2）预防呼吸道感染，防止受凉，饭后漱口，保持口腔清洁。一旦感染，应及时使用抗生素治疗。

（3）保持心情愉快、稳定，避免紧张、兴奋、生气等情绪波动而加重病情。注意保持大便通畅，避免因大便用力而加重心脏负荷发生意外。

（4）坚持服用抗心力衰竭、抗心律失常的药物（如β受体阻断剂、钙通道阻滞剂等），以提高存活年限。说明药物的名称、剂量、用法，教会患者及家属观察药物疗效及不良反应。嘱患者定期门诊随访，症状加重时立即就诊，防止病情进展、恶化。

二、肥厚型心肌病

肥厚型心肌病是以左心室和（或）右心室肥厚为特征，常为不对称肥厚并累及室间隔。典型者左室容量正常或下降，常有收缩期压力阶差。有家族史者多为常染色体显性遗传，细肌丝收缩蛋白基因突变可致病。典型的形态学变化包括心肌细胞肥大和排列紊乱，周围区域疏松结缔组织增多。常发生心律失常和早发猝死。本病常为青年猝死的原因。

（一）临床表现

1. 症状 部分患者可无自觉症状，因猝死或在体检中被发现。

（1）劳力性呼吸困难：心悸、胸闷、心绞痛、运动耐受力降低，疲乏。

（2）频发一过性晕厥：于突然站立或运动后发生，片刻后可自行缓解。

（3）胸痛：劳累后发作，似心绞痛，含服硝酸甘油无效且可加重。可发生恶性心律失常，如室性心动过速和（或）心室颤动。

（4）猝死：心律失常，剧烈运动可发生猝死。

2. 体征 主要有收缩期杂音、特征性脉搏及心尖冲动。胸骨左缘下段心尖内侧可闻及粗糙的收缩中晚期喷射性杂音，可伴有震颤。凡增加心肌收缩力或减轻心脏负荷的措施，如异丙肾上腺素、硝酸甘油或体力运动可使杂音增强；凡降低心肌收缩力或增加心脏负荷的措施，如β受体阻断剂或下蹲位可使杂音减弱。特征性脉搏为急骤的水冲脉之后还有一缓慢的搏动，与心室射血的情况一致。心尖先有抬举性冲动，继之又有一次搏动，甚至还有左心房强力收缩引起的收缩前期搏动。

（二）辅助检查

主要为心肌肥厚的客观证据。

1. 胸部 X 线片　可无明显异常，如有心力衰竭心影可明显增大。

2. 心电图　最常见的表现为左心室肥大，胸前导联出现巨大的倒置 T 波。侧壁及下壁导联可出现深而窄的病理性 Q 波，而室内阻滞及期前收缩也较为常见。心尖肥厚型心肌病特征性心电图发生改变：①左室高电压伴左胸导联 ST 段压低；②胸前导联出现以 $V_4 \sim V_6$ 导联为中心的 T 波倒置。

3. 超声心动图　临床主要的诊断手段。特征性表现为室间隔的非对称性肥厚，舒张期室间隔与左室后壁的厚度比≥1.3；可有间隔运动低下、舒张功能障碍等。伴流出道梗阻的患者可见 SAM 现象，即收缩期二尖瓣前叶前移。

4. 磁共振心肌显像　心室壁肥厚和室腔变窄，对特殊部位及对称性肥厚更具诊断价值。

5. 心导管检查和心血管造影　左心室舒张末期压上升，梗阻部位前后存在收缩期压差，心室造影可见香蕉状、犬舌状、纺锤状。冠脉造影室间隔肌肉肥厚明显时，可见心室腔呈狭长裂缝样改变。

6. 心内膜心肌活检　心肌细胞畸形肥大，排列紊乱。

7. 相关基因检测　已证实 7 个基因型、70 余种突变与肥厚型心肌病有关。AHA 指南推荐对肥厚型心肌病（HCM）患者本人及其一级亲属进行相关基因检测，协助不典型患者的诊断、鉴别诊断，并对高危患者发病风险有预测价值。

（三）治疗原则

尽可能逆转肥厚的心肌，改善左室舒张功能，防止心动过速及维持正常窦性心律，减轻左心室流出道梗阻，预防猝死提高生存率。

1. 一般治疗　避免剧烈运动、持重或屏气，以减少猝死的发生。

2. 药物治疗　主张应用 β 受体阻断剂及钙通道阻滞剂。应避免使用增强心肌收缩力、减少容量负荷的药物，如洋地黄、硝酸酯类制剂等。

3. 其他治疗　重症患者可植入双腔 DDD 型起搏器、消融或切除肥厚的室间隔心肌。

（四）护理评估

1. 病史评估　详细询问患者起病情况，了解有无感染、过度劳累、情绪激动等诱因；了解患者心律失常的类型，评估发生栓塞和猝死的风险；了解患者既往健康状况及家族遗传史，评估有无其他心血管疾病，如冠心病、风湿性心脏病等。

2. 身体状况　观察生命体征及意识状况，注意监测心律、心率、血压等变化。评估有无头晕、黑蒙、心悸、胸痛、劳力性呼吸困难，了解肥厚梗阻情况，评估猝死的风险。

3. 心理 - 社会状况评估　了解患者有无情绪低落、烦躁、焦虑、恐惧、绝望等心理；患者反复发作心力衰竭，经常住院治疗，了解患者亲属的心理压力和经济负担。

（五）护理诊断

1. 气体交换受损　与心力衰竭有关。

2. 活动无耐力　与心力衰竭、心律失常有关。

3. 体液过多　与心力衰竭引起水钠潴留有关。

4. 舒适的改变（心绞痛）　与肥厚心肌耗氧量增加，而冠脉供血相对不足有关。

5. 焦虑　与慢性疾病，病情反复并逐渐加重，生活方式改变有关。

6. 潜在并发症　感染、栓塞、心律失常、猝死。

（六）护理措施

1. 休息与活动　如下所述。

（1）依据患者心功能评估其活动的耐受水平，并制定活动计划。

（2）无明显症状的早期患者，可从事轻体力工作，避免紧张劳累。

（3）心力衰竭患者经药物治疗症状缓解后可轻微活动。

（4）并发严重心力衰竭、心律失常及阵发性晕厥的患者应绝对卧床休息。

（5）长期卧床及水肿患者应注意皮肤护理，防止压疮形成。

2. 病情观察　如下所述。

（1）密切观察患者有无心慌、气促等症状。

（2）严密观察生命体征，特别是血压、心率及心律。

（3）心功能不全、水肿、使用利尿剂患者注意对出入量和电解质的观察。

（4）随时观察有无偏瘫、失语、血尿、胸痛、咯血等症状，防止动脉栓塞的发生。

（5）了解大便情况，保持大便通畅。

（6）备好抢救用物和药品，以及电复律等急救措施。

3. 吸氧护理　如下所述。

（1）呼吸困难者取半卧位，予以持续吸氧，氧流量视病情酌情调节。

（2）应每日清洁鼻腔和鼻导管，每日更换湿化液，每周更换鼻导管。

（3）注意观察用氧效果，必要时做血气分析。

4. 饮食　如下所述。

（1）采取低脂、高蛋白和高维生素的易消化饮食，忌刺激性食物。

（2）对心功能不全者应予低盐饮食，限制水分摄入。

（3）每餐不宜过饱。

（4）戒除烟酒。

（5）耐心向患者讲解饮食治疗的重要性，以取得患者配合。

5. 心理护理　如下所述。

（1）对患者多关心体贴，给予鼓励和安慰，帮助其消除悲观情绪，增强治疗信心。

（2）指导患者自我放松的方法。

（3）β受体阻断剂容易引起抑郁，应注意患者的心理状态。

（4）注意保持休息环境安静、整洁和舒适，避免不良刺激。

（5）对失眠者酌情给予镇静药物。

（6）鼓励患者家属和朋友给予患者关心和支持。

6. 并发症的处理及护理　如下所述。

（1）感染

1）临床表现：①肺部感染：发热、咳嗽、咳痰；②感染性心内膜炎：发热、心脏杂音、动脉栓塞、脾大、贫血，周围体征［瘀点、指（趾）甲下线状出血、Roth 斑、Osler 结节、Janeways 结节］。

2）处理方法：①静脉滴注抗生素；②肺部感染应定时翻身、扣背，促进排痰；③感染性心内膜炎宜及时手术治疗。

（2）栓塞

1）临床表现：①脑栓塞：偏瘫、失语；②肺栓塞：胸痛、咯血；③肾栓塞：腰痛、血尿；④下肢动脉栓塞：足背动脉搏动减弱或消失。

2）处理方法：①遵医嘱给予抗凝治疗；②指导患者正确服药；③观察疗效和不良反应。

（3）心律失常

1）临床表现：患者诉心悸不适，乏力、头昏。心电图示：室性早搏、房室传导阻滞、心动过缓等。

2）处理方法：①洋地黄中毒者，及时停用；②用β受体阻滞剂和钙通道阻滞剂时，有心动过缓，减量或停用；③高度房室传导阻滞时，安置心脏起搏器。

（4）猝死

1）临床表现：突然站立或劳累后晕厥。

2）处理方法：①猝死发生时行心肺复苏等抢救措施；②发生心室颤动，立即电除颤；③快速性室上性心动过速必要时电转复律。

（七）健康教育

1. 饮食　宜低盐、高蛋白、高维生素、含粗纤维多的食物；避免高热量和刺激性食物，忌烟酒，不宜过饱。

2. 活动　根据心功能情况，适当活动。避免劳累、剧烈活动、情绪激动、突然用力或提取重物，有晕厥史者避免独自外出活动。

3. 防感染　保持室内空气流通、防寒保暖，预防感冒。

4. 复查　坚持药物治疗，定期复查，以便随时调整药物剂量。有病情变化，症状加重时立即就医。

三、心肌炎

心肌炎是指心肌中有局限性或弥漫性的急性、亚急性或慢性炎性病变。炎症可累及心肌细胞、间质细胞、血管成分、心脏起搏与传导系统和（或）心包。近年来，由于对心肌炎的病原学的进一步了解和诊断方法的改进，心肌炎已成为常见的心脏病之一，日益受到重视。其病因现在多数认为是病毒感染所致。

（一）病毒性心肌炎

病毒性心肌炎是指嗜心肌病毒感染引起的以心肌非特异性间质性炎症为主要病变的心肌炎。41%～88%患者有前驱病毒感染史，大多数患者治疗后可痊愈，极少数患者死于急性期恶性心律失常；部分患者进入慢性期，发展至扩张型心肌病。一般急性期6个月，恢复期6个月～1年，1年以上为慢性期。

1. 临床表现　患者常先有发热、全身酸痛、咽痛、倦怠、恶心、呕吐、腹泻等症状，然后出现心悸、胸闷、胸痛或心前区隐痛、头晕、呼吸困难、水肿，甚至 Adams – Stokes 综合征；极少数患者出现心力衰竭或心源性休克。

体格检查可发现以下情况。

（1）与发热不平行的心动过速或心率异常缓慢。

（2）心脏正常或轻度扩大，显著的心脏扩大提示心肌损害严重。

（3）第一心音减弱或分裂，心音可呈胎心律样；若同时有心包受累，则可闻及心包摩擦音；心尖区可闻及第三心音及收缩期（一般不超过三级）或舒张期杂音，系由心脏扩大致二尖瓣关闭不全或相对狭窄所致，心肌炎好转后杂音可消失。

（4）可发现各种心律失常。

（5）重症心肌炎者可出现左心或左、右心同时衰竭的体征，如肺部啰音、颈静脉怒张、肝大、下肢水肿等，病情严重者可出现心源性休克。

2. 辅助检查　主要依据病毒前驱感染史、心脏受累症状、心肌损伤表现及病原学检查结果等综合分析。

（1）血液生化检查：血沉大多正常，亦可稍增快，C 反应蛋白大多正常。急性期或心肌炎活动期心肌肌酸激酶（CK – MB）、肌钙蛋白 T、肌钙蛋白 I 增高。

（2）病原学检查：血清柯萨奇病毒 IgM 抗体滴度明显增高，外周血肠道病毒核酸阳性或肝炎病毒血清学检查阳性，心内膜心肌活检有助于病原学诊断。

（3）X 线检查：可见心影扩大或正常。

（4）心电图：常见 ST – T 改变和各型心律失常，特别是室性心律失常和房室传导阻滞等。严重心肌损害时可出现病理性 Q 波。

3. 治疗原则　如下所述。

（1）卧床休息：无心脏形态功能改变者休息至体温下降后 3～4 周，3 个月不参加体力活动；重症伴有心脏扩大患者休息 6 个月～1 年，直到临床症状完全消失。

（2）保护心肌疗法：进食富含维生素及蛋白质食物，或可应用维生素 C、辅酶 Q10 及曲美他嗪等药物。

（3）抗心力衰竭治疗：包括利尿剂、洋地黄、血管扩张剂、ACEI 类药物等。

（4）抗心律失常治疗：必要时安装临时性或永久心脏起搏器。

（5）不主张早期应用糖皮质激素：有严重心律失常、难治性心力衰竭、重症或考虑存在免疫介导心肌损害患者可慎重使用。

（6）非常规辅助治疗：包括中医中药或干扰素，有一定抗病毒、调节免疫力作用。

4. 护理评估　如下所述。

（1）病史评估：详细询问患者起病情况，了解有无感冒、病毒感染等病史；了解患者有无心律失常及类型；了解患者既往健康情况。

（2）身体情况：观察生命体征及中毒情况，注意监测心律、心率、血压等变化。心脏扩大：听诊时心音低钝，心尖部第一心音减弱，或呈胎音样，心率快时呈奔马律。

（3）心理－社会状况评估：心理状态随病情的轻重及不同时期、不同年龄、不同文化背景而有所不同。了解患者有无焦虑、孤独心理；家庭、学校、朋友、同学的关心有积极的促进康复作用。

5. 护理诊断　如下所述。

（1）活动无耐力：与心肌炎性病变、虚弱、疲劳有关。

（2）潜在并发症：心律失常、心力衰竭。

（3）知识缺乏：与未接受疾病相关教育有关。

（4）焦虑：与患者对疾病症状持续存在，对预后不了解有关。

6. 护理措施　如下所述。

（1）休息与活动：心肌炎急性期、有并发症者需卧床休息。病情稳定后根据患者情况，与患者共同制定每日休息与活动计划，并实施计划。活动期间密切观察心率、心律的变化，倾听患者主诉，随时调整活动量。心肌炎患者一般需卧床休息至体温下降后 3～4 周，有心力衰竭或心脏扩大的患者应休息半年至 1 年，或至心脏大小恢复正常，血沉正常之后。如无症状，可逐步恢复正常工作与学习，应注意避免劳累。

（2）心理护理：倾听患者的主诉，理解患者的感受，耐心解答患者的疑问，通过解释与鼓励，消除患者的心理紧张和焦虑，使其积极配合治疗。协助患者寻求合适的支持系统，鼓励家人或同事给予患者关心，以降低紧张心理。

（3）并发症的处理与护理：心肌炎的并发症包括心律失常、心力衰竭甚至心源性休克，应及时处理。

1）心律失常：严密观察，及早发现及时处理。若发生多源性、频繁性或形成联律的室性期前收缩时，应遵医嘱用利多卡因、胺碘酮等药物治疗，必要时进行电复律；对于房性或交界性期前收缩可根据患者情况选用地高辛或普萘洛尔等 β 受体阻断剂治疗。阵发性室上性心动过速可按压颈动脉窦、刺激咽部引起恶心等刺激迷走神经，也可给予快速洋地黄制剂或普罗帕酮治疗。在整个治疗过程中，应注意观察药物治疗的效果与不良反应，密切观察血压、心率和心电图的变化，询问患者有无不适主诉，根据患者情况，及时调整药物剂量和种类。

2）心力衰竭：一旦确诊心力衰竭，应及时给予强心、利尿、镇静、扩血管和吸氧等治疗。

强心治疗：心肌炎时，心肌对洋地黄敏感性增高，耐受性差，易发生中毒，宜选用收效迅速及排泄快的制剂如毛花苷 C 或地高辛，且予小剂量（常用量的 1/2～2/3）。用药过程中应密切观察尿量，同时进行心电监护，观察心率、心律的变化，进行心脏听诊，观察心音的变化，在急性心力衰竭控制后数日即可停药。

利尿治疗：选用高效利尿剂，以减少血容量，缓解肺循环的瘀血症状，同时注意补钾，预防电解质紊乱。

镇静治疗：若烦躁不安，予吗啡等镇静剂，在镇静作用的同时也扩张周围血管，减轻心脏负荷，使呼吸减慢，改善通气功能和降低耗氧量。老年、神志不清、休克和呼吸抑制者慎用吗啡，可选用哌替啶。

血管扩张剂：给予血管扩张剂降低心室前负荷和（或）后负荷，改善心脏功能。常用制剂有硝普钠、硝酸甘油等，可单用也可与多巴胺或多巴酚丁胺等正性肌力药合用。

给氧：给予高流量鼻导管给氧（6～8L/min），病情特别严重者应给予面罩用麻醉机加压给氧，使肺泡内压在吸气时增加，增强气体交换同时对抗组织液向肺泡内渗透。在吸氧的同时也可使用抗泡沫剂使肺泡内的泡沫消失，鼻导管给氧时可用20%～30%的乙醇湿化，以降低泡沫的表面张力使泡沫破裂，增加气体交换面积，促进通气改善缺氧。给氧过程中应进行氧饱和度的监测，并注意观察患者的生命体征，若出现呼吸困难缓解、心率下降、发绀减轻，表示纠正缺氧有效。

3）心源性休克：心源性休克是心功能极度减退，心室充盈或射血功能障碍，造成心排血量锐减，使各重要器官和周围组织灌注不足而发生的一系列代谢与功能障碍综合征。若患者出现血压下降、手足发冷等微循环障碍的早期表现，应及时处理。一旦确诊，立即给予镇痛、吸氧、纠正心律失常和酸碱平衡失调等抗休克治疗，每15分测量一次心率、血压和呼吸，观察意识状况、血氧饱和度以及血气分析的变化，同时给氧可增加心肌供氧量，以最大限度增加心排血量。若患者呼吸困难，低氧血症和严重肺水肿需使用机械通气。若患者疼痛或焦虑不安，给予镇静治疗。密切观察出入液量，注意补液量，不增加心脏负荷。出现肺水肿时应及时给予利尿剂，同时经静脉选择输注多巴酚丁胺或多巴胺等以增加心肌收缩力，也可酌情用血管扩张剂（硝普钠或硝酸甘油）以减轻左心室负荷。密切观察心电图的变化，发现异常及时处理。

7. 健康教育　针对患者的顾虑和需求制定健康教育计划，进行疾病过程、治疗、康复和用药指导，并提供适合患者所需的学习资料，督促患者遵照医嘱，合理用药。此外，与患者共同讨论心肌炎的危险因素，使其理解控制疾病、定期复查、预防复发的重要性，告知患者出现心悸、气促症状加重时及时就医。健康教育的重点在于防治诱因，防止病毒侵犯机体，病毒感染往往与细菌感染同时存在或相继发生，且细菌感染常可使病毒活跃，机体抵抗力降低，心脏损害加重。一旦发现病毒感染后要注意充分休息，避免过度疲劳，注意测量体温、脉搏、呼吸等生命体征，如出现脉搏微弱、血压下降、烦躁不安、面色灰白等症状时，应立即就医。

（二）风湿性心肌炎

风湿性心肌炎是急性风湿热的最重要表现（占60%～80%），可累及心内膜、心肌、心外膜及心包，甚至出现全心炎，同时可伴有急性风湿热心脏外表现。该病发病存在地域差异，发病率与该地区生活水平、居住条件及医疗卫生条件有关。

1. 临床表现　如下所述。

（1）心悸、乏力、气短及心前区不适等，重症者可有心力衰竭。

（2）体征：与体温不相称的心动过速、S_3 奔马律、瓣膜区杂音及心律失常。

（3）心脏外表现：发热、游走性关节炎、舞蹈病、皮肤病变等系统损害。

2. 辅助检查　如下所述。

（1）心电图、超声心动图及心肌损伤标志物检查。

（2）如并发风湿性瓣膜病，超声心动图常见瓣膜瓣叶轻度增厚、脱垂。

（3）心脏反应性抗体阳性，抗心肌抗体吸附试验具有一定诊断价值。

（4）其他风湿热相关检查：ASO 阳性，ESR、CRP、C3 升高等。

3. 治疗原则　如下所述。

（1）一般治疗：卧床休息，避免剧烈体育活动。

（2）控制链球菌感染：首选青霉素，每日80万～120万U肌内注射，疗程2～3周。

（3）抗风湿治疗：轻症者可选用水杨酸制剂，重症者应用糖皮质激素。

（4）抗心力衰竭及抗心律失常治疗：可参见病毒性心肌炎相关内容。

（王素清）

第八节 心包疾病

一、急性心包炎

(一) 概述

急性心包炎是由于心包脏层和壁层发生急性炎症所引起的以胸痛、心包摩擦音和一系列心电图改变为特征的综合征,可同时并发心肌炎和心内膜炎,也可作为唯一的心脏病损而出现。其病因很多,大多继发于全身性疾病,临床上以非特异性、结核性、化脓性和风湿性心包炎较为常见,近年来,病毒感染、肿瘤及心肌梗死性心包炎发病率明显增多。

急性心包炎的病理可分为纤维蛋白性和渗出性两种。

1. 纤维蛋白性 为急性心包炎的初级阶段,心包的脏层和壁层出现纤维蛋白,白细胞及少量内皮细胞组成的炎性渗出物,使心包壁呈绒毛状,不光滑。由于此期尚无明显液体积聚,心包的收缩和舒张功能不受限。

2. 渗出性 随着病情发展,心包腔渗出液增多,主要为浆液性纤维蛋白渗液。渗出液可呈血性、脓性。量为 100~300mL。积液一般数周至数月内吸收,可伴有壁层和脏层的粘连、增厚和缩窄。当短时间渗出液量增多,心包腔内压力迅速上升,限制心脏舒张期的血液充盈和收缩期的心排血量,超出心代偿能力时,可出现心脏压塞,发生休克。

(二) 临床表现

1. 纤维蛋白性心包炎阶段 如下所述。

(1) 症状:可由原发疾病引起,如结核可有午后潮热、盗汗。化脓性心包炎可有寒战、高热、大汗等。心包本身炎症,可见胸骨后疼痛、呼吸困难、咳嗽、声音嘶哑、吞咽困难等。由于炎症波及第5或第6肋间水平以下的心包壁层,此阶段心前区疼痛为最主要症状。急性非特异性心包炎及感染性心包炎等疼痛症状较明显,而缓慢发展的结核性或肿瘤性心包炎疼痛症状较轻。疼痛可为钝痛或尖锐痛,向颈部、斜方肌区(特别是左侧)、臂、左肩部放射,疼痛程度轻重不等,通常在变换体位、咳嗽和深呼吸时加重;坐起和前倾位缓解。冠脉缺血疼痛则不随胸部活动或卧位而加重,二者可鉴别。

(2) 体征:心包摩擦音是纤维蛋白性心包炎的典型体征。由粗糙的壁层和脏层在心脏活动时相互摩擦而产生,呈抓刮样,与心音发生无相关性。典型的心包摩擦音以胸骨左缘第3、4肋间最清晰,是由心房收缩期、心室收缩期、心室舒张期三个成分构成,但多数只能听到后两个成分,呈双相性。坐位时前倾和深吸气时听诊器加压更易听到。心包摩擦音可持续数小时到数天。当心包积液量增多将两层包膜分开时,摩擦音消失,如有粘连仍可闻及。

2. 渗出性心包炎 如下所述。

(1) 症状:呼吸困难是心包积液时最突出的症状,与支气管、肺受压及肺瘀血有关。呼吸困难严重时,患者呈端坐呼吸,身体前倾、呼吸浅快、可有面色苍白、发绀等。急性心脏压塞时,出现烦躁不安、上腹部胀痛、水肿、头晕甚至休克。也可出现压迫症状:压迫气管引起激惹性咳嗽;压迫食管引起吞咽困难;压迫喉返神经导致声音嘶哑。

(2) 体征

1) 心包积液体征:①心界向两侧增大,相对浊音界消失,患者由坐位变卧位时第2、3肋间心浊音界增宽;②心尖搏动弱,位于心浊音界左缘内侧处或不能扪及;③心音遥远、心率增快;④Ewart征:大量心包积液压迫左侧肺部,在左肩胛骨下区可出现浊音及支气管呼吸音。

2) 心包叩击音:少数患者在胸骨左缘第3、4肋间可闻及声音响亮呈拍击样的心包叩击音,因心脏舒张受到心包积液的限制,血流突然终止,形成漩涡和冲击心室壁产生震动所致。

3) 心脏压塞体征:当心包积液聚集较慢时,可出现亚急性或慢性心脏压塞,表现为体循环静脉瘀血、奇脉等；快速的心包积液（仅 100mL）即可引起急性心脏压塞，表现为急性循环衰竭、休克等。其征象有：①体循环静脉瘀血表现：颈静脉怒张，吸气时明显，静脉压升高、肝大伴压痛、腹腔积液、皮下水肿等。②心排血量下降引起收缩压降低、脉压变小、脉搏细弱，重者心排血量降低发生休克。③奇脉：指大量心包积液患者触诊时桡动脉呈吸气性显著减弱或消失，呼气时声音复原的现象。

（三）辅助检查

1. 实验室检查　原发病为感染性疾病可出现白细胞计数增加、血沉增快及 C 反应蛋白浓度增加。

2. X 线检查　渗出性心包炎心包积液量 >300mL 时，心脏阴影向两侧扩大，上腔静脉影增宽及心膈角呈锐角，心缘的正常轮廓消失，呈水滴状或烧瓶状，心脏随体位而移动。心脏搏动减弱或消失。

3. 心电图检查　其改变取决于心包脏层下心肌受累的范围和程度。①常规 12 导联（aVR 导联除外）有 ST 段弓背向下型抬高及 T 波增高，一天至数天后回到等电线；②T 波低平、倒置，可持续数周至数月或长期存在；③可有低电压，大量积液见电交替；④可出现心律失常，以窦性心动过速多见，部分发生房性心律失常，还可有不同程度的房室传导阻滞。

4. 超声心动图检查　对诊断心包积液和观察心包积液量的变化有重要意义。M 型或二维超声心动图均可见液性暗区可确诊。

5. 心包穿刺　对心包炎性质的鉴别、解除心脏压塞及治疗心包炎均有重要价值。①心包积液测定腺苷脱氨酶（ADA）活性，≥30U/L 对结核性心包炎的诊断有高度的特异性；②抽取定量的积液可解除心脏压塞症状；③心包腔内注入抗生素或化疗药物可治疗感染性或肿瘤性心包炎。

6. 心包活检　可明确病因。

（四）治疗原则

急性心包炎的治疗与预后取决于病因，因此诊治的开始应着眼于筛选能影响处理的特异性病因，检测心包积液和其他超声心动图异常，并给予对症治疗。胸痛可以服用布洛芬 600～800mg，每天 3 次，疼痛消失可以停用，如果对非甾体抗炎药物不敏感，可能需要给予糖皮质激素治疗，泼尼松 60mg 口服 1 天 1 次，1 周内逐渐减量至停服，也可以辅助性麻醉类镇痛剂。急性非特异性心包炎和心脏损伤后综合征患者可有心包炎症反复发作成为复发性心包炎，可以给予秋水仙碱 0.5～1mg，1 天 1 次，至少 1 年，缓慢减量停药。如果是心包积液影响了血流动力学稳定，可以行心包穿刺，病因明确后应该针对病因进行治疗。

（五）护理评估

1. 健康史　评估患者有无结核病史和近期有无纵隔、肺部或全身其他部位的感染史；有无风湿性疾病、心肾疾病及肿瘤、外伤、过敏、放射性损伤的病史。

2. 身体状况　如下所述。

（1）全身症状：多由原发疾病或心包炎症本身引起，感染性心包炎常有畏寒、发热、肌肉酸痛、大汗等全身感染症状，结核性心包炎还有午后低热、盗汗、乏力等。

（2）心前区疼痛：为最初出现的症状，是纤维蛋白性心包炎的重要表现，多见于急性非特异性心包炎和感染性心包炎（不包括结核性心包炎）。部位常在心前区或胸骨后，呈锐痛或刺痛，可放射至颈部、左肩、左臂、左肩胛区，也可达上腹部，于体位改变、深呼吸、咳嗽、吞咽、左侧卧位时明显。

（3）呼吸困难：是渗出性心包炎最突出的症状。心脏压塞时，可有端坐呼吸、呼吸浅快、身体前倾和口唇发绀等。

（4）心包摩擦音：是心包炎特征性体征，在胸骨左缘第 3～4 肋间听诊最清楚，呈抓刮样粗糙音，与心音的发生无相关性。部分患者可在胸壁触到心包摩擦感。

（5）心包积液征及心脏压塞征：心浊音界向两侧扩大，并随体位改变而变化，心尖搏动弱而弥散或消失，心率快，心音低而遥远。颈静脉怒张、肝大、腹腔积液、下肢水肿。血压下降、脉压变小、奇脉，甚至出现休克征象。

（6）其他：气管、喉返神经、食管等受压，可出现刺激性咳嗽、声音嘶哑、吞咽困难等。

3. 心理状况　患者常因住院影响工作和生活，因心前区疼痛、呼吸困难而紧张、烦躁，急性心脏压塞时可出现晕厥，患者更感到恐慌不安。

（六）护理诊断

1. 疼痛（心前区疼痛）　与心包纤维蛋白性炎症有关。

2. 气体交换受损　与肺瘀血及肺组织受压有关。

3. 心配血量减少　与大量心包积液妨碍心室舒张充盈有关。

4. 体温过高　与感染有关。

5. 焦虑　与住院影响工作、生活质量及病情重有关。

（七）护理措施

1. 一般护理　如下所述。

（1）卧床休息，取半卧位。给予持续低流量氧气吸入。

（2）胸痛明显者可遵医嘱给予镇痛药、镇静剂。

（3）采取高热量、高蛋白、高维生素易消化饮食，水肿者应限制钠盐摄入。保持大便通畅。

（4）护士应积极与患者交谈接触、宽慰，给予生活上的帮助，使患者有安全感，有利于配合治疗。

2. 重点护理　如下所述。

（1）病情观察

1）观察生命体征的变化，有无呼吸困难及呼吸频率、呼吸节律的改变。

2）心前区疼痛的性质、程度及有无放射，是否随呼吸或咳嗽而加重。

3）有无心脏压塞的征象。

4）观察应用药物的反应及不良反应。

（2）症状护理

1）定时测量体温：密切观察体温变化，及时做好降温护理，保持衣服干燥，并做好记录。

2）一旦发现患者出现心包积液引起心脏压塞征象时，立即通知医师并协助抢救。做好心包穿刺术准备并做好患者的解释工作，协助医师进行心包穿刺并做好术后护理。

3）呼吸困难者给予半卧位或前倾卧位，以及氧气吸入。

4）手术治疗：护士应积极做好患者术前的准备工作及术前指导工作。

（3）并发水肿时的护理

1）遵医嘱予利尿剂、强心药等治疗，并观察疗效，准确记录24小时出入量。

2）指导患者饮食，以低钠食物为主。

3）抬高水肿的下肢，穿宽松的衣服，保持床单位的整洁。

4）病情允许，适当进行活动，经常变换体位。

3. 治疗过程中的应急护理措施　心律失常是心包疾病的常见并发症之一，其产生与交感神经兴奋、心房扩大、心外膜炎症、心肌缺血以及机械性压迫等有关。其应急措施及护理参见心律失常相关内容。

（八）健康教育

1. 疾病知识指导　帮助患者及时了解相关知识，缓解心理压力，消除焦虑，保持情绪稳定，可减轻心脏负担，促进恢复。

2. 饮食指导　心包炎患者的机体抵抗力减弱，应注意充分休息，加强营养。

（1）给予高热量饮食：高热量饮食是在平常饮食基础上，另外供给高糖类食品以增加热量。一般在三餐基本饭食以外，可在上、下午或晚间各加点心1次。有条件的可采用牛乳、豆浆、藕粉等甜食，另加蛋糕、面包、饼干之类。

（2）给予高蛋白饮食：富含蛋白质的食物可分为豆类、山类、动物内脏、肉类、家禽类、水产类、蛋类等。

（3）给予易消化的饮食：易消化的食物有青菜、豆腐、绿豆粥、鲜奶、各类蛋、鱼、瓜类，如冬瓜、丝瓜、苦瓜、水瓜、黄瓜，还有西红柿、白菜等。助消化的食物肯定易消化，如山楂、萝卜等。

3. 出院指导　继续进行药物治疗，教会患者如何正确服药及观察疗效、不良反应。告知患者大多数心包炎可以治愈。结核性心包炎病程较长，鼓励患者坚持治疗；而急性非特异性心包炎则易复发，部分患者可演变为慢性缩窄性心包炎，因此应加强日常生活的护理，定期复查。

二、缩窄性心包炎

缩窄性心包炎是指心脏被致密厚实的纤维化心包所包围，使之在心脏舒张时不能充分扩展，致使心室舒张期充盈受限产生一系列循环障碍的病症。其病因多继发于急性心包炎，在我国仍以结核性为最常见。

（一）临床表现

1. 症状　起病常隐袭。心包缩窄的表现出现于急性心包炎后数月至数十年，一般为 2～4 年。在缩窄发展的早期，体征常比症状显著，即使在后期，已有明显的循环功能不全的患者亦可能仅有轻微的症状。常见症状有呼吸困难、疲乏、食欲不振、上腹胀痛或疼痛；呼吸困难为劳力性，主要与心搏量降低有关。

2. 体征　心脏体检可见：心尖冲动不明显，心浊音界不增大，心音减低，部分患者在胸骨左缘第 3～4 肋间可听到一个在第二心音后 0.1 秒左右的舒张早期额外音（心包叩击音），系舒张期充盈血流因心包的缩窄而突然受阻并引起心室壁的振动所致；心律一般为窦性，有时可有房颤；脉搏细弱无力，动脉收缩压降低，脉压变小。心脏受压表现：颈静脉怒张、肝大、腹腔积液、下肢水肿、心率增快，可见 Kussmaul 征；患者腹腔积液常较皮下水肿出现得早且明显增多，这与一般心力衰竭中所见相反。

（二）辅助检查

1. 实验室检查　可有轻度贫血，肝瘀血有肝功能损害，血浆精蛋白生成减少，肾瘀血可有蛋白尿、一过性尿素氮升高。

2. X 线检查　心搏减弱或消失，可出现心影增大，呈三角形，左、右心缘变直，主动脉弓小或难以辨认；上腔静脉扩张；心包钙化等征象。

3. 心电图检查　常提示心肌受累的范围和程度。主要表现为 QRS 波群低电压和 T 波倒置或低平；T 波倒置越深，提示心肌损害越重。

4. 超声心动图检查　可见心包增厚、钙化、室壁活动减弱等表现。

5. CT 及 MRI 检查　是识别心包增厚和钙化可靠与敏感的方法，若见心室呈狭窄的管状畸形、心房增大和下腔静脉扩张，可提示心包缩窄。

6. 右心导管检查　可见肺毛细血管压力、肺动脉舒张压力、右心室舒张末期压力及右心房压力均增高（＞250mmHg）等特征性表现。右心房压力曲线呈 M 或 W 形，右心室压力曲线呈收缩压轻度升高、舒张早期下陷和舒张后期的高原波形曲线。

（三）治疗原则

1. 治疗原则　如下所述。

（1）一旦确诊，应尽早争取外科心包切除。

（2）内科治疗主要是支持疗法和利尿治疗。

2. 用药原则　如下所述。

（1）尽早争取外科手术治疗。

（2）已知或疑为结核性缩窄性心包炎，术前应抗结核治疗 1～4 周，如诊断肯定，在心包切除术后应继续服药 12 个月。

（3）有人认为术前应用洋地黄可减少心律失常和心力衰竭，降低死亡率。

（4）对不能手术治疗者，主要是利尿和支持治疗，必要时抽除胸腔积液、腹腔积液。

（四）护理评估

1. 健康史　评估急性心包炎病史和治疗情况。

2. 身体状况　起病缓慢，一般在急性心包炎后 2～8 个月逐渐出现明显的心脏压塞（体循环瘀血和心排血量不足）征象。主要表现为不同程度的呼吸困难，头晕、乏力、衰弱、心悸、胸闷、咳嗽、腹胀、食欲下降、肝区疼痛等；体征主要有颈静脉怒张、肝大、腹腔积液、下肢水肿等；心脏听诊有心音低钝，心包叩击音及期前收缩、心房颤动等心律失常；晚期可有收缩压下降，脉压变小等。

3. 心理状况　患者因病程漫长、生活不能自理或需要做心包切开术等而焦虑不安。

（五）护理诊断

1. 活动无耐力　与心排血量不足有关。

2. 体液过多　与循环瘀血有关。

（六）护理措施

1. 一般护理　如下所述。

（1）卧床休息，取半卧位。给予持续低流量氧气吸入。

（2）胸痛明显者可遵医嘱给予镇痛药、镇静剂。

（3）采取高热量、高蛋白、高维生素易消化饮食，水肿者应限制钠盐摄入。保持大便通畅。

（4）护士应积极与患者交谈接触，劝慰，给予生活上的帮助，耐心讲解治疗的重要性使患者有安全感，有利于配合治疗。

2. 重点护理　如下所述。

（1）病情观察

1）观察患者有无呼吸困难、腹胀、乏力、肝区疼痛等症状。

2）密切观察生命体征变化，注意脉压大小，准确记录出入量。

3）有无心脏压塞的征象。

4）观察应用药物的反应。

（2）症状护理

1）定时测量体温：密切观察体温变化，及时做好降温护理，更换患者衣裤，并做好记录。

2）一旦发现患者出现心包积液引起心脏压塞征象，立即通知医师并协助抢救。做好心包穿刺术前准备及患者的解释工作，协助医师进行心包穿刺并做好术后护理。

3）呼吸困难者取半卧位或前倾卧位，给予氧气吸入。

4）手术治疗：护士应积极做好患者术前的准备工作及术前指导工作。

（3）并发水肿时的护理

1）遵医嘱予利尿剂、强心药等治疗，并观察疗效，准确记录24 小时出入量。

2）指导患者饮食，以低钠饮食为主。

3）抬高水肿的下肢，穿宽松的衣服，保持床单位的整洁。

4）病情允许时适当进行活动，经常变换体位。

3. 治疗过程中的应急护理措施　如下所述。

（1）心律失常：与交感神经兴奋、心房扩大、心外膜炎症、心肌缺血以及机械性压迫等有关。多为房性心律失常、窦性心动过速、室性期前收缩，也可并发束支传导阻滞等。其应急护理措施参见心律失常相关内容。

（2）心肌缺血：心包炎可并发心肌缺血，这是因为：①冠状动脉痉挛：可能与心包炎症刺激心外膜冠状动脉及心包积液时心包腔内具有扩张血管作用的前列环素的浓度降低有关；②增厚、钙化的心包膜压迫冠状动脉；③心脏压塞时冠状动脉血流减少；④药物对心肌的毒性作用等。

具体处理措施如下。

1）卧床休息，情绪上要注意不要大喜大悲，保持睡眠充足。养成良好生活习惯，定时排便，不能过度劳累。

2）预防性应用药物：冠心病一级预防的 ABCDE。A：阿司匹林；B：β 受体阻断药；C：钙离子拮抗药；D：他汀类调血脂药；E：血管紧张素转换酶抑制剂。

3）饮食护理：注意低盐、低脂、清淡饮食，多吃红薯、西红柿、胡萝卜等蔬菜，这些都是能提高患者身体抵抗能力的食物。喝些绿茶，茶叶中含有少量的茶碱，有一定的利尿作用，对患者心肌缺血的治疗有一定的帮助，茶叶中还有维生素 C，有防治动脉硬化的作用，但不宜过浓。每天坚持吃些黑木耳，能有助于降低血黏度，改善心肌缺血。

4）适度运动，促进心肌侧支循环的建立。

（3）心房内血栓形成：慢性缩窄性心包炎时，由于心房显著扩大、心室充盈受限，心房血流缓慢，加上易并发房颤导致血液在心房内淤积，容易形成血栓并发症，血栓可达到几乎填满整个心房的程度。患者可表现为肺循环或体循环栓塞的症状，可反复多次发作。

1）密切观察患者有无咳嗽、胸闷、胸痛、呼吸困难等，注意心率、脉搏、心电图等的改变，口唇有无发绀等。

2）注意休息，保持情绪安静。进食清淡、易消化、营养丰富的饮食。

3）遵医嘱应用抗凝药物。

4）必要时手术治疗。

（4）蛋白丢失性肠病：慢性缩窄性心包炎时体循环静脉压升高，肠黏膜淋巴管因回流受阻而扩张，淋巴液渗漏于肠腔内，淋巴液中的蛋白质或乳糜微粒丢失即造成大量蛋白质的丢失。患者表现为重度水肿，有腹胀、腹泻等胃肠道症状以及全身乏力、贫血、抽搐等表现。

1）给予高蛋白高热量饮食，对于高度水肿者给予限盐饮食；对于淋巴管阻塞性疾病患者，给予低脂或中链三酰甘油饮食治疗，以降低肠道淋巴管的负荷。

2）可联合应用保钾利尿药与排钾利尿药，如螺内酯和噻嗪类药物，以减轻水肿。

3）纠正低蛋白血症：静脉滴注血清蛋白可快速纠正低蛋白，但不能仅依靠清蛋白，应同时进行病因治疗和饮食调节来提高血浆蛋白质浓度。

4）有感染者应用抗生素，维生素缺乏者补充维生素族，有抽搐应补充钙、镁等。

（七）健康教育

缩窄性心包炎患者应充分休息，加强营养，注意防寒保暖，防止呼吸道感染。指出应尽早接受手术治疗，以获得持久的血流动力学恢复和临床症状明显改善。结核病者术后继续服药治疗一年，按医嘱准确服药。

（王素清）

第四章

消化科疾病的护理

第一节　急性胃炎

一、概述

急性胃炎指由各种原因引起的急性胃黏膜炎症，其病变可以仅局限于胃底、胃体、胃窦的任何一部分，病变深度大多局限于黏膜层，严重时则可累及黏膜下层、肌层，甚至达浆膜层。临床表现多种多样，可以有上腹痛、恶心、呕吐、上腹不适、呕血、黑粪，也可无症状，而仅有胃镜下表现。急性胃炎的病因虽然多样，但各种类型在临床表现、病变的发展规律和临床诊治等方面有一些共性。大多数患者通过及时诊治能很快痊愈，但也有部分患者其病变可以长期存在并转化为慢性胃炎。

二、护理评估

（一）健康史

评估患者既往有无胃病史，有无服用对胃有刺激的药物，如阿司匹林、保泰松、洋地黄、铁剂等，评估患者的饮食情况及睡眠。

（二）临床症状评估与观察

1. 腹痛的评估　患者主要表现为上腹痛、饱胀不适。多数患者无症状，或症状被原发疾病所掩盖。

2. 恶心、呕吐的评估　患者可有恶心、呕吐、食欲不振等症状，注意观察患者呕吐的次数及呕吐物的性质、量的情况。

3. 腹泻的评估　食用沙门菌、嗜盐菌或葡萄球菌毒素污染食物引起的胃炎患者常伴有腹泻。评估患者的大便次数、颜色、性状及量的情况。

4. 呕血和（或）黑粪的评估　在所有上消化道出血的病例中，急性糜烂出血性胃炎所致的消化道出血占10%~30%，仅次于消化性溃疡。

（三）辅助检查的评估

1. 病理　主要表现为中性粒细胞浸润。

2. 胃镜检查　可见胃黏膜充血、水肿、糜烂、出血及炎性渗出。

3. 实验室检查　血常规检查：糜烂性胃炎可有红细胞、血红蛋白减少；大便常规检查：大便潜血阳性；血电解质检查：剧烈腹泻患者可有水、电解质紊乱。

（四）心理-社会因素评估

1. 生活方式　评估患者生活是否规律，包括学习或工作、活动、休息与睡眠的规律性，有无烟酒嗜好等。评估患者是否能得到亲人及朋友的关爱。

2. 饮食习惯　评估患者是否进食过冷、过热、过于粗糙的食物；是否食用刺激性食物，如辛辣、过酸或过甜的食物，以及浓茶、浓咖啡、烈酒等；是否注意饮食卫生。

3. 焦虑或恐惧　因出现呕血、黑粪或症状反复发作而产生紧张、焦虑、恐惧心理。

4. 认知程度　是否了解急性胃炎的病因及诱发因素，以及如何防护。

（五）腹部体征评估

上腹部压痛是常见体征，有时上腹胀气明显。

三、护理问题

1. 腹痛　由于胃黏膜的炎性病变所致。

2. 营养失调：低于机体需要量　由于胃黏膜的炎性病变所致的食物摄入、吸收障碍所致。

3. 焦虑　由于呕血、黑粪及病情反复所致。

四、护理目标

（1）患者腹痛症状减轻或消失。

（2）患者住院期间保证机体需热量，维持水电解质及酸碱平衡。

（3）患者焦虑程度减轻或消失。

五、护理措施

（一）一般护理

1. 休息　患者应注意休息，减少活动，对急性应激造成者应卧床休息，同时应做好患者的心理疏导。

2. 饮食　一般可给予无渣、半流质的温热饮食。如少量出血可给予牛奶、米汤等以中和胃酸，有利于黏膜的修复。剧烈呕吐、呕血的患者应禁食，可静脉补充营养。

3. 环境　为患者创造整洁、舒适、安静的环境，定时开窗通风，保证空气新鲜及温湿度适宜，使其心情舒畅。

（二）心理护理

1. 解释症状出现的原因　患者因出现呕血、黑粪或症状反复发作而产生紧张、焦虑、恐惧心理。护理人员应向其耐心说明出血原因，并给予解释和安慰。应告知患者，通过有效治疗，出血会很快停止；并通过自我护理和保健，可减少本病的复发次数。

2. 心理疏导　耐心解答患者及家属提出的问题，向患者解释精神紧张不利于呕吐的缓解，特别是有的呕吐与精神因素有关，紧张、焦虑还会影响食欲和消化能力，而树立信心及情绪稳定则有利于症状的缓解。

3. 应用放松技术　利用深呼吸、转移注意力等放松技术，减少呕吐的发生。

（三）治疗配合

1. 患者腹痛的时候　遵医嘱给予局部热敷、按摩、针灸，或给予止痛药物等缓解腹痛症状，同时应安慰、陪伴患者以使其精神放松，消除紧张恐惧心理，保持情绪稳定，从而增强患者对疼痛的耐受性；非药物止痛方法还可以用分散注意力法，如数数、谈话、深呼吸等；行为疗法，如放松技术、冥想、音乐疗法等。

2. 患者恶心、呕吐、上腹不适　评估症状是否与精神因素有关，关心和帮助患者消除紧张情绪。观察患者呕吐的次数及呕吐物的性质和量的情况。一般呕吐物为消化液和食物时有酸臭味。混有大量胆汁时呈绿色，混有血液呈鲜红色或棕色残渣。及时为患者清理呕吐物、更换衣物，协助患者采取舒适体位。

3. 患者呕血、黑粪　排除鼻腔出血及进食大量动物血、铁剂等所致呕吐物呈咖啡色或黑粪。观察患者呕血与黑粪的颜色性状和量的情况，必要时遵医嘱给予输血、补液、补充血容量治疗。

（四）用药护理

（1）向患者讲解药物的作用、不良反应、服用时的注意事项，如抑制胃酸的药物多于饭前服用；抗生素类多于饭后服用，并询问患者有无过敏史，严密观察用药后的反应；应用止泻药时应注意观察排便情况，观察大便的颜色、性状、次数及量，腹泻控制时应及时停药；保护胃黏膜的药物大多数是餐前服用，个别药例外；应用解痉止痛药如 654 - 2 或阿托品时，会出现口干等不良反应，并且青光眼及前列腺肥大者禁用。

（2）保证患者每日的液体入量，根据患者情况和药物性质调节滴注速度，合理安排所用药物的前后顺序。

（五）健康教育

（1）应向患者及家属讲明病因，如是药物引起，应告诫今后禁止用此药；如疾病需要必须用该药，必须遵医嘱配合服用制酸剂以及胃黏膜保护剂。

（2）嗜酒者应劝告戒酒。

（3）嘱患者进食要有规律，避免食生、冷、硬及刺激性食物和饮料。

（4）让患者及家属了解本病为急性病，应及时治疗及预防复发，防止发展为慢性胃炎。

（5）应遵医嘱按时用药，如有不适，及时来院就医。

（王素清）

第二节　慢性胃炎

一、概述

慢性胃炎系指不同病因引起的慢性胃黏膜炎性病变，其发病率在各种胃病中居位首。随着年龄增长而逐渐增高，男性稍多于女性。

二、护理评估

（一）健康史

评估患者既往有无其他疾病，是否长期服用 NSAID 类消炎药如阿司匹林、吲哚美辛等，有无烟酒嗜好及饮食、睡眠情况。

（二）临床症状评估与观察

1. 腹痛的评估　评估腹痛发生的原因或诱因，疼痛的部位、性质和程度；与进食、活动、体位等因素的关系，有无伴随症状。慢性胃炎进展缓慢，多无明显症状。部分患者可有上腹部隐痛与饱胀的表现。腹痛无明显节律性，通常进食后较重，空腹时较轻。

2. 恶心、呕吐的评估　评估恶心、呕吐发生的时间、频率、原因或诱因，与进食的关系；呕吐的特点及呕吐物的性质、量；有无伴随症状，是否与精神因素有关。慢性胃炎的患者进食硬、冷、辛辣或其他刺激性食物时可引发恶心、反酸、嗳气、上腹不适、食欲不振等症状。

3. 贫血的评估　慢性胃炎并发胃黏膜糜烂者可出现少量或大量上消化道出血，表现以黑粪为主，持续 3 ~ 4d 停止。长期少量出血可引发缺铁性贫血，患者可出现头晕、乏力及消瘦等症状。

（三）辅助检查的评估

1. 胃镜及黏膜活组织检查　这是最可靠的诊断方法，可直接观察黏膜病损。慢性萎缩性胃炎可见黏膜呈颗粒状、黏膜血管显露、色泽灰暗、皱襞细小；慢性浅表性胃炎可见红斑、黏膜粗糙不平、出血点（斑）。两种胃炎皆可见伴有糜烂、胆汁反流。活组织检查可进行病理诊断，同时可检测幽门螺杆菌。

2. 胃酸的测定　慢性浅表性胃炎胃酸分泌可正常或轻度降低，而萎缩性胃炎胃酸明显降低，其分泌胃酸功能随胃腺体的萎缩、肠腺化生程度的加重而降低。

3. 血清学检查　慢性胃体炎患者血清抗壁细胞抗体和内因子抗体呈阳性，血清胃泌素明显升高；慢性胃窦炎患者血清抗壁细胞抗体多呈阴性，血清胃泌素下降或正常。

4. 幽门螺杆菌检测　通过侵入性和非侵入性方法检测幽门螺杆菌。慢性胃炎患者胃黏膜中幽门螺杆菌阳性率的高低与胃炎活动与否有关，且不同部位的胃黏膜其幽门螺杆菌的检测率亦不相同。幽门螺杆菌的检测对慢性胃炎患者的临床治疗有指导意义。

（四）心理 - 社会因素评估

1. 生活方式　评估患者生活是否有规律；生活或工作负担及承受能力；有无过度紧张、焦虑等负性情绪；睡眠的质量等。

2. 饮食习惯　评估患者平时饮食习惯及食欲，进食时间是否规律；有无特殊的食物喜好或禁忌，有无食物过敏，有无烟酒嗜好。

3. 心理 - 社会状况　评估患者的性格及精神状态；患病对患者日常生活、工作的影响。患者有无焦虑、抑郁、悲观等负性情绪及其程度。评估患者的家庭成员组成，家庭经济、文化、教育背景，对患者的关怀和支持程度；医疗费用来源或支付方式。

4. 认知程度　评估患者对慢性胃炎的病因、诱因及如何预防的了解程度。

（五）腹部体征的评估

慢性胃炎的体征多不明显，少数患者可出现上腹轻压痛。

三、护理问题

1. 疼痛　由于胃黏膜炎性病变所致。
2. 营养失调：低于机体需要量　由于厌食、消化吸收不良所致。
3. 焦虑　由于病情反复、病程迁延所致。
4. 活动无耐力　由于慢性胃炎引起贫血所致。
5. 知识缺乏　缺乏对慢性胃炎病因和预防知识的了解。

四、护理目标

（1）患者疼痛减轻或消失。
（2）患者住院期间能保证机体所需热量、水分、电解质的摄入。
（3）患者焦虑程度减轻或消失。
（4）患者活动耐力恢复或有所改善。
（5）患者能自述疾病的诱因及预防保健知识。

五、护理措施

（一）一般护理

1. 休息　指导患者急性发作时应卧床休息，并可用转移注意力、做深呼吸等方法来减轻。

2. 活动　病情缓解时，进行适当的锻炼，以增强机体抵抗力。嘱患者生活要有规律，避免过度劳累，注意劳逸结合。

3. 饮食　急性发作时可予少渣半流食，恢复期患者指导其食用富含营养、易消化的食物，避免食用辛辣、生冷等刺激性食物及浓茶、咖啡等饮料。嗜酒患者嘱其戒酒。指导患者加强饮食卫生并养成良好的饮食习惯，定时进餐、少量多餐、细嚼慢咽。如胃酸缺乏者可酌情食用酸性食物如山楂、食醋等。

4. 环境　为患者创造良好的休息环境，定时开窗通风，保证病室的温湿度适宜。

（二）心理护理

1. 减轻焦虑　提供安全舒适的环境，减少患者的不良刺激。避免患者与其他有焦虑情绪的患者或亲属接触。指导其散步、听音乐等转移注意力的方法。

2. 心理疏导　首先帮助患者分析这次产生焦虑的原因，了解患者内心的期待和要求；然后共同商讨这些要求是否能够实现，以及错误的应对机制所产生的后果。指导患者采取正确的应对机制。

3. 树立信心　向患者讲解疾病的病因及防治知识，指导患者如何保持合理的生活方式和去除对疾病的不利因素。并可以请有过类似疾病的患者讲解采取正确应对机制所取得的良好效果。

（三）治疗配合

1. 腹痛　评估患者疼痛的部位、性质及程度。嘱患者卧床休息，协助患者采取有利于减轻疼痛的体位。可利用局部热敷、针灸等方法来缓解疼痛。必要时遵医嘱给予药物止痛。

2. 活动无耐力　协助患者进行日常生活活动。指导患者体位改变时动作要慢，以免发生直立性低血压。根据患者病情与患者共同制定每日的活动计划，指导患者逐渐增加活动量。

3. 恶心、呕吐　协助患者采取正确体位，头偏向一侧，防止误吸。安慰患者，消除患者紧张、焦虑的情绪。呕吐后及时为患者清理，更换床单位并协助患者采取舒适体位。观察呕吐物的性质、量及呕吐次数。必要时遵医嘱给予止吐药物治疗。

附：呕吐物性质及特点分析

1. 呕吐不伴恶心　呕吐突然发生，无恶心、干呕的先兆，伴明显头痛，且呕吐于头痛剧烈时出现，常见于神经血管头痛、脑震荡、脑溢血、脑炎、脑膜炎及脑肿瘤等。

2. 呕吐伴恶心　多见于胃源性呕吐，例如胃炎、胃溃疡、胃穿孔、胃癌等，呕吐多与进食、饮酒、服用药物有关，吐后常感轻松。

3. 清晨呕吐　多见于妊娠呕吐和酒精性胃炎的呕吐。

4. 食后即恶心、呕吐　如果食物尚未到达胃内就发生呕吐，多为食管的疾病，如食管癌、食管贲门失弛缓症。食后即有恶心、呕吐伴腹痛、腹胀者常见于急性胃肠炎、阿米巴痢疾。

5. 呕吐发生于饭后 2～3h　可见于胃炎、胃溃疡和胃癌。

6. 呕吐发生于饭后 4～6h　可见于十二指肠溃疡。

7. 呕吐发生在夜间　呕吐发生在夜间，且量多有发酵味者，常见于幽门梗阻、胃及十二指肠溃疡、胃癌。

8. 大量呕吐　呕吐物如为大量，提示有幽门梗阻、胃潴留或十二指肠淤滞。

9. 少量呕吐　呕吐常不费力，每口吐出量不多，可有恶心，进食后可立即发生，吐完后可再进食，多见于神经官能性呕吐。

10. 呕吐物性质辨别

（1）呕吐物酸臭：呕吐物酸臭或呕吐隔日食物见于幽门梗阻、急性胃炎。

（2）呕吐物中有血：应考虑消化性溃疡、胃癌。

（3）呕吐黄绿苦水：应考虑十二指肠梗阻。

（4）呕吐物带粪便：见于肠梗阻晚期，带有粪臭味见于小肠梗阻。

（四）用药护理

（1）向患者讲解药物的作用、不良反应及用药的注意事项，观察患者用药后的反应。

（2）根据患者的情况进行指导，避免使用对胃黏膜有刺激的药物，必须使用时应同时服用抑酸剂或胃黏膜保护剂。

（3）有幽门螺杆菌感染的患者，应向其讲解清除幽门螺杆菌的重要性，嘱其连续服药两周，停药 4周后再复查。

（4）静脉给药患者，应根据患者的病情、年龄等情况调节滴注速度，保证入量。

（五）健康教育

（1）向患者及家属介绍本病的有关病因，指导患者避免诱发因素。

（2）教育患者保持良好的心理状态，平时生活要有规律，合理安排工作和休息时间，注意劳逸结合，积极配合治疗。

（3）强调饮食调理对防止疾病复发的重要性，指导患者加强饮食卫生和饮食营养，养成有规律的饮食习惯。

（4）避免刺激性食物及饮料，嗜酒患者应戒酒。

（5）向患者介绍所用药物的名称、作用、不良反应，以及服用的方法剂量和疗程。

（6）嘱患者定期按时服药，如有不适及时就诊。

（王素清）

第三节　上消化道大出血

一、概述

上消化道出血（upper gastrointestinal hemorrhage）系指屈氏韧带（the ligament of Treitz）以上的消化道，包括食管、胃、十二指肠、胃空肠吻合术后的空肠病变，以及胰、胆病变的出血，是常见急症之一。

上消化道大量出血指数小时内的失血量大于 1 000mL，或大于循环血容量的 20%，临床表现为呕血或黑粪，常伴有血容量减少而引起的急性周围循环衰竭，导致失血性休克而危及患者的生命。

二、护理评估

（一）临床表现

上消化道出血的临床表现一般取决于病变性质、部位和出血量与速度。

1. 呕血与黑粪　是上消化道出血的特征性表现。上消化道大量出血之后，均有黑粪。出血部位在幽门以上者常伴有呕血。若出血量较少、速度慢也可无呕血。反之，幽门以下出血如出血量大、速度快，可因血反流入胃腔引起恶心、呕吐而表现为呕血。

呕血多为棕褐色，呈咖啡渣样，这是血液经胃酸作用形成正铁血红素所致。如出血量大，未经胃酸充分混合即呕出，则为鲜红或有血块。黑粪呈柏油样，黏稠而发亮，系血红蛋白的铁经肠内硫化物作用形成硫化铁所致。出血量大时，血液在肠内推进快，粪便可呈暗红甚至鲜红色，酷似下消化道出血。呕吐物及黑粪潜血试验呈强阳性。

2. 失血性周围循环衰竭　急性大量失血由于循环血容量迅速减少而导致周围循环衰竭。一般表现为头晕、心慌、乏力，突然起立发生晕厥、口渴、出冷汗、心率加快、血压偏低等。严重者呈休克状态，表现为烦躁不安或神志不清、面色苍白、四肢湿冷、口唇发绀、呼吸急促、血压下降、脉压缩小、心率加快，休克未改善时尿量减少。

3. 贫血和血象变化　慢性出血可表现为贫血。急性大量出血后均有急性失血后贫血，但在出血的早期，血红蛋白浓度、红细胞计数与血细胞比容可无明显变化。在出血后，一般须经 3～4h 以上才出现贫血，出血后 24～72h 红细胞稀释到最大限度。贫血程度除取决于失血量外，还和出血前有无贫血基础、出血后液体平衡状况等因素有关。

急性出血患者为正细胞正色素性贫血，在出血后骨髓有明显代偿性增生，可暂时出现大细胞性贫血，慢性失血则呈小细胞低色素性贫血。出血 24h 内网织红细胞即见增高，至出血后 4～7d 可高达 5%～15%，以后逐渐降至正常。如出血未止，网织红细胞可持续升高。

上消化道大量出血 2～5h，白细胞计数升达（10～20）×10^9/L，出血停止后 2～3d 才恢复正常。

但在肝硬化患者，如同时有脾功能亢进，则白细胞计数可不增高。

4. 发热　上消化道大量出血后，多数患者在24h内出现低热，但一般不超过38.5℃，持续3～5d降至正常。

5. 氮质血症　在上消化道大量出血后，由于大量血液蛋白质的消化产物在肠道被吸收，血中尿素氮浓度可暂时增高，称为肠性氮质血症。一般于一次出血后数小时血尿素氮开始上升，约24～48h可达高峰，大多不超出14.3mmol/L（40mg/dl），3～4日后降至正常。

血容量减少及低血压，导致肾血流量减少、肾小球过滤率下降，亦可引起一过性氮质血症。对血尿素氮持续升高超过3～4d或明显升高超过17.9mmol/L（50mg/dl）者，若活动性出血已停止，且血容量已基本纠正而尿量仍少，则应考虑由于休克时间过长或原有肾脏病变基础而发生肾功能衰竭。

（二）辅助检查

1. 实验室检查　测定红细胞、白细胞和血小板计数，血红蛋白浓度、血细胞比容、肝功能、肾功能、粪潜血等，有助于估计失血量及动态观察有无活动性出血，判断治疗效果及协助病因诊断。

2. 胃镜检查　是目前诊断上消化道出血病因的首选检查方法。胃镜检查在直视下顺序观察食管、胃、十二指肠球部直至降段，从而判断出血病变的部位、病因及出血情况。多主张检查在出血后24～48h内进行，称急诊胃镜检查（emergency endoscopy）。一般认为这可大大提高出血病因诊断的准确性，因为有些病变如急性糜烂出血性胃炎可在短短几天内愈合而不留痕迹；有些病变如血管异常在活动性出血或近期出血期间才易于发现；对同时存在两个或多个病变者可确定其出血所在。急诊胃镜检查还可根据病变的特征判断是否继续出血或估计再出血的危险性，并同时进行内镜止血治疗。在急诊胃镜检查前需先纠正休克、补充血容量、改善贫血。如有大量活动性出血，可先插胃管抽吸胃内积血，并用生理盐水灌洗，以免积血影响观察。

3. X线钡餐检查　X线钡餐检查目前已多为胃镜检查所代替，故主要适用于有胃镜检查禁忌证或不愿进行胃镜检查者，但对经胃镜检查出血原因未明，疑病变在十二指肠降段以下小肠段，则有特殊诊断价值。检查一般在出血停止且病情基本稳定数日后进行。

4. 其他检查　选择性动脉造影、放射性核素^{99m}Tc标记红细胞扫描、吞棉线试验及小肠镜检查等主要适用于不明原因的小肠出血。由于胃镜检查已能彻底搜寻十二指肠降段以上消化道病变，故上述检查很少应用于上消化道出血的诊断。但在某些特殊情况，如患者处于上消化道持续严重大量出血紧急状态，以致胃镜检查无法安全进行或因积血影响视野而无法判断出血灶，而患者又有手术禁忌，此时行选择性肠系膜动脉造影可能发现出血部位，并同时进行介入治疗。

（三）治疗原则

上消化道大量出血病情急、变化快，严重者可危及生命，应采取积极措施进行抢救。抗休克、迅速补充血容量应放在一切医疗措施的首位。

1. 一般急救措施　患者应卧位休息，保持呼吸道通畅，避免呕血时血液吸入引起窒息，必要时吸氧，活动性出血期间禁食。

严密监测患者生命体征，如心率、血压、呼吸、尿量及神志变化。观察呕血与黑粪情况。定期复查血红蛋白浓度、红细胞计数、血细胞比容与血尿素氮。必要时行中心静脉压测定。对老年患者根据情况进行心电监护。

2. 积极补充血容量　立即查血型和配血，尽快建立有效的静脉输液通道，尽快补充血容量。在配血过程中，可先输平衡液或葡萄糖盐水。遇血源缺乏，可用右旋糖酐或其他血浆代用品暂时代替输血。改善急性失血性周围循环衰竭的关键是要输足全血。下列情况为紧急输血指征（图4-1）。

输血量视患者周围循环动力学及贫血改善情况而定，尿量是有价值的参考指标。应注意避免因输液、输血过快、过多而引起肺水肿，原有心脏病或老年患者必要时可根据中心静脉压调节输入量。肝硬化患者宜用新鲜血。

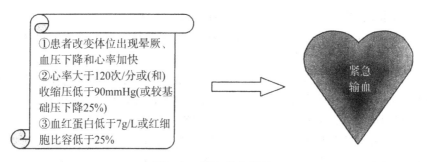

图 4-1　紧急输血指征

3. 止血措施　见图 4-2。

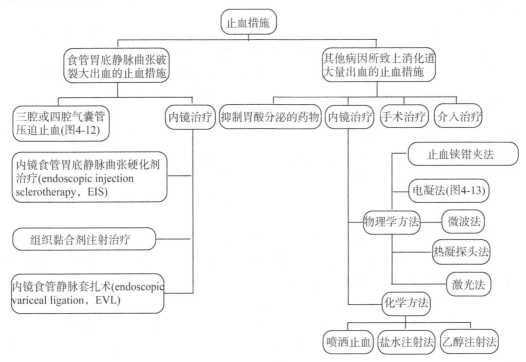

图 4-2　止血措施

（四）护理诊断（图 4-3）

1. 组织灌注量改变　与上消化道大量出血有关。
2. 体液不足　与出血有关。

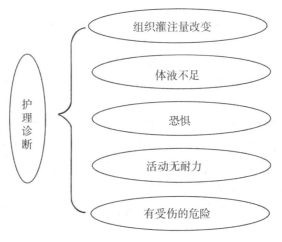

图 4-3　护理诊断

3. 恐惧　与出血有关。

4. 活动无耐力　与血容量减少有关。

5. 有受伤的危险，如创伤、窒息、误吸　与食管胃底黏膜长时间受压、囊管阻塞气道、血液或分泌物反流入气管有关。

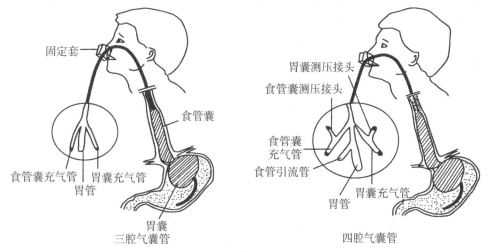

图 4 - 4　三（四）腔气囊管的使用

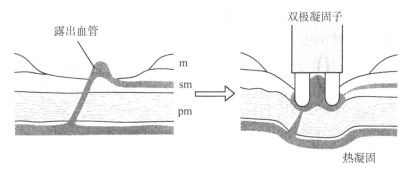

图 4 - 5　电凝止血

（五）护理目标（图 4 - 6）

患者无继续出血的征象，组织灌注恢复正常；没有脱水征，生命体征稳定；因出血引起的恐惧感减轻；能够获得足够休息，活动耐力逐渐增加，能叙述活动时保证安全的要点；患者呼吸道通畅，无窒息、误吸，食管胃底黏膜未因受气囊压迫而损伤。

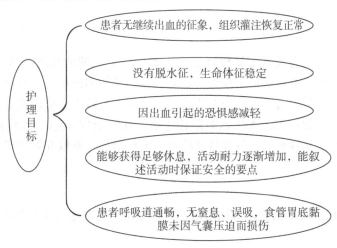

图 4 - 6　护理目标

三、护理措施

（一）评估（图4-7）

（1）评估患者生命体征，观察发生呕血、黑粪的时间、颜色、性质，准确记录出入量。

（2）评估患者脱水的程度、尿量、尿色、电解质水平。

（3）评估患者的耐受力，观察患者有无出血性改变。

（4）评估患者的情绪状况。

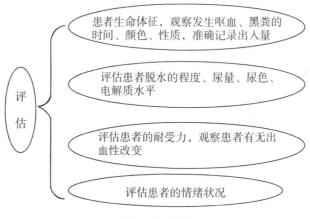

图4-7 评估

（二）生活护理

1. 休息与体位　大出血时患者应绝对卧床休息，保持安静，及时帮助患者清理被污染的床单，取平卧位并将下肢略抬高，以保证脑部供血。呕吐时头偏向一侧，保证呼吸道通畅，防止窒息或误吸；必要时用负压吸引器清除气道内的分泌物、血液或呕吐物，保持呼吸道通畅。遵医嘱给予吸氧。

2. 饮食护理　见图4-8。

（1）出血活动期应禁食。

（2）出血停止后

1）消化性溃疡引起的出血，于出血停止6h可进温凉、清淡无刺激性的流食，以后可改为半流食、软食，或营养丰富、易消化食物。开始需少量多餐，逐步过渡到正常饮食。忌食生冷食物、粗糙、坚硬、刺激性食物。

2）食管胃底静脉曲张破裂出血，出血停止后1~2日可进高热量、高维生素流食，限制钠和蛋白质摄入，避免诱发和加重腹腔积液、肝性脑病。避免进食粗糙的硬食，应细嚼慢咽，防止损伤曲张静脉而再次出血。

（三）心理护理

突然大量的呕血，常使患者及其家属极度恐惧不安。反复长期消化道出血，则容易使患者产生恐惧、悲观、绝望的心理反应，对疾病的治疗失去信心。而患者的消极情绪，又可加重病情，不利于疾病的康复。应关心、安慰、陪伴患者，但避免在床边讨论病情。抢救工作应迅速、忙而不乱，以减轻患者的紧张情绪及恐惧心理。经常巡视，大出血时陪伴患者，使其有安全感。呕血或解黑粪后及时清除血迹、污物，以减少对患者的恶性刺激。解释各项检查、治疗措施，听取并解答患者或家属的提问，以减轻他们的疑虑。

（四）治疗配合

1. 病情观察　上消化道大量出血在短期内出现休克症状，为临床常见的急症，应做好病情的观察。

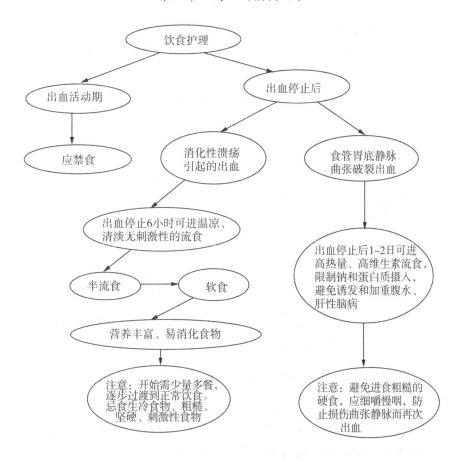

图 4 – 8 饮食护理

（1）出血量的估计（表 4 – 1）及出血程度的分类（表 4 – 2）。

表 4 – 1 出血量的估计

出血量	临床表现
>5mL	粪潜血（＋）
>50 ~ 70mL	黑粪
250 ~ 300mL	呕血
<400mL	不引起全身症状
400 ~ 500mL	可引起全身症状
>1 000mL	急性周围循环衰竭或失血性休克

表 4 – 2 上消化道出血程度的分类

分级	失血量	血压	脉搏	血红蛋白	症状
轻度	全身总血量的 10% ~ 15%（成人失血量 <500mL）	基本正常	正常	无变化	可有头晕
中度	全身总血量的 20%（成人失血量 >800 ~ 1 000mL）	下降	100 次/分	70 ~ 100g/L	一时性眩晕、口渴、心悸、少尿
重度	全身总血量 30% 以上（成人失血量 >1 500mL）	<80mmHg	>120 次/分	<70g/L	心悸、冷汗、四肢厥冷、尿少、神志恍惚

（2）继续或再次出血的判断：观察中出现图 4 – 9 中提及的迹象，提示有活动性出血或再次出血。

（3）出血性休克的观察：大出血时严密监测患者的心率、血压、呼吸和神志变化，必要时进行心电监护。准确记录出入量，疑有休克时留置导尿管，测每小时尿量，应保持尿量 30mL/h。注意症状、体征的观察，如患者烦躁不安、面色苍白、皮肤湿冷、四肢湿冷提示微循环血液灌注不足；而皮肤逐渐转暖、出汗停止则提示血液灌注好转。

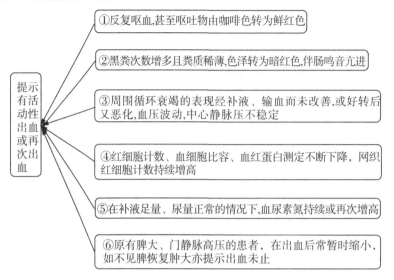

图 4-9　判断是否存在活动性出血

2. 用药护理　立即建立静脉通道。遵医嘱迅速、准确地实施输血、输液、各种止血药物治疗及用药等抢救措施，并观察治疗效果及不良反应。输液开始应快，必要时测定中心静脉压作为调整输液量和速度的依据。避免因输液、输血过多、过快而引起急性肺水肿，对老年患者和心肺功能不全者尤应注意。肝病患者忌用吗啡、巴比妥类药物；应输新鲜血，因库存血含氨量高，易诱发肝性脑病。血管加压素可引起腹痛、血压升高、心律失常、心肌缺血，甚至发生心肌梗死，故滴注速度应遵医嘱准确无误，并严密观察不良反应。患有冠心病的患者忌用血管加压素。

3. 三（四）腔气囊管的护理　熟练的操作和插管后的密切观察及细致护理是达到预期止血效果的关键。留置三（四）腔气囊管流程见图 4-10。留置三（四）腔气囊管的注意事项见图 4-11。

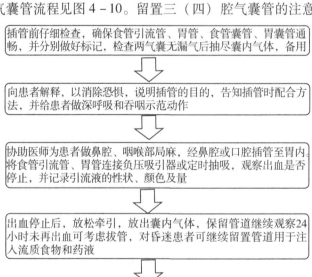

图 4-10　留置三（四）腔气囊管流程

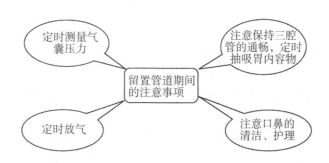

图 4 - 11 留置三（四）腔气囊管的注意事项

（五）健康指导

1. 介绍病因　上消化道出血的临床过程及预后因引起出血的病因而异。

2. 介绍治疗　应帮助患者和家属掌握有关疾病的预防、治疗和护理知识，以减少再度出血的危险。

3. 饮食指导　注意饮食卫生和规律，进食营养丰富、易消化的食物，避免过饥或暴饮暴食，避免粗糙、刺激性食物，或过冷、过热、产气多的食物、饮料等，合理饮食是避免诱发上消化道出血的重要环节。

4. 生活指导　加强口腔护理，保持皮肤清洁，预防并发症。生活起居要有规律，劳逸结合，保持乐观情绪，保证睡眠，减少外部刺激，重者需卧床休息并注意保暖。应戒烟、戒酒，在医师指导下用药。

5. 特殊交代　指导患者及家属学会早期识别出血征象及应急措施，若出现呕血、黑粪或头晕、心悸等不适，立即卧床休息，保持安静，减少身体活动；呕吐时取侧卧位以免误吸；立即送医院治疗。

6. 复查指导　有呕血、黑粪、上腹不适应随时就诊。

（六）护理评价

患者出血停止，组织灌注恢复正常；无脱水征，生命体征恢复正常；恐惧感减轻；休息和睡眠充足，活动耐力增加或恢复至出血前的水平；患者活动时无晕厥、跌倒等意外发生；无窒息或误吸，食管胃底黏膜无糜烂、坏死。

（庞瑞双）

第四节　食管癌

一、病因与发病机制

关于食管癌的发病因素，近年来有许多深入的研究和调查，但尚无公认的结论。一般认为可能与饮食习惯、吸烟、饮酒、营养、食管慢性炎症、口腔卫生不佳和遗传易感性有关。食物的物理刺激如粗、硬、烫的饮食，吸烟、饮酒、吃酸菜、咀嚼烟叶、槟榔被认为可反复刺激食管，引起慢性炎，最终发生恶变。在我国食管癌高发区，人们喜爱食用腌制的蔬菜，这些食品常被真菌污染，真菌除产生毒素外，与亚硝胺的合成有密切关系。亚硝胺是致癌物质，大量存在于饮水和食物中，也能在体内合成。根据国内外研究，水及饮食中缺乏钼、锌、钛等微量元素，可能使植物中硝酸盐聚集，为合成亚硝胺提供前生物，从而直接或间接与食管癌的发生有关系。此外口腔、食管的长期慢性炎，导致上皮增生，最后可能发生癌变。扩散途径可通过直接扩散、淋巴道转移和血行转移。

二、临床表现与诊断

食管癌可发生在食管任何位置，但中段最多，约占 50%；下段次之，占 30%；上段最少，占 20%。

（一）症状与体征

食管癌早期有大口进硬食时的梗阻感、进食后食管异物感、吞咽时食管内疼痛及胸骨后闷胀不适感，这些症状时轻时重，呈进行性加重，但进展缓慢。食管癌中期是以进行性吞咽困难为特征的典型症状。有些患者梗阻较重会出现进食后呕吐。晚期食管癌多为癌肿的并发症和压迫症状，表现为压迫气管导致咳嗽、呼吸困难；癌肿侵犯气管发生食管气管漏时，有进食呛咳、发热、咳脓痰、肺炎和肺脓肿形成；侵犯喉返神经出现声音嘶哑；侵犯膈神经导致膈肌麻痹时出现呼吸困难、膈肌反常运动；癌肿远处转移时，则出现锁骨上淋巴结肿大、肝大、黄疸、腹腔肿块及腹腔积液等。身体多处持续性疼痛，应考虑骨骼转移可能；出现恶病质，表现为极度消瘦和衰竭。

（二）诊断

1. X线检查　早期食管癌的病变仅侵犯食管黏膜或黏膜下层。早期食管癌的X线征象为：局限性食管黏膜皱襞增粗、中断，潜在的龛影，小的充盈缺损。晚期则为充盈缺损、管腔狭窄和梗阻。

按食管癌形态特点可分为5型（图4-12）：①髓质型，约占60%，肿瘤累及食管壁的全层，向腔内外生长，伴有中重度梗阻，食管造影显示明显的充盈缺损，晚期可见肿瘤的软组织阴影。②蕈伞型，占15%～20%，肿瘤向腔内突出，呈扁平状肿块，累及食管壁一部分，梗阻症状轻，食管造影显示部分管壁呈不对称的碟影充盈缺损。③溃疡型，占10%～15%，肿瘤在食管壁上呈大小不等的溃疡，梗阻症状轻，食管造影显示较大的溃疡龛影。④缩窄型，占10%左右，肿瘤呈环形或短管形狭窄，食管造影显示对称性高度梗阻，梗阻以上的食管显著扩张。⑤腔内型，约占2%，瘤体呈管腔内巨大包块，可有蒂、息肉状，表面可有溃疡，食管壁浸润不明显，病变段食管明显扩张，腔内可见椭圆形或腊肠状肿块阴影。

2. 细胞学检查　检查工具为带网的气囊，拉网获取食管脱落细胞，做脱落细胞巴氏染色检查，两次阳性结果才能确诊。

3. 食管镜检查　早期食管癌在食管镜下显示黏膜充血水肿、糜烂或小的菜花样突起。

4. CT检查　了解食管癌向腔外扩展情况和有无腹腔内器官或淋巴结转移，对决定手术有参考价值。

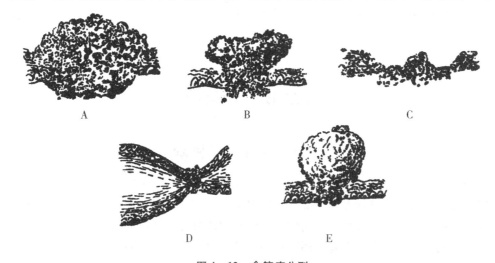

A B C

D E

图4-12　食管癌分型
A. 髓质型；B. 蕈伞型；C. 溃疡型；D. 缩窄型；E. 腔内型

三、治疗原则

食管癌的治疗包括外科治疗、放射及药物治疗以及手术加放射和药物综合治疗。

（一）手术治疗

1. 根治性切除手术　适于早期病例，可彻底切除肿瘤，以胃、结肠或空肠做食管重建术（图4-13）。

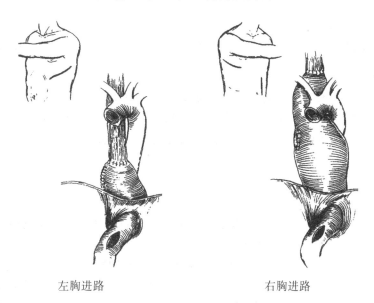

左胸进路　　　　　　　　右胸进路

图 4 - 13　食管切除胃代食管

2. 姑息性切除手术　多为中晚期病例，虽可切除肿瘤，但不易彻底切净。

3. 姑息性手术　晚期肿瘤不能切除的病例，为减轻患者的吞咽困难，可采用食管腔内置管术、胃造口术、食管胃转流或食管结肠转流吻合术，这些手术对延长患者生存时间效果不大。

（二）放射治疗

1. 术前放疗加手术　术前放疗可使癌肿缩小，减少淋巴结转移，可提高手术切除率，减少术中癌肿扩散。病例选择的标准是食管中段或上中段癌，根据病史、食管造影所见手术切除可能性小，一般情况好，可进半流饮食者，放疗后休息 2 ~ 3 周再行手术。

2. 单纯放射　病理选择的标准是颈、上胸段食管癌及其他不宜手术的中晚期食管癌，一般情况较好。放疗的危险性较小，常见并发症有放射性肺炎、放疗后狭窄、气管食管漏、放射性骨髓炎、出血等详见本节护理问题部分。

（三）药物治疗

可用于缓解晚期癌肿患者的症状，常与其他疗法综合应用，但食管癌化疗效果不佳。

四、常见护理问题

（一）疼痛

1. 相关因素　①手术后各种管道的刺激。②手术造成的组织及神经末梢的损伤，物理切割等引起的炎症反应。③手术后患者深呼吸、咳嗽及主动或被动变换体位等的基本活动牵拉震荡胸廓及胸壁伤口。

2. 临床表现　患者自诉疼痛，一般在术后 1 ~ 3d 内显著，以后逐日递减，疼痛性质多为刺痛或刀割样疼痛，呈持续性或阵发性加重，常在深呼吸、咳嗽或变换体位后加剧，疼痛剧烈时可放射到同侧的肩部或背部。

3. 护理措施　如下所述。

（1）向患者及家属解释疼痛的原因、持续时间和治疗护理措施，解除患者的顾虑，稳定其情绪。

（2）协助患者采取舒适卧位，并定时调整，协助患者进行呼吸训练和有效咳嗽。

（3）避免外界不良刺激，为患者提供安静、舒适的休息、睡眠环境。

（4）妥善固定胸腔闭式引流管，防止牵拉引起疼痛，患者有明显刺激疼痛时，应及时调整其位置。

（5）做各项治疗护理操作时，动作要轻柔，避免牵拉伤口引起疼痛。

（6）鼓励患者描述疼痛的部位、性质、程度、范围和自我耐受力，观察患者疼痛情况，正确评估疼痛，必要时遵医嘱应用镇静或止痛药物。

（7）教会并指导患者及家属正确使用分散注意力的方法来降低患者对疼痛的敏感性。

（二）清理呼吸道无效

1. 相关因素　①开胸手术后伤口剧烈疼痛致使患者惧怕咳嗽。②全身麻醉后引起呼吸道分泌物增多，纤毛运动减弱。③全身麻醉使膈肌受抑制，术后患者疲乏无力，排痰困难。

2. 临床表现　患者呼吸急促，胸闷，发绀，听诊呼吸音减弱或消失并伴有干湿啰音；患者咳嗽无效或没有咳嗽。

3. 护理措施　如下所述。

（1）戒烟：术前应戒烟 3 周以上，指导患者进行深呼吸训练，教会其有效咳痰的方法：咳嗽时让患者采取坐位，深吸气后屏气 3~5s 后用力从胸部深处咳嗽，不要从口腔后面或咽喉部咳嗽，也可轻轻进行肺深部咳嗽，将痰引至大气管处，再用力咳出。

（2）术前雾化吸入：术前行雾化吸入能有效排除肺底部分泌物，预防术后肺炎、肺不张的发生。

（3）体位引流（图 4-14）：对痰量多的患者，在病情许可的情况下可采用体位引流的方法，使患侧肺朝上，引流支气管开口朝下，2~3 次/d，每次 5~10min，同时鼓励患者深呼吸及有效咳嗽，减少肺部并发症的发生。

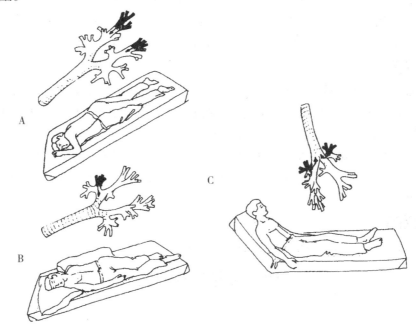

图 4-14　体位引流

（4）指导并协助患者深呼吸、有效咳嗽：有效咳痰方法如下。①叩拍胸背震动支气管内痰液，使其松动，以利排出：护士应协助患者采取坐位或患侧朝上的侧卧位，五指并拢，掌指关节屈曲，有节律地、由下至上、由外至内叩拍患者胸背部（图 4-15）。叩拍时用力适度，避免在肋骨、伤口、乳房等处拍打，以免引起患者损伤或剧烈疼痛。②扶持前胸后背：护士站在非手术侧，从前后胸壁扶持术侧胸廓，轻压伤口，以不限制胸廓膨胀为宜。嘱患者深吸气后用力咳嗽。③腹部加压：护士站在手术侧，双手扶住患者的左上腹，在患者咳嗽的同时辅以压力，可增加膈肌作用力，促进排痰（图 4-16）。

（5）术后雾化吸入：2~4 次/d，常用的雾化吸入药物有庆大霉素 8 万 U、糜蛋白酶 5mg、地塞米松 5mg、异丙托溴铵 500μg 等加入生理盐水 5mL。氧气驱动雾化吸入调节氧流量为 6~8L/min，每次 15~20min。

（6）合理止痛：准确评估患者的疼痛程度，主动及时给予止痛，减轻患者的疼痛和不适，有利于患者休息和恢复体力，主动咳嗽和排痰。

（7）其他：保持病室内适宜的温湿度，防止患者黏膜干燥，注意保暖，防止上呼吸道感染引起呼吸道分泌物增多而影响痰液的排出。

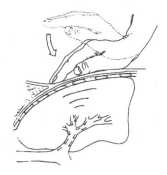

图 4 – 15　叩拍胸背部辅助排痰

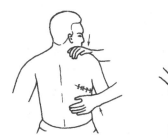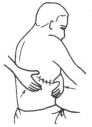

图 4 – 16　协助咳嗽的姿势和方法

（三）低效型呼吸形态

1. 相关因素　①疼痛。②手术操作对肺部的牵拉。③麻醉后呼吸功能的障碍。④胸腔积液或积气。

2. 临床表现　①呼吸浅快。②脉搏增快。③端坐呼吸。

3. 护理措施　如下所述。

（1）评估患者的呼吸形态（频率、节律、幅度及呼吸音等情况），观察患者有无胸闷、气急、口唇发绀等缺氧症状。

（2）指导鼓励患者进行有效的呼吸、深呼吸及腹式呼吸，每 2～4h 行有效咳痰，及时排除呼吸道分泌物，保持呼吸道通畅。腹式呼吸的方法：患者取仰卧位，双手置于腹部，吸气时保持胸部不动，腹部上升鼓起，呼气时尽量将腹壁下降呈舟腹状，呼吸缓慢均匀，频率≤8～12/min。

（3）向患者解释低效型呼吸形态的原因、呼吸锻炼和有效咳嗽的重要性，解除顾虑，使其主动配合。

（4）移动体位或咳嗽时给予有效的胸部保护，减轻胸部疼痛，必要时应用镇静或止痛药物。

（5）遵医嘱给予吸氧 2～4L/min，血压平稳后取半卧位。

（6）痰液黏稠不易咳出者，给予雾化吸入 2～4 次/d，以促进痰液排出。

（7）保持室内适宜的温湿度，定时开窗通风。

（8）必要时配合医师行胸腔穿刺或胸腔闭式引流，解除积液和积气。

（四）生活自理能力缺陷

1. 相关因素　①疼痛。②手术创伤。③活动耐力下降。④术后留置多根管道。

2. 临床表现　①自我进食缺陷。②沐浴自理缺陷。③穿衣自理缺陷。④如厕自理缺陷。⑤使用器具自理缺陷。

3. 护理措施　如下所述。

（1）评估患者自理缺陷的项目、程度、范围，制定生活护理计划，满足患者需求。

（2）做好与患者的沟通工作，解释说明加强自我护理对促进康复的意义，鼓励患者主动参与自理活动。

（3）与患者及家属共同讨论患者能够自理的范围、程度，制定自我护理计划，促进自理能力的恢复。

（4）妥善固定各引流管道，为患者活动提供方便。

（5）观察患者活动时有无呼吸困难、心悸、发绀等症状，掌握其自理能力的恢复情况及时给予帮助和支持。

（五）潜在并发症：出血

1. 相关因素　与手术创面大，患者凝血功能障碍或肿瘤破裂有关。

2. 临床表现　引流液呈血性、量多，患者烦躁不安、皮肤黏膜苍白、末梢湿冷、脉搏快而细数、血压下降、尿量减少等血容量不足的表现。

3. 护理措施　如下所述。

（1）观察胃肠减压引流液的颜色、性状及量，并做好24h总结。食管癌术后一般6～12h可从胃管内引流少量血性胃液，术后第一个24h引流量100～200mL，术后48h引流量约300mL，如引流大量血性液，应考虑有活动性出血，应减小负压吸引力，并及时报告医生，及时处理。

（2）观察胸腔闭式引流液的颜色、性状及量，并做好24h总结。食管癌术后一般24h引流量约为500mL，如术后胸腔引流液突然增多，呈鲜红色，超过200mL/h，且呈递增趋势，连续3h，患者表现为面色苍白、表情淡漠、心率加快，应考虑胸腔内活动性出血可能，应立即报告医生，遵医嘱给予止血及补充血容量等措施，必要时做好开胸止血的准备。

（3）严密监测生命体征，观察神志、皮肤黏膜、末梢情况，发现异常及时处理。

（4）定时观察切口渗血情况。

（5）保持引流管通畅，定时挤压，防止血凝块阻塞管道，影响病情观察延误抢救时机。

（6）妥善固定胃管，每日检查胃管固定情况，防止因胃管压迫鼻腔黏膜引起损伤或出血。

（六）潜在并发症：感染

1. 相关因素　与手术创伤、呼吸道分泌物增加、使用侵入性插管、抵抗力降低、皮肤受损有关。

2. 临床表现　①体温升高。②脉搏增快。③白细胞计数升高。④引流液浑浊。⑤胸痛、胸闷。⑥乏力、食欲缺乏。⑦伤口感染可见脓性分泌物，局部红、肿、热、痛。

3. 护理措施　如下所述。

（1）密切观察体温的变化。

（2）指导患者注意保暖，预防感冒。

（3）指导协助患者进行有效的深呼吸及咳痰，彻底清除呼吸道分泌物，预防肺部感染。

（4）术前当日认真备皮，切勿损伤皮肤，预防切口感染。

（5）注意保持伤口敷料清洁、干燥、定期换药，观察切口愈合情况，发现感染迹象及时处理。

（6）保持胸腔闭式引流管通畅，防止阻塞；妥善固定，防止引流管口及衔接处脱落；水封瓶液面应低于胸腔60cm左右，搬动患者或更换胸腔闭式引流瓶时须夹闭胸管，防止引流液倒流引起逆行感染。胸腔闭式引流装置要求：密闭、通畅、无菌。其装置组成：水封瓶的橡皮盖上插有两根长短不一的玻璃管，长管插入瓶内，并没入水面下2～3cm，上端接引流管排液或排气；短管一端通大气另一端插入引流瓶内4～5cm，将引流的气体排出（图4-17）。

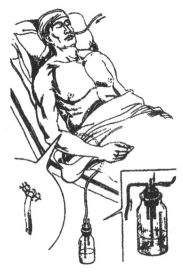

图4-17　胸腔闭式引流水封瓶

目前临床上使用的一次性胸腔引流调压水封贮液瓶，由贮液仓、水封仓和调压仓三部分组成。该装置优点有：①密闭性能好，能有效防止脱管、倒吸、使用方便，可悬挂于床边，易于转运患者。②贮液仓容量大、标有刻度，便于护士临床观察和记录引流液量。③引流瓶只需每周更换一次，减少了感染机会，同时也大大减少了护理工作量。

（7）引流管一旦滑出或脱管，应立即用凡士林纱布封闭伤口，再做进一步处理。

（8）严格掌握拔管指征，术后48~72h，引流液<50mL/d，且颜色变淡，无渗血倾向时，即可拔除。拔管时嘱患者深吸气并屏住呼吸后快速拔除胸管，用无菌凡士林纱布覆盖伤口；拔管后应注意观察患者呼吸情况，有无胸痛、呼吸困难等症状，观察局部伤口有无渗血、渗液和漏气，并定时更换敷料直至伤口愈合。

（9）严格各项无菌操作，遵医嘱合理使用抗生素。

（10）提供高蛋白、高热量、高维生素营养支持，提高机体抵抗力。

（七）潜在并发症：食管吻合口漏

1. 相关因素 与感染、营养不良、手术操作不当、过早进食有关。

2. 临床表现 ①持续性的体温升高。②脉搏增快。③白细胞计数升高。④胸腔穿刺或胸腔引流液中可见浑浊、带臭味液体，混有食物残渣。⑤胸痛、胸闷、呼吸困难、频繁刺激性咳嗽。⑥听诊术侧肺呼吸音明显减弱或消失。⑦严重者出现黄疸、休克，甚至菌血症。

3. 护理措施 如下所述。

（1）保持持续有效的胃肠减压，充分引流胃内液体及气体，降低吻合口张力，促进吻合口愈合。

（2）妥善固定胃管，并在胃管出鼻尖处做好标记，防止脱出。一旦脱出，不可盲目插入，以免损伤吻合口。

（3）指导并监督患者按规定正确饮食或禁食：胃肠减压期间禁食水，做好口腔护理。胃肠功能恢复后可少量饮水，次日起进半量流质3d，再改为全量流质3d，然后给予半流饮食，2周后可进软食。护士应注意观察患者进食后有无腹胀、腹痛、恶心、呕吐等不适。

（4）有颈部吻合口的患者避免过早采取半坐卧位，并限制颈部过早、过多活动。

（5）遵医嘱给予静脉高营养或空肠营养治疗，增加机体抵抗力。空肠营养的应用：以往食管癌术后肠外营养应用比较广泛，但目前食管癌术后早期肠内营养越来越受到人们的重视。具体方法：将十二指肠营养管的顶端插入胃管的第一个侧孔，并用丝线做两处固定，术前留置胃管同时经鼻孔将双管送进胃内，术中切除食管后，分离胃管和营养管，用弯卵圆钳送入幽门以下。

（6）遵医嘱给予抗感染治疗。

（7）严密观察生命体征，胸腔闭式引流液的颜色、性质及量，认真听取患者主诉，如出现胸部剧痛及全身中毒症状时，应及时报告，加强护理。

（8）一旦确诊发生吻合口漏，应及早做闭式引流，应用大剂量抗生素控制感染及输血、输液等全身支持治疗。同时停止口服，改经胃管或做空肠造瘘供给营养。

（八）潜在并发症：胃动力障碍

1. 相关因素 ①手术切除迷走神经引起胃动力减弱。②手术使胃提入胸腔，解剖位置发生变化。③手术创伤抑制胃液分泌。④电解质紊乱、营养不良。⑤不完全性机械性幽门梗阻。

2. 临床表现 ①胸闷、气短。②上腹饱胀。③溢出性呕吐。④胃肠减压量>500mL/d。⑤X线检查示胃内有较高液平面。⑥透视胸胃无蠕动或蠕动微弱。

3. 护理措施 如下所述。

（1）指导患者术后正确饮食，少量多餐，避免暴饮暴食，餐后保持半坐或站立位，并适当活动，借助重力加速胃排空。

（2）保持水、电解质平衡，避免电解质紊乱和营养不良等诱发因素；一旦出现胃动力障碍，应积极纠正水、电解质和酸碱紊乱。

（3）护士应注意观察患者进食后有无腹胀、腹痛、恶心、呕吐等不适，及时发现病情变化。

（4）及时禁食、水，留置胃管，充分胃肠减压，充分引流胃内液体及气体，解除胃潴留。

（5）加强营养，遵医嘱给予静脉高营养或空肠营养。

（6）遵医嘱给予胃动力药物的使用，如多潘立酮、甲氧氯普胺等以增强胃动力，促进胃排空。

（九）潜在并发症：胃食管反流

1. 相关因素　与胃食管接合部解剖位置的改变、去神经化影响与体位不当有关。

2. 临床表现　①胃灼热。②进食后胸痛。③反胃。④间歇性吞咽困难（炎症刺激所致）。⑤食管外症状（咽炎、声嘶、呛咳、吸入性肺炎）。

3. 护理措施　如下所述。

（1）指导患者合理正确进食方法，少量多餐，忌食巧克力、咖啡等高脂、高糖饮食，戒烟，避免过量饮酒，餐后保持半坐或站立位，并适当活动，睡前 2～3h 勿进食，尽量采用低坡卧位（30°）睡眠。

（2）遵医嘱使用制酸和胃动力药如雷尼替丁、西咪替丁、奥美拉唑等。

（十）尿潴留

1. 相关因素　①全身麻醉的影响。②尿道损伤。③镇痛药物的使用。④排尿习惯的改变。⑤心理因素。

2. 临床表现　患者主诉下腹胀痛、排尿困难，体检见耻骨上膨隆，叩诊呈实音。

3. 护理措施　如下所述。

（1）做好心理护理，做好解释和安慰工作，解除患者的焦虑和不安。

（2）妥善留置尿管，避免损伤尿道引起排尿困难。

（3）术前 3d 进行床上排尿的训练，以免因排尿姿势不习惯而导致尿潴留。

（4）拔除尿管前，予夹闭尿管 4～6h，待膀胱充盈患者有尿意后开放，以训练膀胱收缩功能。

（5）病情许可的情况下应尽早拔除尿管，防止泌尿系统感染的发生，对留置导尿者应注意观察患者有无尿道口红、肿、痛、分泌物增多等感染的症状，发现异常，应及时处理。

（6）鼓励患者尽早床上活动或下床活动，对于不能下床者应协助患者抬高上身或采取坐位尽量以习惯的姿势进行排尿。

（7）对于术后使用镇痛泵的患者可适当延长留置尿管时间。

（8）注意私密性保护措施，为患者创造适合的排尿环境，消除患者窘迫和紧张情绪。

（9）热敷、按摩下腹部以放松肌肉，促进排尿。

（10）利用条件反射诱导排尿，让患者听流水声、温水冲洗会阴部诱导排尿。

（11）如采取各种方法仍不能排尿，应再次行导尿术。

（十一）废用综合征

废用综合征是指机体感受到或可能感受到因不能活动造成的负面作用，个体处于或有可能处于身体系统发生退化或功能发生改变的状态。

1. 相关因素　手术使肋骨、胸骨、多处肌肉受损，手术创伤大，术后剧烈疼痛、疲乏无力，加上多根置管等因素造成患者体位和活动受限。

2. 临床表现　主要表现在术侧肩关节强直、手臂活动受限、压疮、肺不张、腹胀等。

3. 护理措施　如下所述。

（1）鼓励患者术后尽早床上活动或离床活动：早期活动有助于增加肺活量，改善呼吸功能，防止术后肺部并发症，促进肠蠕动，促进胃肠功能恢复，同时下床活动有助于全身肢体功能的锻炼，增强患者自信心，促进早日康复。

患者麻醉清醒后，生命体征平稳后给予半卧位，定时协助患者翻身，调整体位等适当的床上活动，术后第 1d 病情平稳即可指导患者进行抬臀、翻身或肩臂活动等床上运动；术后第 2d 可鼓励和协助患者床边活动，活动时应注意观察患者病情变化，若出现头晕、心慌、气急、出冷汗、面色苍白等情况，应立即停止活动，卧床休息，监测生命体征，做好相关处理。

（2）术侧手臂及肩部的活动：防止肩关节强直，预防肺不张。术侧手臂及肩膀的运动操（图4－18）：①手肘上举，将手肘靠近耳朵，固定肩关节将手臂伸直。②将手臂伸直由下往前向后伸展绕肩关节活动。③双手叉腰，将手肘尽量向肩关节靠拢。④将手臂高举到肩膀高度，将手肘弯成90°，旋转肩膀将手臂在前后划弧。⑤将手臂伸直，掌心向上，由旁往上划至头顶，然后再回复原来的位置。⑥将手术侧的手肘弯曲，手掌放在腹部，再用健侧手抓住手术侧手腕，拉离腹部划弧，并上举超过头顶，再回复原来的位置。

（3）鼓励患者自行进行日常活动，如刷牙、洗脸、梳头等。

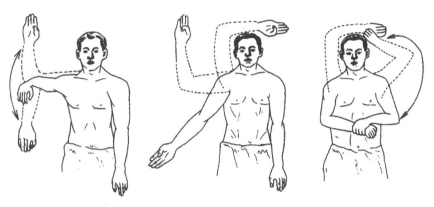

图4－18　胸部手术后术侧上肢与肩部的运动

（十二）心理问题（焦虑、恐惧）

焦虑是指个体或群体处于对模糊的、不具体的威胁感到不安或忧虑及自主神经系统受到刺激的状态。

1. 相关因素　①预感到个体健康受到威胁，担心疼痛、担心疾病的预后。②创伤性的检查、手术对躯体的打击。③环境的改变。④基本生理需求得不到满足。⑤角色功能和角色转换不适应。

2. 临床表现　①生理方面：心率加快、血压增高、失眠、疲劳、虚弱、口干、肌肉紧张、疼痛、感觉异常、面色苍白或潮红。②心理方面：忧郁、恐惧、无助感、神经紧张、控制力差、易激动、没有耐心、哭泣、抱怨、不能面对现实。③认知方面：注意力不集中、缺乏对环境的认识。

3. 护理措施　如下所述。

（1）建立良好的护患关系，鼓励患者主动表达自己的内心感受或疑问，耐心解释，给予正确及时的心理疏导，减少和消除患者的不良情绪，以积极的心态接受治疗和护理。

（2）评估患者的焦虑程度，观察患者的言行举止，身心状态有无异常，如心率加快、血压增高、失眠、疲劳、面色苍白或潮红等，做好相应的护理措施。

（3）对于有焦虑的患者，鼓励其倾诉原因，对于有手术顾虑的患者，护士应详细介绍术前准备的内容、各项检查的目的、手术时间、麻醉的方式、术后恢复的进程及患者配合的注意事项等；请其他患者做现身说法教育，尽可能的消除患者的顾虑。

（4）组织患者进行适当的活动或采取松弛疗法，分散患者的注意力。

（5）为患者创造良好的休息治疗环境，向患者详细介绍病区环境、安排与积极乐观的病友同住，尊重患者，保持病室安静整洁、减少灯光、噪声、疼痛的刺激。

（6）告知家属产生焦虑的原因和表现，请患者家属共同参与，及时给予患者心理安慰和支持。

五、康复与健康教育

（一）精神卫生指导

良好的心理状态可增强机体的抵御能力，疾病的康复与精神状态密切相关，术后应给予患者及时心理安慰，精神疏导，稳定患者情绪，有利于疾病的康复。

（二）功能锻炼的指导

1. 呼吸功能的锻炼 让患者了解深呼吸及有效咳嗽的意义，指导患者进行有效咳嗽和咳痰，防止肺部并发症的发生。

2. 术后活动指导 使患者知晓早期活动的意义。术后第 1d 指导患者进行抬臀、翻身或肩臂活动等床上运动；术后第 2d 鼓励和协助患者床边活动，逐渐增加活动范围，指导患者做患侧上肢功能锻炼。

（三）各引流管的指导

告知患者和家属各引流管的作用及注意事项，妥善固定的重要性及方法，防止管道扭曲、阻塞、脱落或过度牵拉；防止引流液倒流，保持引流管通畅。

（1）胃肠减压管是食管癌手术后最重要的管道，保持胃肠减压持续负压吸引有利于吻合口愈合，防止吻合口漏、感染，于术后 5 ~ 7d，胃肠蠕动恢复后拔除。

（2）十二指肠营养管可进行术后早期肠内营养的补充。早期肠内营养有助于维护肠黏膜结构和功能的完整性，防止肠源性感染的发生，迅速补充蛋白质及各种营养物质，可以部分或完全替代静脉输液和营养的补充，减少经济支出。营养管应妥善固定，避免打折，营养滴注液可选择无渣、低黏度液，以维持管道通畅。术后第 1d 滴注糖盐水 500mL；术后第 2d 开始滴注营养液首次给予 500mL，第 3d 加量至 1 000 ~ 1 500mL，第 4d 改为 1 500 ~ 2 000mL，滴注时要求由慢到快，嘱患者一旦有腹痛、腹胀、恶心呕吐等症状，应立即告知医护人员。

（3）胸腔闭式引流管的作用是引流胸腔内积液及积气，平衡胸膜腔内压力，有利于肺膨胀。保持胸腔引流管的密闭性，如发生脱管、引流瓶损坏等意外情况应及时报告医生。

（四）饮食指导

胃管减压期间须绝对禁食，拔管后第 1 天可试饮水或糖水 50mL，1/2h；第 2d 予糖水或米汤 50mL，2h 一次；第 3 ~ 6d 予糖水或米汤每天递增 50mL 至每次 200mL，每次间隔 2h；第 7d 进半量流质饮食；若无发热、腹痛等不适次日进全量流质饮食；2d 后改半流质，若无不适术后 2 周后可进软食。由于食管癌手术术中切断迷走神经，使得胃张力下降，易造成腹胀及胃肠功能紊乱等症状。患者进食高蛋白、高热量、高维生素、易消化饮食，如鸡蛋、牛奶、新鲜水果、蔬菜等，禁吃坚硬、油炸、辛辣等刺激性食物，少量多餐，防止胃过度膨胀。进食后不宜马上卧床休息，应适当散步或保持半卧位，减少食物反流。

（五）生活指导

生活规律，劳逸结合。注意饮食卫生，忌暴饮暴食。戒烟、酒，保持心情舒畅。

（六）复查

术后患者均需定期复查，一般 3 月至 6 个月复查 1 次，并确定是否需要进行放疗、化疗、免疫等综合治疗。

（庞瑞双）

第五节 胃食管反流病

胃食管反流病（gastro esophageal reflux disease，GERD）是一种因胃和（或）十二指肠内容物反流入食管引起胃灼热、反流、胸痛等症状和（或）组织损害的综合征，包括食管综合征和食管外综合征。食管综合征有典型反流综合征、反流胸痛综合征及伴食管黏膜损伤的综合征，如反流性食管炎（reflux esophagitis，RE）、反流性狭窄、Barrett 食管（barrett's esophagus，BE）及食管腺癌。食管外综合征有反流性咳嗽综合征、反流性喉炎综合征、反流性哮喘综合征及反流性蛀牙综合征，还可能有咽炎、鼻窦炎、特发性肺纤维化及复发性中耳炎。

根据内镜下表现的不同，GERD 可分为非糜烂性反流病（non – erosive reflux disease，NERD）、RE

及 BE，我国 60% ~70% 的 GERD 表现为 NERD。

一、病因和发病机制

与 GERD 发生有关的机制包括抗反流防御机制的削弱、食管黏膜屏障的完整性破坏及胃十二指肠内容物反流对食管黏膜的刺激等。

（一）抗反流机制的削弱

抗反流机制的削弱是 GERD 的发病基础，包括下食管括约肌（lower esophageal sphincter，LES）功能失调、食管廓清功能下降、食管组织抵抗力损伤、胃排空延迟等。

1. LES 功能失调 LES 功能失调在 GERD 发病中起重要作用，其中 LES 压力降低、一过性下食管括约肌松弛（transient lower esophageal sphincter relaxation，TLESR）及裂孔疝是引起 GERD 的三个重要因素。

LES 正常长 3 ~ 4cm，维持 10 ~ 30mmHg 的静息压，是重要的抗反流屏障。当 LES 压力 < 6mmHg 时，即易出现胃食管反流。即使 LES 压力正常，也不一定就没有胃食管反流。近来的研究表明 TLESR 在 GERD 的发病中有重要作用。TLESR 系指非吞咽情况下 LES 发生自发性松弛，可持续 8 ~ 10s，长于吞咽时 LES 松弛，并常伴胃食管反流。TLESR 是正常人生理性胃食管反流的主要原因，目前认为 TLESR 是小儿胃食管反流的最主要因素，胃扩张（餐后、胃排空异常、空气吞入）是引发 TLESR 的主要刺激因素。裂孔疝破坏了正常抗反流机制的解剖和生理，使 LES 压力降低并缩短了 LES 长度，削弱了膈肌的作用，并使食管蠕动减弱，故食管裂孔疝是胃食管反流重要的病理生理因素。

2. 食管、胃功能下降 如下所述。

（1）食管：健康人食管借助正常蠕动可有效清除反流入食管的胃内容物。GERD 患者由于食管原发和继发蠕动减弱，无效食管运动发生率高，有如硬皮病样食管，致食管廓清功能障碍，不能有效廓清反流入食管的胃内容物。

（2）胃：胃轻瘫或胃排空功能减弱，胃内容物大量潴留，胃内压增加，导致胃食管反流。

（二）食管黏膜屏障

食管黏膜屏障是食管黏膜上皮抵抗反流物对其损伤的重要结构，包括食管上皮前（黏液层、静水层和黏膜表面 HCO_3^- 所构成的物理化学屏障）、上皮（紧密排列的多层鳞状上皮及上皮内所含负离子蛋白和 HCO_3^- 可阻挡和中和 H^+）及上皮后（黏膜下毛细血管提供 HCO_3^- 中和 H^+）屏障。当屏障功能受损时，即使是正常反流亦可致食管炎。

（三）胃十二指肠内容物反流

胃食管反流时，含胃酸、胃蛋白酶的胃内容物，甚至十二指肠内容物反流入食管，引起胃灼热、反流、胸痛等症状，甚至导致食管黏膜损伤。难治性 GERD 常伴有严重的胃食管反流。Vaezi 等发现，混合反流可导致较单纯反流更为严重的黏膜损伤，两者可能存在协同作用。

二、流行病学

GERD 是一常见病，在世界各地的发病率不同，欧美发病率为 10% ~ 20%，在南美约为 10%，亚洲发病率约为 6%。无论在西方还是在亚洲，GERD 的发病率均呈上升趋势。

三、病理

RE 的病理改变主要有食管鳞状上皮增生，黏膜固有层乳头向表面延伸，浅层毛细血管扩张、充血和（或）出血，上皮层内中性粒细胞和淋巴细胞浸润，严重者可有黏膜糜烂或溃疡形成。慢性病变可有肉芽组织形成、纤维化以及 Barrett 食管改变。

四、临床表现

GERD 的主要临床表现包括以下内容。

（一）食管表现

1. 胃灼热　是指胸骨后的烧灼样感觉，胃灼热是 GERD 最常见的症状。胃灼热的严重程度不一定与病变的轻重程度一致。

2. 反流　反流指胃内容物反流入口中或下咽部的感觉，此症状多在胃灼热、胸痛之前发生。

3. 胸痛　胸痛作为 GERD 的常见症状，日渐受到临床的重视。可酷似心绞痛，对此有时单从临床很难作出鉴别。胸痛的程度与食管炎的轻重程度无平行关系。

4. 吞咽困难　指患者能感觉到食物从口腔到胃的过程发生障碍，吞咽困难可能与咽喉部的发胀感同时存在。引起吞咽困难的原因很多，包括与反流有关的食管痉挛、食管运动功能障碍、食管瘢痕狭窄及食管癌等。

5. 上腹痛　也可以是 GERD 的主要症状。

（二）食管外表现

1. 咽喉部表现　如慢性喉炎、慢性声嘶、发音困难、声带肉芽肿、咽喉痛、流涎过多、癔球症、颈部疼痛、牙周炎等。

2. 肺部表现　如支气管炎、慢性咳嗽、慢性哮喘、吸入性肺炎、支气管扩张、肺脓肿、肺不张、咯血及肺纤维化等。

五、相关检查

（一）上消化道内镜

对 GERD 患者，内镜检查可确定是否有 RE 及病变的形态、范围与程度；同时可取活体组织进行病理学检查，明确有无 BE、食管腺癌；还可进行有关的治疗。但内镜检查不能观察反流本身，内镜下的食管炎也不一定都由反流引起。

洛杉矶分级是目前国际上最为广泛应用的内镜 RE 分级方案，根据内镜下食管黏膜破损的范围和形状，将 RE 划分为 A～D 级（图 4-19）。

（二）其他检查

1. 24h 食管 pH 监测　是最好的定量监测胃食管反流的方法，已作为 GERD 诊断的金标准。最常使用的指标是 pH<4 总时间（％）。该方法有助于判断反流的有无及其和症状的关系，以及疗效不佳的原因。其敏感性与特异性分别为 79%～90% 和 86%～100%。该检查前 3～5d 停用改变食管压力的药物（胃肠动力剂、抗胆碱能药物、钙通道阻断剂、硝酸盐类药物、肌肉松弛剂等）、抑制胃酸的药物（PPI、H_2RA、抑酸药）。

近年无绳食管 pH 胶囊（bravo 胶囊）的应用使食管 pH 监测更为方便，易于接受，且可行食管多部位（远端、近端及下咽部等）及更长时间（48～72h）的监测。

2. 食管测压　可记录 LES 压力、显示频繁的 TLESR 和评价食管体部的功能。单纯用食管压力来诊断胃食管反流并不十分准确，其敏感性约 58%，特异性约 84%。因此，并非所有的 GERD 患者均需做食管压力测定，仅用于不典型的胸痛患者或内科治疗失败考虑用外科手术抗反流者。

3. 食管阻抗监测　通过监测食管腔内阻抗值的变化来确定是液体或气体反流。目前食管腔内阻抗导管均带有 pH 监测通道，可根据 pH 和阻抗变化进一步区分酸反流（pH<4）、弱酸反流（pH 在 4～7）以及弱碱反流（pH>7），用于 GERD 的诊断，尤其有助于对非酸反流为主的 NERD 患者的诊断、抗反流手术前和术后的评估、难治性 GERD 病因的寻找、不典型反流症状的 GERD 患者的诊断以及确诊功能性胃灼热患者。

4. 食管胆汁反流测定　用胆汁监测仪（bilitec 2000）测定食管内胆红素含量，从而了解有无十二指肠胃食管反流。现有的 24h 胆汁监测仪可得到胆汁反流次数、长时间反流次数、最长反流时间和吸收值 ≥0.14 的总时间及其百分比，从而对胃食管反流作出正确的评价。因采用比色法检测，必须限制饮食中的有色物质。

5. 上胃肠道 X 线钡餐　对观察有无反流及食管炎均有一定的帮助，还有助于排除其他疾病和发现有无解剖异常，如膈疝，有时上胃肠道钡餐检查还可发现内镜检查没有发现的，轻的食管狭窄，但钡餐检查的阳性率不高。

6. 胃 – 食管放射性核素闪烁显像　此为服用含放射性核素流食后以 γ 照相机检测放射活性反流的技术。本技术有 90% 的高敏感性，但特异性低，仅为 36%。

7. GERD 诊断问卷　让疑似 GERD 患者回顾过去 4 周的症状以及症状发作的频率，并将症状由轻到重分为 0 ~ 5 级，评估症状程度，总分超过 12 分即可诊断为 GERD。

8. 质子泵抑制剂（proton pump inhibitors，PPI）试验　对疑似 GERD 的患者，可用标准剂量 PPI，每天 2 次，用药时间为 1 ~ 2 周。患者服药后 3 ~ 7d，若症状消失或显著好转，本病诊断可成立。其敏感性和特异性均可达 60% 以上。但本试验不能鉴别恶性疾病，且可因用 PPI 而掩盖内镜所见。

9. 超声诊断　超声诊断直观性好，诊断敏感性高，并且对患者的损伤性小。B 超诊断 GERD 标准为至少在 2 次不同时间内观察到反流物充满食管下段和胃与食管间液体来回移动。

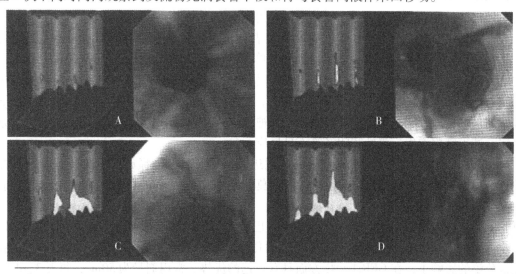

分级	内镜特征
A	一处或几处≤5mm的食管黏膜破损，病变之间无融合
B	一处或几处>5mm的食管黏膜破损，病变之间无融合
C	一处或几处食管黏膜破损，病变之间相互融合，但未超过食管环周的75%
D	一处或几处食管黏膜破损，病变之间相互融合，至少累及食管环周的75%

附加描述项目：有无食管狭窄、食管溃疡及BE

图 4 – 19　GERD 内镜分级

六、诊断

由于 GERD 临床表现多种多样，症状轻重不一，有的患者可能有典型的反流症状，但内镜及胃食管反流检测无异常；而有的患者以其他器官系统的症状为主要表现，给 GERD 的诊断造成一定的困难。因此，GERD 的诊断应结合患者的症状及实验室检查综合判断。

1. RE 的诊断　有胃食管反流的症状，内镜可见累及食管远端的食管炎，排除其他原因所致的食管炎。

2. NERD 的诊断　有胃食管反流的症状，内镜无食管炎改变，但实验室检查有胃食管反流的证据，如：①24h 食管 pH 监测阳性。②食管阻抗监测、食管胆汁反流测定、静息放射性核素检查或钡餐检查显示胃食管反流。③食管测压示 LES 压力降低或 TLESR，或食管体部蠕动波幅降低。

七、治疗

胃食管反流病的治疗目标为充分缓解症状，治愈食管炎，维持症状缓解和胃镜检查的缓解，治疗或预防并发症。

1. GERD 的非药物治疗　非药物治疗指生活方式的指导，避免一切引起胃食管反流的因素等。如要求患者饮食不宜过饱；忌烟、酒、咖啡、巧克力、酸食和过多脂肪；避免餐后立即平卧。对仰卧位反流，抬高床头 10cm 就可减轻症状。对于立位反流，有时只要患者穿宽松衣服，避免牵拉、上举或弯腰就可减轻。超重者在减肥后症状会有所改善。某些药物能降低 LES 的压力，导致反流或使其加重，如抗胆碱能药物、钙通道阻断剂、硝酸盐类药物、肌肉松弛剂等，对 GERD 患者尽量避免使用这些药物。

2. GERD 的药物治疗　如下所述。

（1）抑酸药：抑酸药是治疗 GERD 的主要药物，主要包括 PPI 和 H_2 受体拮抗剂（histamine 2 receptor antagonist，H_2RA），PPI 症状缓解最快，对食管炎的治愈率最高。虽然 H_2RA 疗效低于 PPI，但在一些病情不是很严重的 GERD 患者中，采用 H_2RA 仍是有效的。

（2）促动力药：促动力药可用于经过选择的患者，特别是作为酸抑制治疗的一种辅助药物。对大多数 GERD 患者，目前应用的促动力药不是理想的单一治疗药物。

1）多巴胺受体拮抗剂：此类药物能促进食管、胃的排空，增加 LES 的张力。此类药物包括甲氧氯普胺（metoclopramide）和多潘立酮（domperidone），常用剂量为 10mg，每天 3～4 次，睡前和餐前服用。前者如剂量过大或长期服用，可导致锥体外系神经症状，故老年患者慎用；后者长期服用亦可致高催乳素血症，产生乳腺增生、泌乳和闭经等不良反应。

2）非选择性 5 - HT_4 受体激动剂：此类药能促进肠肌丛节后神经释放乙酰胆碱而促进食管、胃的蠕动和排空，从而减轻胃食管反流。目前常用的为莫沙必利（mosapride），常用剂量为 5mg，每天 3～4 次，饭前 15～30min 服用。

3）伊托必利（itopride）：此类药可通过阻断多巴胺 D_2 受体和抑制胆碱酯酶的双重功能，起到加速胃排空、改善胃张力和敏感性、促进胃肠道动力的作用。该药消化道特异性高，对心脏、中枢神经系统、泌乳素分泌的影响小，在 GERD 治疗方面具有长远的优势。常用剂量为 50mg，每天 3～4 次，饭前 15～30min 服用。

（3）黏膜保护剂：对控制症状和治疗反流性食管炎有一定疗效。常用的药物有硫糖铝 1g，每天 3～4 次，饭前 1h 及睡前服用；铝碳酸镁 1g，每天 3～4 次，饭前 1h 及睡前服用，具有独特的网状结构，既可中和胃酸，又可在酸性环境下结合胆汁酸，对于十二指肠胃食管反流有较好的治疗效果。枸橼酸铋钾盐（tripotassium dicitrate bismuthate，TDB），480mg/d，分 2～4 次于饭前及睡前服用。

（4）γ - 氨基丁酸（GABA）受体抑制剂：由于 TLESR 是发生胃食管反流的主要机制，因此 TLESR 成为治疗的有效靶点。对动物及人类研究显示，GABA 受体抑制剂巴氯芬（baclofen）可抑制 TLESR，可能是通过抑制脑干反射而起作用的。巴氯芬对 GERD 患者既有短期作用，又有长期作用，可显著减少反流次数和缩短食管酸暴露时间，还可明显改善十二指肠胃食管反流及其相关的反流症状，是目前控制 TLESR 发生率最有前景的药物。

（5）维持治疗：因为 GERD 是一种慢性疾病，持续治疗对控制症状及防止并发症是适当的。

3. GERD 的内镜抗反流治疗　为了避免 GERD 患者长期需要药物治疗及手术治疗风险大的缺点，内镜医师在过去的几年中在内镜治疗 GERD 方面做出了不懈的努力，通过这种方法改善 LES 的屏障功能，发挥其治疗作用。

（1）胃镜下腔内折叠术：该方法是将一种缝合器安装在胃镜前端，于直视下在齿状线下缝合胃壁组织，形成褶皱，增加贲门口附近紧张度、"延长腹内食管长度"及形成皱褶，以阻挡胃肠内容物的反流。包括黏膜折叠方法或全层折叠方法。

（2）食管下端注射法：指内镜直视下环贲门口或食管下括约肌肌层注射无活性低黏度膨胀物质，增加 LES 的功能。

（3）内镜下射频治疗：该方法是将射频治疗针经活检孔道送达齿状线附近，刺入食管下端的肌层进行热烧灼，使肌层"纤维化"，增加食管下端张力。

内镜治疗 GERD 的安全性及可能性已经多中心研究所证明，且显示大部分患者可终止药物治疗，但目前仍缺乏严格的大样本多中心对照研究。

4. GERD 的外科手术治疗 对 GERD 患者行外科手术治疗时，必须掌握严格的适应证，主要包括：①需长期用药维持，且用药后症状仍然严重者。②出现严重并发症，如出血、穿孔、狭窄等，经药物或内镜治疗无效者。③伴有严重的食管外并发症，如反复并发肺炎、反复发作的难以控制的哮喘、咽喉炎，经药物或内镜治疗无效者。④疑有恶变倾向的 BE。⑤严重的胃食管反流而不愿终生服药者。⑥仅对大剂量质子泵抑制剂起效的年轻患者，如有严重并发症（出血、狭窄、BE）。

临床应用过的抗反流手术方法较多。目前治疗 GERD 的手术常用 Nissen 胃底折叠术、Belsey 胃底部分折叠术。各种抗反流手术治疗的效果均应通过食管 24h 的 pH 测定、内镜及临床表现进行综合评价。

近十几年来，腹腔镜抗反流手术得到了长足的发展。腹腔镜胃底折叠术是治疗 GERD 疗效确切的方法，是治疗 GERD 的主要选择之一，尤其对于年轻、药物治疗效果不佳、伴有裂孔疝的患者。与常规开放手术相比较，腹腔镜手术具有创伤小、术后疼痛轻和患者恢复快的优点，特别适用于年老体弱、心肺不佳的患者。但最近的研究显示，术后并发症高达 30%，包括吞咽困难、不能打嗝、腹泻及肛门排气等。约 62% 的患者在接受抗反流手术 10 年后仍需服用 PPI 治疗。因此，内科医师在建议 GERD 患者行腹腔镜胃底折叠术前应注意这些并发症，严格选择患者。

5. 并发症的治疗 如下所述。

（1）食管狭窄的治疗：早期给予有效的药物治疗是预防 GERD 患者食管狭窄的重要手段。内镜扩张疗法是治疗食管狭窄所致吞咽困难的有效方法。扩张疗法所需食管扩张器有各型探条、气囊、水囊及汞橡胶扩张器等。常将食管直径扩张至 14mm 或 44F。患者行有效的扩张食管治疗后，应用 PPI 或 H_2RA 维持治疗，避免食管再次狭窄。手术是治疗食管狭窄的有效手段。常在抗反流术前或术中同时使用食管扩张疗法。

（2）BE 的治疗

1）药物治疗：长期 PPI 治疗不能缩短 BE 的病变长度，但可促进部分患者鳞状上皮再生，降低食管腺癌发生率。选择性 COX-2 抑制剂有助于减少患食管癌，尤其是腺癌的风险。

2）内镜治疗：目前常采用的内镜治疗方法有各种方式的内镜消融治疗和内镜下黏膜切除术等。适应证为伴有异型增生和黏膜内癌的 BE 患者，超声内镜检查有助于了解病变的深度，有助于治疗方式的选择。

3）手术治疗：对已证实有癌变的 BE 患者，原则上应手术治疗。手术方法同食管癌切除术，胃肠道重建多用残胃或结肠，少数用空肠。

4）抗反流手术：包括外科手术和内镜下抗反流手术。虽然能在一定程度上改善 BE 患者的反流症状，但不能影响其自然病程，远期疗效有待证实。

八、护理评估

（一）健康史

询问患者症状出现的时间、频率和严重程度；了解患者饮食习惯如有无进食高脂食物、含咖啡因饮料等；有无烟酒嗜好；有无肥胖及其他疾病，是否服用对下食管括约肌压力有影响的药物等。

（二）身体评估

胃食管反流病的临床表现多样，轻重不一。

1. 反流症状 反酸、反食、嗳气等。常于餐后特别是饱餐后、平卧时发生，有酸性液体或食物从胃及食管反流到口咽部。反酸常伴胃灼热，是胃食管反流病最常见的症状。

2. 反流物刺激食管引起的症状 胃灼热、胸痛、吞咽痛等。胃灼热是一种胸骨后发热、烧灼样不适，常于餐后（尤其是饱食或脂肪餐）1h 出现，躯体前屈或用力屏气时加重，站立或坐位时或服用抗酸药物后可缓解。一般认为是由于酸性反流物刺激食管上皮下的感觉神经末梢所致。反流物也可刺激机械感受器引起食管痉挛性疼痛，严重者可放射到颈部、后背、胸部，有时酷似心绞痛症状。部分患者可有吞咽痛和吞咽困难，常为间歇性发作，系食管动力异常所致，晚期可呈持续性进行性加重，常提示食管狭窄。

3. 食管以外刺激的临床表现　如咽部异物感、咳嗽、咽喉痛、声音嘶哑等。部分患者以咳嗽、哮喘为主要症状，系因反流物吸入呼吸道，刺激支气管黏膜引起炎症和痉挛；或因反流物刺激食管黏膜感受器，通过迷走神经反射性引起支气管痉挛所致。

4. 并发症　如下所述。

（1）上消化道出血：由于食管黏膜炎症、糜烂和溃疡所致，多表现为黑便，呕血较少。

（2）食管狭窄：重度反流性食管炎可因食管黏膜糜烂、溃疡，使纤维组织增生，瘢痕形成致食管狭窄，患者表现为渐进性吞咽困难，尤以进食固体食物时明显。

（3）Barrett 食管：食管黏膜因受反流物的慢性刺激，食管与胃交界处的齿状线 2cm 以上的鳞状上皮被化生的柱状上皮替代，称为 Barrett 食管，是食管腺癌的主要癌前病变。

（三）辅助检查

1. 内镜检查　内镜检查是诊断反流性食管炎的最准确方法，并能判断反流性食管炎的严重程度和有无并发症。内镜下可见食管下段黏膜充血、水肿、糜烂，伴有浅表性溃疡和渗出物，晚期可见瘢痕形成和狭窄。

2. 食管 X 线钡餐检查　可见食管蠕动变弱，食管下段黏膜皱襞粗乱，有时可见小龛影及狭窄现象；头低位时可显示胃内钡剂反流入食管。其对胃食管反流病诊断的敏感性及特异性均较内镜检查低。

3. 24h 食管 pH 监测　有助于明确在生理活动状态下有无过多的胃食管反流，且有助于明确患者的症状是否与酸反流有关，也可以用来监测正在治疗中的患者酸反流的控制情况。目前常用的观察指标是 24h 食管内 pH < 4 的百分比、pH < 4 的次数、持续 5min 以上的反流次数以及最长反流持续时间。胆汁反流可用 24h 胆汁监测仪（Bilitec - 2000）测定。

4. 食管内测压　正常人下食管括约肌压力 10 ~ 30mmHg，下食管括约肌压力低于 10mmHg 提示可能出现胃食管反流。

5. 质子泵抑制剂（PPI）试验性治疗　PPI 试验是应用较高剂量 PPI 在较短时间内对怀疑胃食管反流病的患者进行诊断性治疗。PPI 试验的敏感性与 pH 监测相似，可达 80%。

（四）心理 - 社会评估

重点评估患者的心理状况、工作及生活中的压力及其对生理心理状况的影响。如有无严重的焦虑或抑郁，对疾病知识的了解程度等。精神紧张、情绪变化和抑郁等均可影响食管动力和感觉功能，并影响患者对症状和疾病行为的感知能力，从而表现出焦虑、抑郁和躯体化精神症状。

九、护理措施

（一）指导患者改变不良生活方式和饮食习惯

（1）卧位时将床头抬高 10 ~ 20cm，避免餐后平卧和睡前 2h 进食。

（2）少量多餐，避免过饱；食物以高蛋白、高纤维、低脂肪、易消化为主，应细嚼慢咽；避免进食可使下食管括约肌压降低的食物，如高脂肪、巧克力、咖啡、浓茶等；戒烟酒。

（3）避免剧烈运动以及使腹压升高的因素，如肥胖、紧身衣、束腰带等。

（4）避免使用使下食管括约肌压降低的药物，如 β 肾上腺素能激动剂、α 肾上腺素能受体阻断剂、抗胆碱能制剂、钙离子通道阻滞剂、茶碱等。

（二）用药指导

抑制胃酸是胃食管反流病治疗的主要手段，根据医嘱给患者进行药物治疗，注意观察疗效及不良反应。常用药物有：

1. 抑制胃酸药物 质子泵抑制剂（如奥美拉唑 20mg bid，兰索拉唑 30mg qd，泮托拉唑 40mg bid，雷贝拉唑 10mg bid 或埃索美拉唑 40mg bid）可有效抑制胃酸分泌，最快速地缓解症状。一天一次应用 PPI 的患者应该在早餐前服用，而睡前服用 PPI 可更好控制夜间酸分泌，通常疗程在 8 周以上，部分患者需要长期服药。也可选用 H_2 受体阻断剂，如西咪替丁、雷尼替丁、法莫替丁等，疗程 8~12 周。适用于轻、中症患者。

2. 促动力药物 可增加下食管括约肌压力，改善食管蠕动功能，促进胃排空，减少胃食管反流，改善患者症状，可作为抑酸剂的辅助用药。常用药物有甲氧氯普胺或多潘立酮，餐前半小时服用，服药期间注意观察有无腹泻、便秘、腹痛、恶心等不良反应。

3. 黏膜保护剂 可以在食管黏膜表面形成保护性屏障，吸附胆盐和胆汁酸，阻止胃酸、胃蛋白酶的侵蚀，防止其对食管黏膜的进一步损伤。常用药物包括硫糖铝、铋剂、铝碳酸镁等。硫糖铝片需嚼碎后成糊状，餐前半小时用少量温开水冲服，但长期使用可抑制磷的吸收而致骨质疏松。

（三）手术治疗患者的护理

手术治疗的目的是使食管下段形成一个高压带，提高下食管括约肌的压力，阻止胃内容物的反流。适应证包括：①由于不良反应，患者不能耐受长期 PPI 治疗。②PPI 疗效不佳。③患者因不愿长期服药要求手术。④并发出血、狭窄、Barrett 食管等。⑤反流引起严重呼吸道疾病等。通常采用胃底折叠术，近年来开展了腹腔镜下胃底折叠术和内镜下贲门黏膜缝扎术，均取得较好的近期疗效。

1. 术前护理 术前评估患者的生命体征和临床症状、营养状态、心理状态及患者手术有关的知识和术后配合的知识的了解程度；讲解手术操作方法、各项检查目的、配合方法，使患者树立战胜疾病的信心，更好地配合治疗。

2. 术后护理 指导患者深呼吸、有效咳嗽，避免呼吸道并发症；密切观察病情，若观察到胸骨后及上腹部剧烈疼痛、发热等情况，考虑手术并发症的可能，应及时与医师联系。

（四）心理护理

关心体贴患者，告知疾病与治疗有关知识，消除患者紧张情绪，避免一些加重本病的刺激因素，使患者主动配合治疗，保持情绪稳定。

（庞瑞双）

第六节　肝硬化

一、疾病概要

（一）定义

肝硬化是由多种病因引起的慢性、弥漫性、进行性肝病。是在肝细胞广泛变性和坏死的基础上，肝脏纤维结缔组织弥漫性增生，形成假小叶，导致肝脏正常结构被破坏，生理功能逐渐下降，晚期出现肝功能衰竭、门静脉压增高、腹腔积液。

（二）病因和病机

1. 病毒性肝炎 病毒性肝炎是我国引起肝硬化的最常见的原因。其中乙型、丙型、丁型肝炎易形成肝硬化，甲型、戊型肝炎一般不发展为肝硬化。

2. 慢性酒精中毒 酒精中毒是国外引起肝硬化最常见的原因。长期大量饮酒，酒精的中间代谢产物乙醛对肝脏产生直接损害。

3. 胆汁淤积 肝外、肝内胆管阻塞、胆汁淤积，导致肝细胞缺血、坏死、纤维组织增生而形成肝硬化。

4. 药物及化学毒物 长期服用异烟肼、四环素、双醋酚汀、甲基多巴、辛可芬等可引起肝硬化。

长期接触四氯化碳、磷、坤、三氯甲烷等可引起肝硬化。

5. 其他　营养不良、循环障碍、血吸虫病、免疫紊乱等。

（三）病理生理

在致病因素作用下，肝细胞广泛地变性坏死、肝小叶纤维支架塌陷，再生肝细胞不沿原支架排列，形成不规则肝细胞团，肝细胞团周围弥漫性纤维结缔组织增生，形成假小叶。早期肝脏体积增大，质地变硬，表面满布大小不等的结节。晚期因纤维化，肝脏体积可缩小。假小叶形成使肝内血管床缩小、血管扭曲、闭塞，造成肝内血液循环紊乱，门静脉血流受阻，门静脉压增高。门静脉压增高导致侧支循环开放，引起食管下段胃底、腹壁脐周、直肠肛门静脉曲张。肝硬化者，肝细胞功能下降，血浆白蛋白合成减少，肝间质细胞增生，球蛋白合成增多，白球比例倒置。胆色素代谢障碍，出现黄疸。肝对雌激素、血管升压素、醛固酮的灭能作用减弱，出现蜘蛛痣。凝血因子合成减少，导致出血倾向。

（四）诊断及治疗要点

1. 诊断要点　根据典型的临床表现和影像学检查可作出诊断。

2. 治疗要点　应采取综合性治疗措施。根据病情，适当安排休息和活动。饮食一般以高热量、高蛋白、适量脂肪、维生素丰富而易于消化吸收的食物为宜。有腹腔积液者少盐，避免进食粗糙食物。目前无特效药治疗，对症处理，支持治疗为主。

二、疾病护理

（一）护理评估

1. 健康史　了解患者有无病毒性肝炎尤其是乙型、丙型和丁型肝炎感染史；有无输血史；是否长期大量饮酒；是否长期服用异烟肼、四环素、双醋酚汀、甲基多巴、辛可芬等药物；是否长期接触四氯化碳、磷、坤、三氯甲烷等化学物品；有无慢性心力衰竭等循环障碍性疾病；有无胆汁淤积、免疫紊乱、血吸虫感染等病史。

2. 身体状况　临床表现可分为肝功能代偿期和肝功能失代偿期。

（1）肝功能代偿期：此期症状较轻，常缺乏特异性。以疲倦乏力、食欲减退、消化不良为主。常因劳累或伴发病加重，经休息或适当治疗可缓解。

（2）肝功能失代偿期：主要表现为肝功能减退和门静脉压增高。

1）肝功能减退的表现：①全身表现，消瘦乏力、精神不振、皮肤干枯、面色灰暗、水肿，可有不规则发热。②消化道症状，食欲明显减退，上腹饱胀不适、恶心、呕吐、腹泻，晚期可出现中毒性肠麻痹。半数以上患者有轻度黄疸，少数有中度或重度黄疸。③出血倾向，患者常有鼻出血、齿龈出血、皮肤出血、胃肠道出血。④内分泌失调，肝功能减退对雌激素的灭活作用下降，导致雌激素、醛固酮升高，男性患者出现性欲减退、睾丸萎缩、毛发脱落、乳房发育等。女性患者出现月经不调、闭经等。患者可在面部、颈、上胸、背部、两肩、上肢出现蜘蛛痣。患者可出现肝掌、皮肤色素沉着等。

2）门静脉压增高的表现：①腹腔积液：是肝硬化失代偿期最突出的表现，是由水钠潴留，门静脉压增高导致。②脾大：脾脏多为中度肿大，晚期脾大可导致白细胞、红细胞、血小板减少，称为脾亢。③侧支循环的建立与开放：食管下段胃底静脉曲张，曲张静脉破裂时可导致上消化道大出血；腹壁脐周静脉曲张，曲张静脉血流方向，脐以上向上，脐以下向下；痔静脉曲张，排便时可出现便后滴血。

3. 并发症

（1）上消化道出血：是本病最常见的并发症。

（2）感染：患者易并发肺炎、败血症、胆道感染、自发性腹膜炎等。

（3）肝性脑病：是本病最严重的并发症。

（4）原发性肝癌：在肝硬化的基础上发展为肝癌。

（5）肝肾综合征：肝硬化合并大量腹腔积液，患者出现自发性少尿，氮质血症等，但肾脏无明显器质性损害，故又称功能性肾衰竭。

（二）心理－社会状态

肝硬化是慢性疾病，因病程长，疗效不佳，预后不良，患者易产生焦虑、紧张、抑郁等心理，因需长期治疗，家庭经济负担逐渐加重，常使患者及家属出现悲观失望等不良情绪。

（三）辅助检查

1. 血常规　代偿期大都正常，失代偿期可出现贫血，感染时白细胞增多，脾功能亢进时，红细胞、白细胞、血小板全部下降。

2. 肝功能检查　失代偿期转氨酶增高，人血白蛋白降低，球蛋白升高，白/球比例倒置。凝血因子时间延长。

3. 腹腔积液检查　一般为漏出液。

4. 影像学检查　超声、CT、MRI 检查可显示肝、脾的形态及腹腔积液的征象。

（四）护理诊断及合作性问题

1. 营养失调：低于机体需要量　与食欲减退、消化吸收障碍有关。

2. 体液过多　与水钠潴留有关。

3. 活动无耐力　与肝功能减退、大量腹腔积液有关。

4. 有皮肤完整性受损的危险　与营养不良、水肿、皮肤干燥、瘙痒及长期卧床有关。

5. 潜在并发症　上消化道出血、肝性脑病。

（五）护理目标

（1）患者能说出营养不良的原因，遵循饮食计划，营养状况改善。

（2）腹腔积液和水肿减轻。

（3）能遵循休息和活动计划，活动耐力和生活自理能力增强。

（4）无皮肤破损或感染。

（5）无并发症发生。

（六）护理措施

1. 一般护理

（1）休息与活动：应视病情安排适当的活动。代偿期患者适当减少活动量，可参加轻体力劳动；失代偿期患者应以卧床休息为主，可适当活动，活动量以不感到疲劳、不加重症状为宜。

（2）饮食护理

1）饮食原则：给予高热量、高蛋白、适量脂肪、高维生素易消化的饮食，并根据病情及时调整，戒烟忌酒，避免进食刺激性强、粗纤维多和较硬的食物。必要时遵医嘱静脉补充足够的营养，如高渗葡萄糖液、复方氨基酸、白蛋白等。

2）食物选择：热量以糖类为主，蛋白质（肝性脑病除外）1～1.5g/（kg·d），以豆制品、鸡蛋、牛奶、鱼、鸡肉及瘦猪肉为主，以利于肝细胞修复和维持血浆清蛋白正常水平。肝功能显著损害或有肝性脑病先兆时，应限制或禁食蛋白质并应选择植物蛋白，如豆制品，因其含蛋氨酸和产氨氨基酸较少。多食新鲜蔬菜和水果。

（3）皮肤护理：黄疸患者皮肤瘙痒时，协助患者温水擦浴，外用炉甘石洗剂止痒，嘱患者不要抓皮肤，以免引起皮肤破损、出血和感染。

2. 病情观察　准确记录24小时出入液量，定期测量腹围和体重，以观察腹腔积液消长情况；密切监测血清电解质和酸碱度的变化；注意有无呕血和黑便；有无精神异常；有无腹痛、腹胀、发热及短期内腹腔积液迅速增长；有无少尿、无尿等变化；及早发现上消化道出血、肝性脑病、自发性腹膜炎及肝肾综合征。如发现异常，应立即报告医师，协助处理。

3. 腹腔积液处理

（1）体位：轻度腹腔积液应取平卧位，并抬高下肢，以增加肝、肾血流量，改善肝细胞营养，提高肾小球滤过率，减轻水肿。大量腹腔积液者可半卧位，以使膈肌下降，有利于呼吸，减轻呼吸困难和心悸。

（2）限制水钠摄入：遵医嘱给予低盐或无盐饮食，钠限制在每日 500～800mg（氯化钠 1.2～2.0g）；进水量限制在每日 1 000mL 左右，如有显著低钠血症，则应限制在每日 500mL 以内。少食咸肉、酱菜等食品，可适量添加柠檬汁、食醋等，以改善口味，增进食欲。腹腔积液减退后，仍需限制钠的摄入，防止腹腔积液再次出现。

（3）用药护理：主要使用螺内酯和呋塞米。使用利尿剂时应注意维持水、电解质和酸碱平衡，利尿速度不宜过快，以每日体重减轻不超过 0.5kg 为宜。

（4）协助腹腔穿刺放腹腔积液或腹腔积液浓缩回输：对大量腹腔积液引起呼吸困难、心悸，且利尿效果不佳者可酌情放腹腔积液或腹腔积液浓缩回输，后者可避免蛋白质丢失。

4. 心理护理　加强与患者的沟通，鼓励患者说出其内心感受，与患者一起讨论其面对的问题，给予患者真诚的安慰和支持。

三、健康指导

1. 疾病知识指导　向患者讲解本病的原因、临床表现、治疗护理措施，使患者了解本病相关知识，主动避免病因和诱因，并指导患者及家属识别病情变化，及时发现并发症，如肝性脑病早期的性格、行为改变；呕血、黑便可能是消化道出血等。发现异常及时就诊。

2. 生活指导　指导患者注意饮食卫生，说明饮食治疗的意义和原则，并强调高蛋白饮食的重要性；指导患者控制水钠摄入、增加食欲技巧；嘱患者戒烟、酒等。

3. 治疗指导　告之患者常用药物的不良反应和注意事项，特别是对肝脏有害的药物，嘱患者切记不要滥用药物，以免增加肝脏负担，加重肝功能损害；帮助患者认识定期复查的重要性，指导患者定期门诊复查肝功能。

四、护理评价

患者能否遵循饮食计划，营养状况是否改善；腹腔积液和水肿是否减轻；能否遵循休息和活动计划，活动耐力和生活自理能力是否增强；有无皮肤破损或感染；有无并发症发生。

（赵淑芳）

第七节　肝性脑病

一、疾病概要

（一）概述

肝性脑病是由严重肝病引起的、以代谢紊乱为基础、中枢神经系统功能失调为主的临床综合征，其主要表现为行为举止异常和不同程度的意识障碍。

（二）病因和病机

肝硬化是引起肝性脑病最常见的病因，特别是各型肝炎后肝硬化，部分可由改善门静脉高压的门体分流手术引起，重症肝炎、原发性肝癌等也可引起。

肝性脑病的发病机制迄今尚未完全明了。一般认为本病产生是由于肝细胞功能衰竭和门－腔静脉侧支循环形成，使来自肠道的许多毒性产物未被肝解毒或清除经侧支循环进入体循环，透过大脑屏障，引起脑功能紊乱。主要的学说有：①氨中毒学说：肝功能衰竭时，肝脏将氨合成尿素的能力减退；门体分流存在时，肠道的氨未经肝解毒而直接进入体循环，使血氨增高。氨对大脑的毒性作用主要是干扰脑的能量代谢及直接干扰神经传导。②假神经递质学说：肝衰竭时 β－多巴胺和苯乙醇胺增多，其化学结构与正常兴奋性神经递质去甲肾上腺素相似，但不能传递神经冲动，称为假神经递质。当假神经递质被脑细胞摄取并取代了突触中的正常递质，则发生神经传导障碍。③γ－氨基丁酸/苯二氮（GABA/BZ）复合体学说：GABA 是抑制性神经递质，在门体分流和肝衰竭时，可绕过肝进入体循环，透过血脑屏障，激活 GABA 受体造成大脑功能紊乱。④氨基酸代谢不平衡学说：肝衰竭时，芳香族氨基酸如酪氨酸、苯丙氨酸增多而支链氨酸如缬氨酸、亮氨酸减少，可使芳香族氨基酸更多地进入脑组织形成假神经递质，从而抑制神经冲动的传导。

（三）诊断及治疗要点

1. 诊断要点　有肝炎、肝硬化病史，有诱发因素，主要临床表现为精神神经系统功能紊乱、意识障碍，脑电图异常。

2. 治疗要点　本病常采用综合治疗措施：①去除诱因，减少肠内氨的生成和吸收：限制蛋白质摄入量，减少氨的生成；灌肠或导泻，以清除肠内积食、积血；口服抗生素抑制肠道细菌生长，首选新霉素；长期治疗者可选用乳果糖口服；促进氨的代谢清除，纠正氨基酸代谢紊乱：可用降氨药物 L－门冬氨酸、谷氨酸钾和谷氨酸钠、精氨酸等；口服或静脉输注以支链氨基酸为主的氨基酸混合液等。②对症治疗：包括防治脑水肿，纠正水、电解质和酸碱平衡紊乱等。

二、疾病护理

（一）护理评估

1. 健康史　了解肝炎后肝硬化病史、门体分流手术、高蛋白饮食、上消化道出血、大量放腹腔积液、感染、麻醉、止痛、安眠、镇静药等情况。

2. 身体状况　根据精神神经系统表现、意识障碍程度和脑电图异常，可将肝性脑病的临床经过分为四期。

一期（前驱期）：轻度性格改变及行为异常。如欣快激动或淡漠少言，衣冠不整或随地便溺，应答尚准确。可出现扑翼样震颤（嘱患者两臂平伸，肘关节固定，手掌向背侧伸展，手指分开时，可见到手向外侧偏斜，掌指关节、腕关节、甚至肘与肩关节的急促而不规则的扑击样抖动。若紧握患者手一分钟，能感到患者抖动）。脑电图可正常或轻度变化。

二期（昏迷前期）：以意识错乱、睡眠障碍及行为异常为主。定向力和理解力均减退，对时间、地点和人物的概念混乱，不能完成简单的计算和构图如搭积木、用火柴棍摆五角星等；言语不清、书写障碍。睡眠时间倒错，行为异常，甚至出现幻觉、躁狂等严重精神症状。患者明显的体征有扑翼样震颤、腱反射亢进、肌张力增高、病理反射阳性。脑电图特异性异常。

三期（昏睡期）：以昏睡和精神错乱为主。呈昏睡状态，可唤醒，但常有神志不清和幻觉。扑翼样震颤仍可引出，肌张力明显增高，病理反射阳性。脑电图明显异常。

四期（昏迷期）：意识完全丧失，不能唤醒。不能引出扑翼样震颤。脑电图明显异常。

3. 心理－社会状况　本病病情逐渐加重，患者可出现焦虑、抑郁、紧张、恐惧心理；昏迷后，家属会出现紧张、恐惧心理。肝性脑病会出现精神症状，注意精神症状与心理问题的鉴别。

4. 辅助检查

（1）血氨：慢性肝性脑病尤其是门体分流性脑病血氨多增高；急性肝衰竭所致的脑病，血氨多数正常。

（2）脑电图检查：典型改变为节律变慢，二至三期患者出现普遍性每秒 4～7 次 δ 波或三相波；昏迷时表现为高波幅的 δ 波，每秒少于 4 次。

（二）护理诊断与合作性问题

1. 意识障碍　与血氨升高，干扰脑细胞能量代谢于引起大脑功能紊乱有关。

2. 营养失调：低于机体需要量　与肝功能衰竭、消化吸收障碍、限制蛋白质摄入有关。

（三）护理措施

1. 一般护理

（1）休息与环境：将患者安置于重症监护病房，绝对卧床休息，专人护理，保持室内空气新鲜，环境安静，限制探视。

（2）饮食护理：①暂停蛋白质摄入：因食物中的蛋白质可被肠菌的氨基酸氧化酶分解产氨，经肠道吸收后进入脑组织可加重病情。等患者神志清醒后，可逐步增加蛋白质的摄入，每日20g，然后每3～5日增加10g，逐渐增加至每日40～50g，以植物蛋白为主。植物蛋白富含支链氨酸和非吸收纤维，后者可促进肠蠕动，被细菌分解后还可降低结肠的pH，可以加速毒物排出和减少氨的吸收。②供给足够的热量，主食以糖类为主：可肠道给蜂蜜、葡萄糖及果汁等。③多食新鲜蔬菜和水果，补充维生素。禁用维生素 B_6，因其可影响多巴胺进入脑组织，减少正常神经递质。④减少脂肪摄入：因脂肪能延缓胃排空，尽量少用。

2. 病情观察 观察肝性脑病早期征象，观察生命体征及瞳孔变化，定时或按需测肝肾功能、电解质及血氨，监测凝血因子和血糖的变化。观察原发肝病的症状、体征及有无上消化道出血、感染等迹象，一旦发现及时报告医师并配合处理。

3. 配合治疗护理

（1）去除和避免诱发因素：①预防上消化道出血：因消化道出血可使肠道产氨增多，使血氨升高，故出血停止后应灌肠和导泻，清除肠道积血。②预防感染：因感染可使组织分解代谢提高，产氨增多。③避免快速利尿和大量放腹腔积液：因利尿和放腹腔积液使循环血容量减少、大量蛋白丢失及水电解质紊乱而加重肝脏损害。④保持大便通畅：可采用灌肠和导泻的方法，灌肠时应使用生理盐水或弱酸性溶液（生理盐水1 000～2 000mL加食醋100mL），禁用碱性溶液如肥皂水灌肠。肠内保持偏酸环境，有利于血中氨逸入肠腔随粪便排出。也可用25%硫酸镁口服或鼻饲导泻。⑤避免使用麻醉、止痛、安眠、镇静药：因其直接抑制大脑呼吸中枢，造成脑细胞缺氧，从而降低脑对氨的耐受性。必要时可用地西泮。⑥防止大量输液，以免血液稀释、血钠过低而加重昏迷。

（2）用药护理：遵医嘱用降氨药物，并观察药物的疗效和不良反应。L－门冬氨酸：使用时应检查肾功能，严重肾衰竭者慎用或禁用。静脉注射时应控制速度，避免出现恶心、呕吐等消化道不良反应。谷氨酸钾或谷氨酸钠：为碱性制剂，血pH偏高者不宜使用。精氨酸：为酸性制剂，不宜和碱性药物配伍。静脉输液速度不宜过快，注意观察有无流涎、呕吐及面色潮红等不良反应。新霉素：长期服用可出现听力或肾功能损害，使用不宜超过1个月。大量输注葡萄糖时要警惕低钾血症、心力衰竭和脑水肿等。

4. 心理护理 对清醒的患者应告知肝性脑病发生的原因，提供情感支持。肝性脑病患者大多有长期慢性肝病史，家庭成员负担重，常出现照顾者角色紧张。肝性脑病发生时，应主动与照顾者交谈，提供必要的信息，精神上给予支持和安慰。

（四）护理目标及评价

患者意识好转，生命体征平稳；患者能遵循饮食计划，营养状况好转；照顾者主动参与制订和实施照顾计划，患者得到有效的照顾；患者获得预防肝性脑病发生的有关知识。

三、健康教育

1. 疾病知识指导 向患者和家属介绍肝性脑病的有关防治知识，防止各种诱发因素。
2. 生活指导 多食新鲜蔬菜和水果，补充维生素，减少脂肪摄入。
3. 用药指导 指导患者按医嘱用药，告知药物的主要不良反应，定期随访复诊。

（赵淑芳）

第五章

肾内科疾病的护理

第一节　肾小球肾炎

一、急性肾小球肾炎

急性肾小球肾炎（acute glomerulonephritis，AGN）简称急性肾炎，是以急性肾炎综合征为主要表现的一组疾病。其特点为起病急，患者出现血尿、蛋白尿、水肿和高血压，可伴有一过性氮质血症。本病好发于儿童，男性居多。常有前驱感染，多见于链球菌感染后，其他细菌、病毒和寄生虫感染后也可引起。本部分主要介绍链球菌感染后急性肾炎。

（一）病因及发病机制

本病常发生于 β－溶血性链球菌"致肾炎菌株"引起的上呼吸道感染（多为扁桃体炎）或皮肤感染（多为脓疱疮）后，感染导致机体产生免疫反应而引起双侧肾脏弥漫性的炎症反应。目前多认为，链球菌的主要致病抗原是胞质或分泌蛋白的某些成分，抗原刺激机体产生相应抗体，形成免疫复合物沉积于肾小球而致病。同时，肾小球内的免疫复合物可激活补体，引起肾小球内皮细胞及系膜细胞增生，并吸引中性粒细胞及单核细胞浸润，导致肾脏病变。

（二）临床表现

前驱感染后常有 1~3 周（平均 10 日左右）的潜伏期。呼吸道感染的潜伏期较皮肤感染短。本病起病较急，病情轻重不一，轻者仅尿常规及血清补体 C3 异常，重者可出现急性肾功能衰竭。大多预后良好，常在数月内临床自愈。典型者呈急性肾炎综合征的表现。

1. 尿异常　几乎所有患者均有肾小球源性血尿，约 30% 出现肉眼血尿，且常为首发症状或患者就诊的原因。可伴有轻、中度蛋白尿，少数（<20%）患者可呈大量蛋白尿。

2. 水肿　80% 以上患者可出现水肿，常为起病的首发表现，表现为晨起眼睑水肿，呈"肾炎面容"，可伴有下肢轻度凹陷性水肿，少数严重者可波及全身。

3. 高血压　约 80% 患者患病初期水钠潴留时，出现一过性轻、中度高血压，经利尿后血压恢复正常。少数患者可出现高血压脑病、急性左心衰竭等。

4. 肾功能异常　大部分患者起病时尿量减少（400~700mL/d），少数为少尿（<400mL/d）。可出现一过性轻度氮质血症。一般于 1~2 周后尿量增加，肾功能于利尿后数日恢复正常，极少数出现急性肾功能衰竭。

（三）辅助检查

1. 尿液检查　均有镜下血尿，呈多形性红细胞。尿蛋白多为 +~++。尿沉渣中可有红细胞管型、颗粒管型等。早期尿中白细胞、上皮细胞稍增多。

2. 血清 C3 及总补体　发病初期下降，于 8 周内恢复正常，对本病诊断意义很大。血清抗链球菌溶血素"O"滴度可增高。

3. 肾功能检查　可有内生肌酐清除率（Ccr）降低，血尿素氮（BUN）、血肌酐（Cr）升高。

（四）诊断要点

链球菌感染后 1~3 周出现血尿、蛋白尿、水肿和高血压等肾炎综合征典型表现，血清 C3 降低，病情于发病 8 周内逐渐减轻至完全恢复者，即可诊断为急性肾小球肾炎。病理类型需行肾活组织检查确诊。

（五）治疗要点

本病患者的治疗以卧床休息、对症处理为主。本病为自限性疾病，不宜用糖皮质激素及细胞毒性药物。急性肾功能衰竭患者应予透析。

1. 对症治疗　利尿治疗可消除水肿，降低血压。尿后高血压控制不满意时，可加用其他降压药物。

2. 控制感染灶　以往主张使用青霉素或其他抗生素 10~14 日，现其必要性存在争议。对于反复发作的慢性扁桃体炎，待肾炎病情稳定后，可作扁桃体摘除术，手术前后两周应注射青霉素。

3. 透析治疗　对于少数发生急性肾功能衰竭者，应予血液透析或腹膜透析治疗，帮助患者度过急性期，一般不需长期维持透析。

（六）护理诊断/合作性问题

1. 体液过多　与肾小球滤过率下降、水钠潴留有关。

2. 活动无耐力　与疾病处于急性发作期、水肿、高血压等有关。

3. 潜在并发症　急性左心衰竭、高血压脑病、急性肾功能衰竭。

（七）护理措施

1. 一般护理　如下所述。

（1）休息与运动：急性期患者应绝对卧床休息，以增加肾血流量和减少肾脏负担。当其卧床休息 6 周~2 月，尿液检查只有蛋白尿和镜下血尿时，方可离床活动。病情稳定后逐渐增加运动量，避免劳累和剧烈活动，坚持 1~2 年，待完全康复后才能恢复正常的体力劳动。

（2）饮食护理：当患者有水肿、高血压或心力衰竭时，应严格限制盐的摄入，一般进盐应低于 3g/d，对于特别严重病例应完全禁盐。在急性期，为减少蛋白质的分解代谢，还应限制蛋白质的摄取量为 0.5~0.8g/（kg·d）。当血压下降、水肿消退、尿蛋白减少后，即可逐渐增加食盐和蛋白质的量。

除限制钠盐外，也应限制进水量，进水量的控制本着宁少勿多的原则。每日进水量应为不显性失水量（约 500mL）加上前一天 24h 尿量，此进水量包括饮食、饮水、服药、输液等所含水分的总量。另外，饮食应注意热量充足、易于消化和吸收。

2. 病情观察　注意观察水肿的范围、程度，有无胸腔积液、腹腔积液，有无呼吸困难、肺部湿啰音等急性左心衰竭的征象；监测高血压动态变化，监测有无头痛、呕吐、颈项强直等高血压脑病的表现；观察尿的变化及肾功能的变化，及早发现有无肾功能衰竭的可能。

3. 用药护理　在使用降压药的过程中，要注意一定要定时、定量服用，随时监测血压的变化，还要嘱患者服药后在床边坐几分钟，然后缓慢站起，防止眩晕及直立性低血压。

4. 心理护理　患者尤其是儿童对长期的卧床会产生忧郁、烦躁等心理反应，加上担心血尿、蛋白尿是否会恶化，会进一步加重精神负担。故应尽量多关心、巡视患者，随时注意患者的情绪变化和精神需要，按照患者的要求予以尽快解决。关于卧床休息需要持续的时间和病情的变化等，应适当予以说明，并要组织一些有趣的活动活跃患者的精神生活，使患者能以愉快、乐观的态度安心接受治疗。

（八）健康指导

1. 预防指导　平时注意加强锻炼，增强体质。注意个人卫生，防止化脓性皮肤感染。有上呼吸道或皮肤感染时，应及时治疗。注意休息和保暖，限制活动量。

2. 生活指导　急性期严格卧床休息，按照病情进展调整作息制度。掌握饮食护理的意义及原则，切实遵循饮食计划。指导患者及其家属掌握本病的基本知识和观察护理方法，消除各种不利因素，防止疾病进一步加重。

3. 用药指导　遵医嘱正确使用抗生素、利尿药及降压药等，掌握不同药物的名称、剂量、给药方法，观察各种药物的疗效和不良反应。

4. 心理指导　增强战胜疾病的信心，保持良好的心境，积极配合诊疗计划。

二、急进性肾小球肾炎

急进性肾小球肾炎（rapidly progressive glomerulonephritis，RPGN），是一组病情发展急骤，由血尿、蛋白尿迅速发展为少尿或无尿直至急性肾功能衰竭的急性肾炎综合征。临床上，肾功能呈急剧进行性恶化，常在3个月内肾小球滤过率（GFR）下降50%以上，发展至终末期肾功能衰竭一般为数周或数月。该病进展迅速，病情危重，预后差。病理改变特征为肾小球囊内细胞增生、纤维蛋白沉着，表现为广泛的新月体形成，故又称新月体肾炎。这组疾病发病率较低，危险性大，及时诊断、充分治疗尚可有效改变疾病的预后，临床上应高度重视。

（一）病因及发病机制

由多种原因所致的一组疾病，包括：①原发性急进性肾小球肾炎；②继发于全身性疾病（如系统性红斑狼疮肾炎）的急进性肾小球肾炎；③在原发性肾小球病（如系膜毛细血管性肾小球肾炎）的基础上形成广泛新月体，即病理类型转化而来的新月体性肾小球肾炎。本文着重讨论原发性急进性肾小球肾炎（以下简称急进性肾炎）。

RPGN根据免疫病理可分为三型，其病因及发病机制各不相同：①Ⅰ型又称抗肾小球基底膜型肾小球肾炎，由于抗肾小球基底膜抗体与肾小球基底膜（GBM）抗原相结合激活补体而致病。②Ⅱ型又称免疫复合物型，因肾小球内循环免疫复合物的沉积或原位免疫复合物形成，激活补体而致病。③Ⅲ型为少或无免疫复合物型，肾小球内无或仅微量免疫球蛋白沉积。现已证实50%～80%该型患者为原发性小血管炎肾损害，肾脏可为首发、甚至唯一受累器官或与其他系统损害并存。原发性小血管炎患者血清抗中性粒细胞胞质抗体（ANCA）常呈阳性。我国以Ⅱ型多见，Ⅰ型好发于青、中年，Ⅱ型及Ⅲ型常见于中、老年患者，男性居多。

RPGN患者约半数以上有上呼吸道感染的前驱病史，其中少数为典型的链球菌感染，其他多为病毒感染，但感染与RPGN发病的关系尚未明确。接触某些有机化学溶剂、碳氢化合物如汽油，与RPGNⅠ型发病有较密切的关系。某些药物如丙硫氧嘧啶（PTU）、肼苯达嗪等可引起RPGNⅢ型。RPGN的诱发因素包括吸烟、吸毒、接触碳氢化合物等。此外，遗传的易感性在RPGN发病中作用也已引起重视。

（二）病理

肾脏体积常较正常增大。病理类型为新月体性肾小球肾炎。光镜下通常以广泛（50%以上）的肾小球囊腔内有大量新月体形成（占肾小球囊腔50%以上）为主要特征，病变早期为细胞性新月体，后期为纤维性新月体。另外，Ⅱ型常伴有肾小球内皮细胞和系膜细胞增生，Ⅲ型常可见肾小球节段性纤维素样坏死。免疫病理学检查是分型的主要依据，Ⅰ型IgG及C3呈光滑线条状沿肾小球毛细血管壁分布；Ⅱ型IgG及C3呈颗粒状沉积于系膜区及毛细血管壁；Ⅲ型肾小球内无或仅有微量免疫沉积物。电镜下可见Ⅱ型电子致密物在系膜区和内皮下沉积，Ⅰ型和Ⅲ型无电子致密物。

（三）临床表现

患者可有前驱呼吸道感染，起病多较急，病情急骤进展。Ⅰ型的临床特征为急性肾炎综合征（起病急、血尿、蛋白尿、少尿、水肿、高血压），且多在早期出现少尿或无尿，进行性肾功能恶化并发展成尿毒症；Ⅱ型患者约半数可伴肾病综合征；Ⅲ型患者常有不明原因的发热、乏力、关节痛或咯血等系统性血管炎的表现。

（四）辅助检查

1. 尿液检查　常见肉眼血尿，镜下大量红细胞、白细胞和红细胞管型，尿比重及渗透压降低，蛋白尿常呈阳性（+～++++）。

2. 肾功能检查　血尿素氮、肌酐浓度进行性升高，肌酐清除率进行性降低。

3. 免疫学检查　主要有抗 GBM 抗体阳性（Ⅰ型）、ANCA 阳性（Ⅲ型）。此外，Ⅱ型患者的血液循环免疫复合物及冷球蛋白可呈阳性，并可伴血清 C3 降低。

4. 影像学检查　半数患者 B 型超声显示双肾增大。

（五）治疗要点

包括针对急性免疫介导性炎症病变的强化治疗以及针对肾脏病变后果（如水钠潴留、高血压、尿毒症及感染等）的对症治疗两方面。尤其强调在早期作出病因诊断和免疫病理分型的基础上尽快进行强化治疗。

1. 强化疗法　如下所述。

（1）强化血浆置换疗法：应用血浆置换机分离患者的血浆和血细胞并弃去血浆，再以等量正常人的血浆（或血浆白蛋白）和患者血细胞混合后重新输入患者体内。通常每日或隔日 1 次，每次置换血浆 2～4L，直到血清抗体（如抗 GBM 抗体、ANCA）或免疫复合物转阴、病情好转，一般需置换约 6～10 次左右。该疗法需配合糖皮质激素［口服泼尼松 1mg/（kg·d），2～3 个月后渐减］及细胞毒性药物［环磷酰胺 2～3mg/（kg·d）口服，累积量一般不超过 8g］，以防止在机体大量丢失免疫球蛋白后有害抗体大量合成而造成"反跳"。该疗法适用于各型急进性肾炎，但主要适用于Ⅰ型；对于 Goodpasture 综合征和原发性小血管炎所致急进性肾炎（Ⅲ型）伴有威胁生命的肺出血作用较为肯定、迅速，应首选。

（2）甲泼尼龙冲击伴环磷酰胺治疗：为强化治疗之一。甲泼尼龙 0.5～1.0g 溶于 5% 葡萄糖中静脉滴入，每日或隔日 1 次，3 次为一疗程。必要时间隔 3～5 天可进行下一疗程，一般不超过 3 个疗程。甲泼尼龙冲击疗法也需辅以泼尼松及环磷酰胺常规口服治疗，方法同前。近年有人用环磷酰胺冲击疗法（0.8～1g 溶于 5% 葡萄糖静脉滴入，每月 1 次）替代常规口服，可减少环磷酰胺的不良反应，其确切优缺点和疗效尚待进一步总结。该疗法主要适用Ⅱ、Ⅲ型，Ⅰ型疗效较差。用甲泼尼龙冲击治疗时，应注意继发感染和水钠潴留等不良反应。

2. 替代治疗　凡急性肾功能衰竭已达透析指征者应及时透析。对强化治疗无效的晚期病例或肾功能已无法逆转者，则有赖于长期维持透析。肾移植应在病情静止半年（Ⅰ型、Ⅲ型患者血中抗 GBM 抗体、ANCA 需转阴）后进行。

3. 对症治疗　对水钠潴留、高血压及感染等需积极采取相应的治疗措施。

（六）护理诊断/合作性问题

1. 潜在并发症　急性肾功能衰竭。

2. 体液过多　与肾小球滤过率下降、大量激素治疗导致水钠潴留有关。

3. 有感染的危险　与激素、细胞毒性药物的应用、血浆置换、大量蛋白尿致机体抵抗力下降有关。

4. 恐惧　与疾病的病情进展快、预后差有关。

5. 知识缺乏　缺乏疾病防治的相关知识。

（七）护理措施

1. 病情监测　密切观察病情变化，及时识别急性肾功能衰竭的发生。监测项目包括：①生命体征：观察有无气促、端坐呼吸、肺部湿啰音等心力衰竭表现。②尿量：若尿量迅速减少或出现无尿，提示发生急性肾功能衰竭。③血肌酐、尿素氮、内生肌酐清除率：急性肾功能衰竭时可出现血尿素氮、肌酐浓度迅速进行性升高，肌酐清除率快速降低。④血清电解质：重点观察有无高血钾，急性肾功能衰竭时常可出现高血钾，并诱发心律失常、心脏骤停。⑤消化道症状：了解患者有无消化道症状，如食欲减退、恶心、呕吐、呕血或黑便等表现。⑥神经系统症状：有无意识模糊、定向障碍、甚至昏迷等神经系统症状。

2. 用药护理　严格遵医嘱用药，密切观察激素、免疫抑制剂、利尿剂的效果和不良反应。糖皮质激素可导致水钠潴留、血压升高、精神兴奋、消化道出血、骨质疏松、继发感染、伤口愈合缓慢以及类肾上腺皮质功能亢进症的表现，如满月脸、水牛背、腹部脂肪堆积、多毛等。对肾脏患者，使用糖皮质激素后应特别注意有无加重肾损害导致病情恶化的水钠潴留、血压升高和继发感染等不良反应。激素和细胞毒性药物冲击治疗时，可明显抑制机体的免疫功能，必要时需要对患者实施保护性隔离，防止感染。血浆置换和透析治疗时，应注意严格无菌操作。

（八）健康指导

1. 疾病防护指导　部分患者的发病与前驱感染病史、吸烟或接触某些有机化学溶剂有关，应积极预防，注意保暖，避免受凉和感冒。

2. 疾病知识指导　向患者家属介绍疾病特点。

3. 用药指导　对患者及家属强调遵医嘱用药的重要性，告知激素及细胞毒性药物的作用、可能出现的不良反应和服药的注意事项，鼓励患者配合治疗。

4. 病情监测指导　向患者解释如何监测病情变化和病情经治疗缓解后的长期随访，防止疾病复发及恶化。

（九）预后

患者若能得到及时明确诊断和早期强化治疗，预后可得到显著改善。早期强化治疗可使部分患者得到缓解，避免或脱离透析，甚至少数患者肾功能得到完全恢复。若诊断不及时，早期未接受强化治疗，患者多于数周至半年内进展至不可逆肾功能衰竭。影响患者预后的主要因素有：①免疫病理类型：Ⅲ型较好，Ⅰ型差，Ⅱ型居中；②强化治疗是否及时：临床无少尿，血肌酐 $<530\mu mol/L$，病理尚未显示广泛不可逆病变（纤维性新月体、肾小球硬化或间质纤维化）时，即开始治疗者预后较好，否则预后差；③老年患者预后相对较差。

本病缓解后的长期转归，以逐渐转为慢性病变并发展为慢性肾功能衰竭较为常见，故应特别注意采取措施保护残存肾功能，延缓疾病进展和慢性肾功能衰竭的发生。部分患者可长期维持并缓解。仅少数患者（以Ⅲ型多见）可复发，必要时需重复肾活检，部分患者强化治疗仍可有效。

三、慢性肾小球肾炎

慢性肾小球肾炎（chronic glomerulonephritis，CGN），简称慢性肾炎，是一组以血尿、蛋白尿、高血压、水肿为基本临床表现的肾小球疾病。临床特点是病程长，起病初无症状，进展缓慢，最终可发展成慢性肾功能衰竭。由于不同的病理类型及病程阶段不同，疾病表现可多样化。可发生于任何年龄，以青、中年男性居多。

（一）病因及发病机制

绝大多数慢性肾炎由不同病因、不同病理类型的原发性肾小球疾病发展而来，仅少数由急性链球菌感染后肾小球肾炎所致。其发病机制主要与原发病的免疫炎症损伤有关。此外，高血压、大量蛋白尿、高血脂等非免疫非炎症性因素亦参与其慢性化进程。

（二）病理类型

慢性肾炎的常见病理类型有系膜增生性肾小球肾炎（包括 IgA 肾病和非 IgA 系膜增生性肾小球肾炎）、系膜毛细血管性肾炎、膜性肾病及局灶节段性肾小球硬化等。上述所有类型均可转化为不同程度的肾小球硬化、肾小管萎缩和间质纤维化，最终肾脏体积缩小，晚期进展成硬化性肾小球肾炎，临床上进入尿毒症阶段。

（三）临床表现

本病起病多缓慢、隐匿，部分患者因感染、劳累呈急性发作。临床表现多样，病情时轻时重，逐渐发展为慢性肾功能衰竭。

1. 一般表现　蛋白尿、血尿、高血压、水肿为基本临床表现。早期患者可有乏力、食欲缺乏、腰部疼痛；水肿可有可无；轻度尿异常，尿蛋白定量常在 $1\sim3g/d$，多有镜下血尿；血压可正常或轻度升高；肾功能正常或轻度受损。以上情况持续数年，甚至数十年，肾功能逐渐恶化出现相应临床表现（贫血、血压增高等）。

2. 特殊表现 有的患者可表现为血压（特别是舒张压）持续性升高，出现眼底出血、渗出，甚至视盘水肿；感染、劳累、妊娠和使用肾毒性药物可使病情急剧恶化，可能引起不可逆慢性肾功能衰竭。

（四）辅助检查

1. 尿液检查 尿蛋白 + ~ + + +，24h 尿蛋白定量常在 1 ~ 3g。尿中可有多形性的红细胞 + ~ + +，红细胞颗粒管型等。

2. 血液检查 肾功能不全的患者可有肾小球滤过率（GFR）下降，血尿素氮（BUN）、血肌酐（Cr）增高、内生肌酐清除率下降。贫血患者出现贫血的血象改变。部分患者可有血脂升高，血浆白蛋白降低。另外，血清补体 C3 始终正常，或持续降低 8 周以上不恢复正常。

3. B 超检查 双肾可有结构紊乱、缩小、皮质变薄等改变。

4. 肾活组织检查 可以确定慢性肾炎的病理类型，对指导治疗和估计预后有重要价值。

（五）诊断要点

凡蛋白尿持续 1 年以上，伴血尿、水肿、高血压和肾功能不全，排除继发性肾炎、遗传性肾炎和慢性肾盂肾炎后，可诊断为慢性肾炎。

（六）治疗要点

慢性肾炎的治疗应以防止或延缓肾功能进行性恶化、改善或缓解临床症状及防治严重并发症为目标，主要治疗如下。

1. 优质低蛋白饮食和必需氨基酸治疗 限制食物中蛋白质及磷的摄入量，低蛋白及低磷饮食可减轻肾小球内高压力、高灌注及高滤过状态，延缓肾小球的硬化。根据肾功能的状况给予优质低蛋白饮食（每日 0.6 ~ 0.8g/kg），同时控制饮食中磷的摄入。在进食低蛋白饮食时，应适当增加糖类的摄入以满足机体生理代谢所需要的热量，防止负氮平衡。在低蛋白饮食 2 周后可使用必需氨基酸或 α - 酮酸（每日 0.1 ~ 0.2g/kg）。极低蛋白饮食者，0.3g/（kg·d），应适当增加必需氨基酸（8 ~ 12g/d）或 α - 酮酸，防止负氮平衡。有明显水肿和高血压时，需低盐饮食。

2. 对症治疗 主要是控制高血压。控制高血压尤其肾内毛细血管高血压是延缓慢性肾功能衰竭进展的重要措施。一般多选用血管紧张素转换酶抑制剂（ACEI）、血管紧张素 Ⅱ 受体拮抗剂（ARB）或钙通道阻滞剂。临床与实验研究结果均证实，ACEI 和 ARB 具有降低肾小球内血压、减少蛋白尿及保护肾功能的作用。肾功能损害的患者使用此类药物时应注意高钾血症的防治。其他降压药如 β - 受体阻滞剂、α - 受体阻滞剂、血管扩张药及利尿剂等亦可应用。患者应限盐，有明显水钠潴留的容量依赖型高血压患者选用噻嗪类利尿药。肾功能较差时，噻嗪类利尿剂无效或疗效较差，应改用袢利尿剂。

血压控制欠佳时，可联合使用多种抗高血压药物把血压控制到靶目标值。多数学者认为肾病患者的血压应较一般患者控制更严格，蛋白尿 ≥ 1.0g/24h，血压应控制在 125/75mmHg 以下；如果蛋白尿 ≤ 1.0g/24h，血压应控制在 130/80mmHg 以下。应尽量选用具有肾脏保护作用的降压药如 ACEI 和 ARB。

3. 特殊治疗 目前研究结果显示，大剂量双嘧达莫（300 ~ 400mg/d）、小剂量阿司匹林（40 ~ 300mg/d）对系膜毛细血管性肾小球肾炎有降低尿蛋白的作用。对糖皮质激素和细胞毒性药物一般不主张积极应用，但对病理类型较轻、肾体积正常、肾功能轻度受损而尿蛋白较多的患者在无禁忌时可试用。

4. 防治肾损害因素 包括：①预防和治疗各种感染，尤其是上呼吸道感染，因其可致慢性肾炎急性发作，使肾功能急剧恶化；②纠正水电解质和酸碱平衡紊乱；③禁用肾毒性药物，包括中药（如含马兜铃酸的中药关木通、广防己等）和西药（如氨基糖苷类、两性霉素、磺胺类抗生素等）；④及时治疗高脂血症、高尿酸血症。

（七）护理诊断/合作性问题

1. 营养失调：低于机体需要量 与限制蛋白饮食、低蛋白血症等有关。

2. 有感染的危险　与皮肤水肿、营养失调、应用糖皮质激素和细胞毒性药物致机体抵抗力下降有关。

3. 焦虑　与疾病的反复发作、预后不良有关。

4. 潜在并发症　慢性肾功能衰竭。

（八）护理措施

1. 一般护理　如下所述。

（1）休息与活动：慢性肾炎患者每日在保证充分休息和睡眠的基础上，应有适度的活动。尤其是肥胖者应通过活动减轻体重，以减少肾脏和心脏的负担。但对病情急性加重及伴有血尿、心力衰竭或并发感染的患者，应限制活动。

（2）饮食护理：慢性肾炎患者肾小管的重吸收作用不良，在排尿量达到一般标准时，应充分饮水，增加尿量以排泄体内废物。一般情况下不必限制饮食，但若肾功能已受到严重损害，伴有高血压且有发展为尿毒症的倾向时，应限制盐为 $3 \sim 4g/d$，蛋白质为 $0.3 \sim 0.4g/$（$kg \cdot d$），且宜给予优质的动物蛋白，使之既能保证身体所需的营养，又可达到低磷饮食的要求，起到保护肾功能的作用。另外，应提供足够热量、富含维生素、易消化的饮食，适当调节高糖和脂类在饮食热量中的比例，以减轻自体蛋白质的分解，减轻肾脏负担。

2. 病情观察　密切观察血压的变化，因血压突然升高或持续高血压可加重肾功能的恶化。注意观察水肿的消长情况，注意患者有无出现胸闷、气急及腹胀等胸、腹腔积液的征象。监测患者的尿量变化及肾功能，如血肌酐（Cr）、血尿素氮（BUN）升高和尿量迅速减少，应警惕肾功能衰竭的发生。

3. 用药护理　使用利尿剂注意监测有无电解质、酸碱平衡紊乱，如低钾血症、低钠血症等；肾功能不全患者在应用 ACEI 降压时，应监测电解质，防止高血钾，另外注意观察有无持续性干咳的不良反应，如果发现要及时提醒医生换药；用血小板解聚药时注意观察有无出血倾向，监测出血、凝血时间等；激素或免疫抑制剂常用于慢性肾炎伴肾病综合征的患者，应观察该类药物可能出现的不良反应。

4. 心理护理　本病病程长，病情反复，长期服药疗效差、不良反应大，预后不良，患者易产生悲观、恐惧等不良情绪反应。且长期患病使患者生活、工作能力下降，经济负担加重，更进一步增加了患者及亲属的思想负担。因此心理护理尤为重要。积极主动与患者沟通，鼓励其说出内心的感受，对提出的问题予以耐心解答。与亲属一起做好患者的疏导工作，联系单位和社区解决患者的后顾之忧，使患者以良好的心态正确面对现实。

（九）健康指导

1. 预防感染指导　保持环境清洁、空气流通、阳光充足；注意休息，避免剧烈运动和过重的体力劳动；注意个人卫生，预防呼吸道和泌尿道感染，如出现感染症状时，应及时治疗。

2. 生活指导　严格按照饮食计划进餐；能够劳逸结合；学会与疾病有关的家庭护理知识，如如何控制饮水量、自我监测血压等。

3. 怀孕指导　在血压和 BUN 正常时，可安全怀孕。如曾有高血压症，且 BUN 较高，应该避孕，必要时行人工流产。

4. 用药指导　掌握利尿剂、降压药等各种药物的使用方法、用药过程中的注意事项；不使用对肾功能有害的药物，如氨基糖苷类抗生素、抗真菌药等。

5. 心理指导　能明确不良心理对疾病的危害性，学会有效的调适方法，心境平和，积极配合医护工作。

（十）预后

慢性肾炎呈持续进行性进展，最终发展至终末期肾功能衰竭。其进展的速度主要取决于肾脏病理类型、延缓肾功能进展的措施以及避免各种危险因素。其中长期大量蛋白尿、伴高血压或肾功能受损者预后较差。

（赵淑芳）

第二节　肾病综合征

肾病综合征（nephrotic syndrome，NS）是指由各种肾小球疾病引起的以大量蛋白尿（尿蛋白定量 > 3.5g/d）、低蛋白血症（血浆白蛋白 < 30g/L）、水肿、高脂血症为临床表现的一组综合征。

一、病因

NS 分为原发性和继发性两大类，本节主要讨论原发性 NS。原发性 NS 为各种不同病理类型的肾小球病，常见的有：①微小病变肾病；②系膜增生性肾小球肾炎；③局灶节段性肾小球硬化；④膜性肾病；⑤系膜毛细血管性肾小球肾炎。

二、病理生理

1. 大量蛋白尿　在正常生理情况下，肾小球滤过膜具有分子屏障及电荷屏障作用，这些屏障作用受损致使原尿中蛋白含量增多，当其增多明显超过近曲小管回吸收量时，形成大量蛋白尿。而高血压、高蛋白饮食或大量输注血浆蛋白等因素均可加重尿蛋白的排出。尿液中主要含白蛋白和与白蛋白近似分子量的蛋白。大分子蛋白如纤维蛋白原、α_1 和 α_2 巨球蛋白等，因其无法通过肾小球滤过膜，从而在血浆中的浓度保持不变。

2. 低白蛋白血症　大量白蛋白从尿中丢失的同时，如肝白蛋白合成增加不足以克服丢失和分解，则出现低白蛋白血症。同时，NS 患者因胃肠黏膜水肿导致食欲减退、蛋白摄入不足、吸收不良或丢失也可加重低白蛋白血症。另外，某些免疫球蛋白（如 IgG）和补体、抗凝及纤溶因子、金属结合蛋白及内分泌素蛋白也可减少，尤其是肾小球病理损伤严重，大量蛋白尿和非选择性蛋白尿时更为显著。患者易产生感染、高凝、微量元素缺乏、内分泌紊乱和免疫功能低下等并发症。

由于免疫球蛋白和补体成分的丢失，NS 患者的抵抗力降低，易患感染。B 因子和 D 因子的丢失导致患者对致病微生物的易感性增加。激素结合蛋白随尿液的丢失会导致体内一系列内分泌和代谢紊乱。少数患者会在临床上表现出伴 NS 的甲状腺功能低下，并且会随着 NS 的缓解而得到恢复。NS 时，血钙和维生素 D 水平也受到明显的影响。血浆中维生素 D 水平下降，又同时使用激素或者有肾功能损害时，就会加速骨病的产生。因此，对于这样的患者应及时进行骨密度、血浆激素水平的监测，同时补充维生素 D 及相关药物，防止骨病的发生。

3. 水肿　NS 时低白蛋白血症、血浆胶体渗透压下降，使水分从血管腔内进入组织间隙，是造成 NS 水肿的基本原因。此外，部分患者有效循环血容量不足，肾素 - 血管紧张素 - 醛固酮系统激活和抗利尿激素分泌增加，可增加肾小管对钠的重吸收，进一步加重水肿。但也有研究发现，约 50% 的 NS 患者血容量并不减少甚至增加，血浆肾素水平正常或下降，提示 NS 患者的水钠潴留并不依赖于肾素，血管紧张素，醛固酮系统的激活，而是肾脏原发的水钠潴留的结果。

4. 高脂血症　患者表现为高胆固醇血症和（或）高三酰甘油血症，并可伴有低密度脂蛋白（LDL）、极低密度脂蛋白（VLDL）及脂蛋白 a［Lp（a）］的升高，高密度脂蛋白（HDL）正常或降低。高脂血症的发生与肝脏脂蛋白合成的增加和外周组织利用及分解减少有关，后者可能是高脂血症更为重要的原因。高胆固醇血症的发生与肝脏合成过多富含胆固醇和载脂蛋白 B 的 LDL 及 LDL 受体缺陷致 LDL 清除减少有关。高三酰甘油血症在 NS 中也常见，其产生的原因更多是由于分解减少而非合成增多。

三、临床表现

引起原发性 NS 的肾小球疾病的病理类型有五种，各种病理类型的临床特征、对激素的治疗反应和预后不尽相同。

1. 微小病变型肾病　微小病变型肾病占儿童原发性 NS 的 80% ~90%，占成人原发性 NS 的 5% ~

10%。好发于儿童，男性多于女性。典型临床表现为 NS，15% 左右伴镜下血尿，一般无持续性高血压及肾功能减退。60 岁以上的患者，高血压和肾功能损害较多见。90% 对糖皮质激素治疗敏感，但复发率高达 60%。

2. 系膜增生性肾小球肾炎 此类型在我国的发病率显著高于西方国家，占原发性 NS 的 30%，男性多于女性，好发于青少年。约 50% 于前驱感染后急性起病，甚至出现急性肾炎的表现。如为非 IgA 系膜增生性肾小球肾炎，约 50% 表现为 NS，约 70% 伴有血尿；如为 IgA 肾病，约 15% 出现 NS，几乎均有血尿。肾功能不全和高血压随着病变程度加重会逐渐增加。对糖皮质激素及细胞毒性药物的治疗反应与病理改变轻重有关，轻者疗效好，重者疗效差。50% 以上的患者经激素治疗后可获完全缓解。

3. 系膜毛细血管性肾小球肾炎 此类型占我国原发性 NS 的 10%，男性多于女性，好发于青壮年。约半数患者有上呼吸道的前驱感染史。约 50% ~ 60% 表现为 NS，30% 的患者表现为无症状蛋白尿，常伴有反复发作的镜下血尿或肉眼血尿。20% ~ 30% 的患者表现为急性肾炎综合征。高血压、贫血及肾功能损害常见，常呈持续进行性进展。75% 的患者有持续性低补体血症，是本病的重要特征之一。糖皮质激素及细胞毒性药物对成人疗效差，发病 10 年后约 50% 的病例将进展为慢性肾功能衰竭。肾移植术后常复发。

4. 膜性肾病 此型占我国原发性 NS 的 25% ~ 30%，男性多于女性，好发于中老年。起病隐匿，约 70% ~ 80% 表现为 NS，约 30% 可伴有镜下血尿。肾静脉血栓发生率可高达 40% ~ 50%，肾静脉血栓最常见。有自发缓解倾向，约 25% 的患者会在 5 年内自发缓解。单用激素治疗无效；必须与细胞毒性药物联合使用可使部分患者缓解，但长期和大剂量使用激素和细胞毒性药物有较多的不良反应，因此必须权衡利弊，慎重选择。此外，应适当使用调脂药和抗凝治疗。患者常在发病 5 ~ 10 年后逐渐出现肾功能损害。

5. 局灶性节段性肾小球硬化 此型占我国原发性 NS 的 20% ~ 25%，好发于青少年男性。多隐匿起病，NS 为主要临床表现，其中约 3/4 伴有血尿，约 20% 可见肉眼血尿。确诊时约半数伴高血压、约 30% 有肾功能减退，部分患者可伴有近曲小管功能障碍。部分患者可由微小病变型肾病转变而来。对激素和细胞毒性药物治疗的反应性较差，激素治疗无效者达 60% 以上，疗程要较其他病理类型的 NS 适当延长。预后与激素治疗的效果及蛋白尿的程度密切相关。激素治疗反应性好者，预后较好。

四、并发症

1. 感染 是 NS 的常见并发症，与大量蛋白质营养不良、免疫功能紊乱及激素治疗有关。常见感染部位的顺序为：呼吸道、泌尿道、皮肤。感染是 NS 复发和疗效不佳的主要原因之一。

2. 血栓和栓塞 NS 患者的高脂血症以及蛋白质从尿中丢失会造成血液黏稠度增加，加之 NS 时血小板功能亢进、利尿剂和糖皮质激素等因素进一步加重高凝状态，使血栓、栓塞易发，其中以肾静脉血栓最为多见（发生率为 10% ~ 50%，其中 3/4 病例无临床症状）。此外，肺血管血栓、栓塞，下肢静脉、脑血管、冠状血管血栓也不少见。

3. 急性肾功能衰竭 NS 时有效循环血容量的减少导致肾血流量不足，易诱发肾前性氮质血症。少数患者可出现急性肾功能衰竭，尤以微小病变型肾病居多。其机制可能是肾间质高度水肿压迫肾小管及大量管型阻塞肾小管，导致肾小管腔内高压、肾小球滤过率骤然减少所致。

4. 蛋白质和脂肪代谢紊乱 可出现低蛋白血症，蛋白代谢呈负平衡。长期低蛋白血症可造成患者营养不良、机体抵抗力下降、生长发育迟缓、内分泌紊乱等。低蛋白血症还可导致药物与蛋白结合减少，游离药物增多，影响药物的疗效，增加部分药物的毒性作用；金属结合蛋白丢失可使微量元素（铁、铜、锌等）缺乏；内分泌素结合蛋白不足可诱发内分泌紊乱。高脂血症增加血液黏稠度，促进血栓、栓塞并发症的发生，还将增加心血管系统并发症冠状动脉粥样硬化、心肌梗死，并可促进肾小球硬化和肾小管 - 间质病变的发生，促进肾脏病变的慢性进展。

五、辅助检查

1. 尿液检查 尿蛋白定性一般为 + + + ~ + + + +，尿中可有红细胞、管型等。24h 尿蛋白定量超过 3.5g。

2. 血液检查　血浆清蛋白低于 30g/L，血中胆固醇、三酰甘油、低及极低密度脂蛋白增高。肾功能衰竭时血尿素氮、血肌酐升高。

3. 肾活检　可明确肾小球的病理类型。

4. 肾 B 超检查　双肾正常或缩小。

六、诊断要点

根据大量蛋白尿、低蛋白血症、高脂血症、水肿等临床表现，排除继发性 NS 即可确立诊断，其中尿蛋白 >3.5g/d、血浆清蛋白 <30g/L 为诊断的必备条件。NS 的病理类型有赖于肾活组织病理检查。

七、治疗要点

治疗原则以抑制免疫与炎症反应为主，同时防治并发症。

（一）一般治疗

1. 适当休息，预防感染　NS 患者应注意休息，避免到公共场所并预防感染。病情稳定者适当活动是必需的，以防止静脉血栓形成。

2. 限制水钠，优质蛋白饮食　水肿明显者应适当限制水钠摄入（NaCl <3g/d）。肾功能良好者不必限制蛋白的摄入，但 NS 患者摄入高蛋白饮食会加重蛋白尿，促进肾脏病变的进展。因此，主张给予 NS 患者正常量 0.8~1.0g/（kg·d）的优质蛋白（富含必需氨基酸的动物蛋白）饮食。

（二）对症治疗

1. 利尿消肿　一般患者在使用激素并限制水、钠摄入后可达到利尿消肿的目的。对于水肿明显，经上述处理仍无效者可适当选用利尿剂。利尿治疗的原则是不宜过快、过猛，以免引起有效血容量不足、加重血液高黏倾向，诱发血栓、栓塞并发症。常用噻嗪类利尿剂（氢氯噻嗪）和保钾利尿剂（螺内酯）作基础治疗，二者并用可提高利尿的效果，同时可减少钾代谢紊乱。上述治疗无效时，改为渗透性利尿剂（低分子右旋糖酐、羟乙基淀粉）并用袢利尿剂（呋塞米），可获良好利尿效果。注意在通过输注血浆或血浆白蛋白利尿时要严格掌握适应证，只有对病情严重的患者在必需利尿时方可使用，且要避免过频、过多。对伴有心脏病的患者应慎用此法利尿。

2. 提高血浆胶体渗透压　血浆或白蛋白等静脉输注均可提高血浆胶体渗透压，促进组织中水分回吸收并利尿，如继而使用呋塞米 60~120mg 加于葡萄糖溶液中缓慢静脉滴注，有时能获得良好的利尿效果。但由于输入的蛋白均将于 24~48h 内由尿中排出，可引起肾小球高滤过及肾小管高代谢造成肾小球脏层及肾小管上皮细胞损伤、促进肾间质纤维化，轻者影响糖皮质激素疗效，延迟疾病缓解，重者可损害肾功能，多数学者认为非必要时不宜多用。故应严格掌握适应证，对严重低蛋白血症、高度水肿而又少尿（尿量 <400mL/d）的 NS 患者，在必需利尿的情况下方可考虑使用，但也要避免过频、过多使用。心力衰竭者慎用。

3. 减少尿蛋白　持续性大量蛋白尿本身可导致肾小球高滤过、加重肾小管 - 间质损伤、促进肾小球硬化，是影响肾小球病预后的重要因素。已证实减少尿蛋白可以有效延缓肾功能的恶化。应用 ACEI 如贝那普利和（或）ARB 如氯沙坦，可通过有效地控制高血压，降低肾小球内压和直接影响肾小球基底膜对大分子蛋白的通透性，有不依赖于降低全身血压而减少尿蛋白作用。所用剂量一般应比常规降压药剂量大，才能获得良好疗效。

4. 调脂　高脂血症可加速肾小球疾病的发展，增加心、脑血管疾病的发生率，因此，NS 患者并发高脂血症应使用调脂药，尤其是有高血压及冠心病家族史、高 LDL 及低 HDL 血症的患者更需积极治疗。常用降脂药有：①3 - 羟基 - 3 - 甲基戊二酰单酰辅酶 A 还原酶抑制剂，如洛伐他汀、辛伐他汀；②纤维酸类药物，如非诺贝特、吉非贝齐；③普罗布考，本品除降脂作用外还具有抗氧化作用，可防止低密度脂蛋白的氧化修饰，抑制粥样斑块的形成，长期使用可预防肾小球硬化。若 NS 缓解后高脂血症自行缓解则不必使用调脂药。

5. 抗凝　由于凝血因子的改变及激素的使用，常处于高凝状态，有较高血栓并发症的发生率，尤其是在血浆白蛋白＜20g/L时，更易并发静脉血栓的形成。建议当血浆白蛋白＜20g/L时常规使用抗凝剂，可使用普通肝素或低分子肝素，维持APTT在正常的2倍。此外，也可使用口服抗血小板药如双嘧达莫、阿司匹林。一旦出现血栓或栓塞时，应及早予尿激酶或链激酶溶栓，并配合应用抗凝药。治疗期间应密切观察出、凝血情况，避免药物过量而致出血。

6. 抗感染　用激素治疗时，不必预防性使用抗生素，因其不能预防感染，反而可能诱发真菌双重感染。一旦出现感染，应及时选用敏感、强效及无肾毒性的抗生素。

7. 透析　急性肾功能衰竭时，利尿无效且达到透析指征时应进行血液透析。

（三）抑制免疫与炎症反应

1. 糖皮质激素　该药可能是通过抑制免疫与炎症反应，抑制醛固酮和抗利尿激素的分泌，影响肾小球基底膜通透性而达到治疗作用。应用激素时应注意以下几点：①起始用量要足：如泼尼松始量为1mg/（kg·d），共服8~12周。②撤减药要慢：足量治疗后每1~2周减少原用量的10%，当减至20mg/d时疾病易反跳，应更加缓慢减量。③维持用药要久：最后以最小有效剂量（10mg/d）作为维持量，再服半年至1年或更久。激素可采用全日量顿服，维持用药期间两日量隔日一次顿服，以减轻激素的不良反应。

NS患者对激素治疗的反应可分为三种类型：①激素敏感型：即治疗8~12周内NS缓解。②激素依赖型：即药量减到一定程度即复发。③激素抵抗型：即对激素治疗无效。

2. 细胞毒性药物　目前国内外最常用的细胞毒性药物为CTX，细胞毒性药物常用于"激素依赖型"或"激素抵抗型"NS，配合激素治疗有可能提高缓解率。一般不首选及单独应用。

3. 环孢素　该药可选择性抑制辅助性T细胞及细胞毒效应T细胞。近年来已开始用该药治疗激素及细胞毒性药物都无效的难治性NS，但此药昂贵，不良反应大，停药后病情易复发；因而限制了它的广泛应用。

4. 霉酚酸酯　霉酚酸酯（mycophenolate mofetil，MMF）是一种新型有效的免疫抑制剂，在体内代谢为霉酚酸，通过抑制次黄嘌呤单核苷酸脱氢酶、减少鸟嘌呤核苷酸的合成，从而抑制T、B淋巴细胞的增殖。可用于激素抵抗及细胞毒性药物治疗无效的NS患者。推荐剂量为1.5~2.0g/d，分两次口服，共用3~6个月，减量维持半年。不良反应相对较少，有腹泻及胃肠道反应等，偶有骨髓抑制作用。其确切的临床效果及不良反应还需要更多临床资料证实。

（四）中医中药治疗

一般主张与激素及细胞毒性药物联合使用，不但可降尿蛋白，还可拮抗激素及细胞毒性药物的不良反应，如雷公藤总苷、真武汤等。

八、护理评估

（一）健康史

1. 病史　询问本病的有关病因，如有无原发性肾疾病、糖尿病、过敏性紫癜、系统性红斑狼疮等病史。询问有关的临床表现，如水肿部位、程度、特点及消长情况，有无出现胸闷、气促、腹胀等胸腔、心包、腹腔积液的表现；有无肉眼血尿、高血压、尿量减少等。注意有无发热、咳嗽、咳痰、尿路刺激征、腹痛等感染征象；有无腰痛、下肢疼痛等肾静脉血栓、下肢静脉血栓的表现。

2. 治疗经过　询问患者的用药情况，如激素的剂量、用法、减药情况、疗程、治疗效果、有无不良反应等；有无用过细胞毒性药及其他免疫抑制剂，其用、剂量及疗效等。

（二）身心状况

1. 身体评估　评估患者的一般状态，如精神状态、营养状况、生命体征、体重等有无异常。评估水肿范围、特点，有无胸腔、腹腔、阴囊水肿和心包积液。

2. 心理－社会状况　患者有无因形象的改变产生自卑、悲观、失望等不良的情绪反应；患者及家属的应对能力；患者的社会支持情况、患者出院后的社区保健资源等。

（三）辅助检查

观察实验室及其他检查结果，如24h尿蛋白定量结果、血浆白蛋白浓度的变化、肝肾功能、血清电解质、血脂浓度的变化、凝血功能等；肾活组织的病理检查结果等。

九、护理诊断/合作性问题

1. 体液过多　与低蛋白血症致血浆胶体渗透压下降等有关。
2. 营养失调：低于机体需要量　与大量蛋白质的丢失、胃肠黏膜水肿致蛋白质吸收障碍等因素有关。
3. 焦虑　与疾病造成的形象改变及病情复杂，易反复发作有关。
4. 有感染的危险　与皮肤水肿，大量蛋白尿致机体营养不良，激素、细胞毒性药物的应用致机体免疫功能低下有关。
5. 潜在并发症　血栓形成、急性肾功能衰竭、心脑血管并发症等。

十、护理目标

（1）患者能积极配合治疗，水肿程度减轻或消失。
（2）能按照饮食原则进食，营养状况逐步改善。
（3）能正确应对疾病带来的各种问题，焦虑程度减轻。
（4）无感染发生。
（5）无血栓形成及急性肾功能衰竭、心脑血管等并发症的发生。

十一、护理措施

1. 一般护理　如下所述。

（1）休息与活动：NS如有全身严重水肿、胸腹腔积液时应绝对卧床休息，并取半坐卧位。护理人员可协助患者在床上作关节的全范围运动，以防止关节僵硬及挛缩，并可防止肢体血栓形成。对于有高血压的患者，应适当限制活动量。老年患者改变体位时不可过快，以防止直立性低血压。

水肿减轻后患者可进行简单的室内活动，尿蛋白定量下降到2g/d以下时可恢复适量的室外活动，恢复期的患者应在其体能范围内适当进行活动。但需注意在整个治疗、护理及恢复阶段，患者应避免剧烈运动，如跑、跳、提取重物等。

（2）饮食护理：NS患者的饮食要求既能改善患者的营养状况，又不增加肾脏的负担。饮食原则如下：①蛋白质：高蛋白饮食可增加肾脏负担，对肾不利，故提倡正常量的优质蛋白（富含必需氨基酸的动物蛋白）摄入，按1g/（kg·d）供给。但当肾功能不全时，应根据肌酐清除率调整蛋白质的摄入量。②热量供给要充足，不少于126~147kJ［30~35kcal/（kg·d）］。③为减轻高脂血症，应少食富含饱和脂肪酸的食物如动物油脂，而多吃富含多聚不饱和脂肪酸的食物如植物油及鱼油，以及富含可溶性纤维的食物如燕麦、豆类等。④水肿时低盐饮食，勿食腌制食品。⑤注意各种维生素及微量元素（如铁、钙）的补充。且应定期测量血浆白蛋白、血红蛋白等指标以反映机体营养状态。

由于NS患者一般食欲欠佳，因此可采用增加餐次的方法以提高摄入量。同时在食谱内容上注意色、香、味。在烹调方法上可用糖醋汁、番茄汁等进行调味以改善低盐膳食的味道。

2. 病情观察　监测生命体征、体重、腹围、出入量的变化，定时查看各种辅助检查结果，结合临床表现判断病情进展情况。如根据体温有无升高，患者有无出现咳嗽、咳痰、肺部湿啰音、尿路刺激征、皮肤破溃化脓等判断是否并发感染；根据患者有无腰痛、下肢疼痛、胸痛、头痛等判断是否并发肾静脉、下肢静脉、冠状血管及脑血管血栓；根据患者有无少尿、无尿及血BUN、血肌酐升高等判断有无肾功能衰竭。同时，注意观察有无营养不良、内分泌紊乱及微量元素缺乏的改变。

3. 感染的预防及护理　保持水肿皮肤清洁、干燥，避免皮肤受摩擦或损伤；指导和协助患者进行口腔黏膜、眼睑结膜及阴部等的清洁；定期作好病室的空气消毒，用消毒药水拖地板、湿擦桌椅等；尽量减少病区的探访人次，对有上呼吸道感染者应限制探访；同时指导患者少去公共场所等人多聚集的地方；遇寒冷季节，嘱患者减少外出，注意保暖。出现感染情况时，按医嘱正确采集患者的血、尿、痰、腹腔积液等标本送检，根据药敏试验使用有效的抗生素，观察用药后感染有无得到有效控制。

4. 用药护理　如下所述。

（1）激素和细胞毒性药物：应用环孢素的患者，服药期间应注意监测血药浓度，观察有无不良反应的出现，如肝肾毒性、高血压、高尿酸血症、高血钾、多毛及牙龈增生等。

（2）抗凝药：如在使用肝素、双嘧达莫等的过程中，若出现皮肤黏膜、口腔、胃肠道等的出血倾向时，应及时减药并给予对症处理，必要时停药。

（3）中药：使用雷公藤制剂时，应注意监测尿量、性功能及肝肾功能、血常规的变化。因其可造成性腺抑制、肝肾损害及外周血白细胞减少等不良反应。

5. 心理护理　针对本病病程长、表现复杂、易反复发作带给患者及家属的忧虑。首先允许患者发泄自己的郁闷，对患者的表现表示理解；还要引导患者多说话，随时将自己的需要说出来，这样消极的寂寞会逐渐变为积极的配合；在此期间，随时向患者及家属报告疾病的进展情形，对任何微小的进步都应给予充分的认可，使他们重建信心。同时，要根据评估资料，调动患者的社会支持系统，为患者提供最大限度的物质和精神支持。

十二、护理评价

（1）患者水肿程度有无减轻并逐渐消退。
（2）营养状况有无改善。
（3）焦虑程度有无减轻。
（4）是否发生感染。
（5）有无血栓形成、急性肾功能衰竭、心脑血管等并发症的发生。

十三、健康指导

1. 预防指导　认识到积极预防感染的重要性，能够加强营养、注意休息、保持个人卫生，积极采取措施防止外界环境中病原微生物的侵入。

2. 生活指导　能够根据病情适度活动，注意避免肢体血栓等并发症的产生。饮食上注意限盐，每日不会摄入过多蛋白。

3. 病情监测指导　学会每日用浓缩晨尿自测尿蛋白，出院后坚持定期门诊随访，密切观察肾功能的变化。

4. 用药指导　坚持遵医嘱用药，勿自行减量或停用激素，了解激素及细胞毒性药物的常见不良反应。

5. 心理指导　意识到良好的心理状态有利于提高机体的抵抗力，增强适应能力。能保持乐观开朗的心态，对疾病治疗充满信心。

十四、预后

影响 NS 预后的因素主要有：①病理类型：微小病变型肾病和轻度系膜增生性肾小球肾炎预后较好，系膜毛细血管性肾炎、局灶节段性肾小球硬化、重度系膜增生性肾小球肾炎预后较差。早期膜性肾病也有一定的缓解率，晚期则难于缓解；②临床表现：大量蛋白尿、严重高血压及肾功能损害者预后较差；③激素治疗效果：激素敏感者预后相对较好，激素抵抗者预后差；④并发症：反复感染导致 NS 经常复发者预后差。

（张　倩）

第三节　急性肾功能衰竭

急性肾功能衰竭（acute renal failure，ARF）是由于各种病因引起的短期内（数小时或数日）肾功能急剧、进行性减退而出现的临床综合征。当肾功能衰竭发生时，原来应由尿液排出的废物，因为尿少或无尿而积存于体内，导致血肌酐（Cr）、尿素氮（BUN）升高，水、电解质和酸碱平衡失调，以及全身各系统并发症。

一、病因及发病机制

1. 病因　分三类：①肾前性：主要病因包括有效循环血容量减少和肾内血流动力学改变（包括肾前小动脉收缩或肾后小动脉扩张）等。②肾后性：肾后性肾功能衰竭的原因是急性尿路梗阻，梗阻可发生于从肾盂到尿道的任一水平。③肾性：肾性肾功能衰竭有肾实质损伤，包括急性肾小管坏死（acute tubular necrosis，ATN）、急性肾间质病变及肾小球和肾血管病变。其中急性肾小管坏死是最常见的急性肾功能衰竭类型，可由肾缺血或肾毒性物质损伤肾小管上皮细胞引起，其结局高度依赖于并发症的严重程度。如无并发症，肾小管坏死的死亡率为 7% ~23%，而在手术后或并发多器官功能衰竭时，肾小管坏死的死亡率高达 50% ~80%。在此主要以急性肾小管坏死为代表进行叙述。

2. 发病机制　不同病因、病理类型的急性肾小管坏死有不同的发病机制。中毒所致的急性肾小管坏死，是年龄、糖尿病等多种因素的综合作用。对于缺血所致急性肾小管坏死的发病机制，当前主要有三种解释：①肾血流动力学异常：主要表现为肾皮质血流量减少，肾髓质瘀血等。目前认为造成以上结果最主要的原因为：血管收缩因子产生过多，舒张因子产生相对过少。②肾小管上皮细胞代谢障碍：缺血引起缺氧，进而影响到上皮细胞的代谢。③肾小管上皮脱落，管腔中管型形成：肾小管管型造成管腔堵塞，使肾小管内压力过高，进一步降低了肾小球滤过，加剧了肾小管间质缺血性障碍。

二、临床表现

临床典型病程可分为三期：

1. 起始期　此期急性肾功能衰竭是可以预防的，患者常有诸如低血压、缺血、脓毒病和肾毒素等病因，无明显的肾实质损伤。但随着肾小管上皮损伤的进一步加重，GFR 下降，临床表现开始明显，进入维持期。

2. 维持期　又称少尿期。典型持续 7~14d，也可短至几日，长达 4~6 周。患者可出现少尿，也可没有少尿，称非少尿型急性肾功能衰竭，其病情较轻，预后较好。但无论尿量是否减少，随着肾功能减退，可出现一系列尿毒症表现。

（1）全身并发症

1）消化系统症状：食欲降低、恶心、呕吐、腹胀、腹泻等，严重者有消化道出血。

2）呼吸系统症状：除感染的并发症外，尚可因容量负荷增大出现呼吸困难、咳嗽、憋气、胸闷等。

3）循环系统症状：多因尿少和未控制饮水，导致体液过多，出现高血压和心力衰竭；可因毒素滞留、电解质紊乱、贫血及酸中毒引起各种心律失常及心肌病变。

4）其他：常伴有肺部、尿路感染，感染是急性肾功能衰竭的主要死亡原因之一，死亡率高达 70%。此外，患者也可出现神经系统表现，如意识不清、昏迷等。严重患者可有出血倾向，如 DIC 等。

（2）水、电解质和酸碱平衡失调：其中高钾血症、代谢性酸中毒最为常见。

1）高钾血症：其发生与肾排钾减少、组织分解过快、酸中毒等因素有关。高钾血症对心肌细胞有毒性作用，可诱发各种心律失常，严重者出现心室颤动、心搏骤停。

2）代谢性酸中毒：主要因酸性代谢产物排出减少引起，同时急性肾功能衰竭常并发高分解代谢状态，又使酸性产物明显增多。

3）其他：主要有低钠血症，由水潴留过多引起。还可有低钙、高磷血症，但远不如慢性肾功能衰竭明显。

3. 恢复期　肾小管细胞再生、修复，肾小管完整性恢复，肾小球滤过率逐渐恢复正常或接近正常范围。患者开始利尿，可有多尿表现，每日尿量可达 3 000 ~ 5 000mL，通常持续1 ~ 3 周，继而再恢复正常。少数患者可遗留不同程度的肾结构和功能缺陷。

三、辅助检查

1. 血液检查　少尿期可有轻、中度贫血；血肌酐每日升高 44.2 ~ 88.4μmol/L（0.5 ~ 1.0mg/dl），血 BUN 每日可升高 3.6 ~ 10.7mmol/L（10 ~ 30mg/dl）；血清钾浓度常大于 5.5mmol/L，可有低钠、低钙、高磷血症；血气分析提示代谢性酸中毒。

2. 尿液检查　尿常规检查尿蛋白多为 + ~ + +，尿沉渣可见肾小管上皮细胞，少许红、白细胞，上皮细胞管型、颗粒管型等；尿比重降低且固定，多在 1.015 以下；尿渗透浓度低于 350mmol/L；尿钠增高，多在 20 ~ 60mmol/L。

3. 其他　尿路超声显像对排除尿路梗阻和慢性肾功能不全很有帮助。如有足够理由怀疑梗阻所致，可做逆行性或下行性肾盂造影。另外，肾活检是进一步明确致病原因的重要手段。

四、诊断要点

患者尿量突然明显减少，肾功能急剧恶化（即血肌酐每天升高超过 44.2μmol/L 或在24 ~ 72h 内血肌酐值相对增加 25% ~ 100%），结合临床表现、原发病因和实验室检查，一般不难作出诊断。

五、治疗要点

1. 起始期治疗　治疗重点是纠正可逆的病因，预防额外的损伤。对于严重外伤、心力衰竭、急性失血等都应进行治疗，同时停用影响肾灌注或肾毒性的药物。

2. 维持期治疗　治疗重点为调节水、电解质和酸碱平衡、控制氮质潴留、供给足够营养和治疗原发病。

（1）高钾血症的处理：当血钾超过 6.5mmol/L，心电图表现异常变化时，应紧急处理如下：①10% 葡萄糖酸钙 10 ~ 20mL 稀释后缓慢静注。②5% $NaHCO_3$ 100 ~ 200mL 静滴。③50% 葡萄糖液 50mL加普通胰岛素 10U 缓慢静脉注射。④用钠型离子交换树脂 15 ~ 30g，每日 3 次口服。⑤透析疗法是治疗高钾血症最有效的方法，适用于以上措施无效和伴有高分解代谢的患者。

（2）透析疗法：凡具有明显尿毒症综合征者都是透析疗法的指征，具体包括：心包炎、严重脑病、高钾血症、严重代谢性酸中毒及容量负荷过重对利尿剂治疗无效。重症患者主张早期进行透析。对非高分解型、尿量正常的患者可试行内科保守治疗。

（3）其他：纠正水、电解质和酸碱平衡紊乱，控制心力衰竭，预防和治疗感染。

3. 多尿期治疗　此期治疗重点仍为维持水、电解质和酸碱平衡，控制氮质血症，防治各种并发症。对已进行透析者，应维持透析，当一般情况明显改善后可逐渐减少透析，直至病情稳定后停止透析。

4. 恢复期治疗　一般无须特殊处理，定期复查肾功能，避免肾毒性药物的使用。

六、护理诊断/合作性问题

1. 体液过多　与急性肾功能衰竭所致肾小球滤过功能受损、水分控制不严等因素有关。

2. 营养失调：低于机体需要量　与患者食欲低下、限制饮食中的蛋白质、透析、原发疾病等因素有关。

3. 有感染的危险　与限制蛋白质饮食、透析、机体抵抗力降低等有关。

4. 恐惧　与肾功能急骤恶化、症状重等因素有关。

5. 潜在并发症　高血压脑病、急性左心衰竭、心律失常、心包炎、DIC、多脏器功能衰竭等。

七、护理措施

1. 一般护理　如下所述。

（1）休息与活动：少尿期要绝对卧床休息，保持安静，以减轻肾脏的负担，对意识障碍者，应加床护栏。当尿量增加、病情好转时，可逐渐增加活动量，但应注意利尿后的过分代谢，患者会有肌肉无力的现象，应避免独自下床。患者若因活动使病情恶化，应恢复前一日的活动量，甚至卧床休息。

（2）饮食护理

1）糖及热量：对发病初期因恶心、呕吐无法由口进食者，应由静脉补充葡萄糖，以维持基本热量。少尿期应给予足够的糖类（150g/d）。若患者能进食，可将乳糖75g、葡萄糖和蔗糖各37.5g溶于指定溶液中，使患者在一日中饮完。多尿期可自由进食。

2）蛋白质：对一般少尿期的患者，蛋白质限制为0.5g/（kg·d），其中60%以上应为优质蛋白，如尿素氮太高，则应给予无蛋白饮食。接受透析的患者予高蛋白饮食，血液透析患者的蛋白质摄入量为1.0~1.2g/（kg·d），腹膜透析为1.2~1.3g/（kg·d）。对多尿期的患者，如尿素氮低于8.0mmol/L时，可给予正常量的蛋白质。

3）其他：对少尿期患者，尽可能减少钠、钾、磷和氯的摄入量。多尿期时不必过度限制。

（3）维持水平衡：急性肾功能衰竭少尿时，对于水分的出入量应严格测量和记录，按照"量出为入"的原则补充入液量。补液量的计算一般以500mL为基础补液量，加前一日的出液量。在利尿的早期，应努力使患者免于发生脱水，给予适当补充水分，以维持利尿作用。当氮质血症消失后，肾小管对盐和水分的再吸收能力改善，即不需要再供给大量的液体。

2. 病情观察　应对急性肾功能衰竭的患者进行临床监护。监测患者的神志、生命体征、尿量、体重，注意尿常规、肾功能、电解质及血气分析的变化。观察有无高血钾、低血钠或代谢性酸中毒的发生；有无严重头痛、恶心、呕吐及不同意识障碍等高血压脑病的表现；有无气促、端坐呼吸、肺部湿啰音等急性左心衰竭的征象；有无出现水中毒或稀释性低钠血症的症状，如头痛、嗜睡、意识障碍、共济失调、昏迷、抽搐等。

3. 用药护理　用甘露醇、呋塞米利尿治疗时应观察有无脑萎缩、溶血、耳聋等不良反应；使用血管扩张剂时注意监测血压的变化，防止低血压发生；纠正高血钾及酸中毒时，要随时监测电解质；使用肝素或双嘧达莫要注意有无皮下或内脏出血；输血要禁用库血；抗感染治疗时避免选用有肾毒性的抗生素。

4. 预防感染　感染是急性肾功能衰竭少尿期的主要死亡原因，故应采取切实措施，在护理的各个环节预防感染的发生。具体措施为：①尽量将患者安置在单人房间，做好病室的清洁消毒，避免与有上呼吸道感染者接触。②避免任意插放保留导尿管，可利用每24~48h导尿一次，获得每日尿量。③需留置尿管的患者应加强消毒、定期更换尿管和进行尿液检查以确定有无尿路感染。④卧床及虚弱的患者应定期翻身，协助做好全身皮肤的清洁，防止皮肤感染的发生。⑤意识清醒者，鼓励患者每小时进行深呼吸及有效排痰；意识不清者，定时抽取气管内分泌物，以预防肺部感染的发生。⑥唾液中的尿素可引起口角炎及腮腺炎，应协助做好口腔护理，保持口腔清洁、舒适。⑦对使用腹膜或血液透析治疗的患者，应按外科无菌技术操作。⑧避免其他意外损伤。

5. 心理护理　病情的危重会使患者产生对于死亡和失去工作的恐惧，同时因治疗费用的昂贵又会进一步加重患者及家属的心理负担。观察了解患者的心理变化及家庭经济状况，通过讲述各种检查和治疗进展信息，解除患者的恐惧，树立患者战胜疾病的信心；通过与社会机构的联系取得对患者的帮助，解除患者的经济忧虑。还应给予患者高度同情、安慰和鼓励，以高度的责任心认真护理，使患者具有安全感、信赖感及良好的心理状态。

八、健康指导

1. 生活指导　合理休息，劳逸结合、防止劳累；严格遵守饮食计划，并注意加强营养；注意个人清洁卫生，注意保暖。

2. 病情监测 学会自测体重、尿量；明确高血压脑病、左心衰竭、高钾血症及代谢性酸中毒的表现；定期门诊随访，监测肾功能、电解质等。

3. 心理指导 在日常生活中能理智调节自己的情绪，保持愉快的心境；遇到病情变化时不恐慌，能及时采取积极的应对措施。

4. 预防指导 禁用库血；慎用氨基糖苷类抗生素；避免妊娠、手术、外伤；避免接触重金属、工业毒物等；误服或误食毒物，立即进行洗胃或导泻，并采用有效解毒剂。

（张　倩）

第四节　慢性肾功能衰竭

慢性肾功能衰竭（chronic renal failure，CRF）简称肾衰，是在各种慢性肾脏病的基础上，肾功能缓慢减退至衰竭而出现的临床综合征。据统计，每1万人口中，每年约有1人发生肾功能衰竭。

随着病情的进展，根据肾小球滤过功能降低的程度，将慢性肾功能衰竭分为四期：①肾储备能力下降期：GFR减至正常的约50%～80%，血肌酐正常，患者无症状。②氮质血症期：是肾功能衰竭早期，GFR降至正常的25%～50%，出现氮质血症，血肌酐已升高，但小于450μmol/L，无明显症状。③肾功能衰竭期：GFR降至正常的10%～25%，血肌酐显著升高（约为450～707μmol/L），患者贫血较明显，夜尿增多及水电解质失调，并可有轻度胃肠道、心血管和中枢神经系统症状。④尿毒症期：是肾功能衰竭的晚期，GFR减至正常的10%以下，血肌酐大于707μmol/L，临床出现显著的各系统症状和血生化异常。

一、病因及发病机制

任何能破坏肾的正常结构和功能的泌尿系统疾病，均可导致肾功能衰竭。国外最常见的病因依次为：糖尿病肾病、高血压肾病、肾小球肾炎、多囊肾等；在我国则为：原发性慢性肾小球肾炎、糖尿病肾病、高血压肾病、多囊肾、梗阻性肾病等。有些由于起病隐匿、到肾功能衰竭晚期才就诊的患者，往往因双侧肾已固缩而不能确定病因。

肾功能恶化的机制尚未完全明了。目前多数学者认为，当肾单位破坏至一定数量，"健存"肾单位代偿性地增加排泄负荷，因此发生肾小球内"三高"，即肾小球毛细血管的高灌注、高压力和高滤过，而肾小球内"三高"会引起肾小球硬化、肾小球通透性增加，使肾功能进一步恶化。此外，血管紧张素Ⅱ、蛋白尿、遗传因素都在肾功能衰竭的恶化中起着重要的作用。尿毒症各种症状的发生与水电解质酸碱平衡失调、尿毒症毒素、肾的；内分泌功能障碍等有关。

二、临床表现

肾功能衰竭早期仅表现为基础疾病的症状，到残余肾单位不能调节适应机体的最低要求时，尿毒症使各器官功能失调的症状才表现出来。

1. 水、电解质和酸碱平衡失调 可表现为钠、水平衡失调，如高钠或低钠血症、水肿或脱水；钾平衡失调，如高钾或低钾血症；代谢性酸中毒；低钙血症、高磷血症；高镁血症等。

2. 各系统表现 如下所述。

（1）心血管和肺症状：心血管病变是肾功能衰竭最常见的死因，可有以下几个方面。

1）高血压和左心室肥大：大部分患者存在不同程度的高血压，个别可为恶性高血压。高血压主要是由于水钠潴留引起的，也与肾素活性增高有关，使用重组人红细胞生成素（recombinant human erythropoietin，rHuEPO）、环孢素等药物也会发生高血压。高血压可引起动脉硬化、左心室肥大、心力衰竭，并可加重肾损害。

2）心力衰竭：是常见死亡原因之一。其原因大多与水钠潴留及高血压有关，部分患者亦与尿毒症性心肌病有关。尿毒症心肌病的病因可能与代谢废物的潴留和贫血等有关。

3）心包炎：主要见于透析不充分者（透析相关性心包炎），临床表现与一般心包炎相同，但心包积液多为血性，可能与毛细血管破裂有关。严重者有心包填塞征。

4）动脉粥样硬化：本病患者常有高三酰甘油血症及轻度胆固醇升高，动脉粥样硬化发展迅速，是主要的死亡原因之一。

5）肺症状：体液过多可引起肺水肿，尿毒症毒素可引起"尿毒症肺炎"。后者表现为肺充血，肺部 X 线检查出现"蝴蝶翼"征。

（2）血液系统表现

1）贫血：尿毒症患者常有贫血，为正常色素性正细胞性贫血，主要原因有：①肾脏产生红细胞生成激素（erythropoietin，EPO）减少。②铁摄入不足；叶酸、蛋白质缺乏。③血透时失血及经常性的抽血检查。④肾功能衰竭时红细胞生存时间缩短。⑤有抑制血细胞生成的物质等因素。

2）出血倾向：常表现为皮下出血、鼻出血、月经过多等。出血倾向与外周血小板破坏增多、出血时间延长、血小板聚集和黏附能力下降等有关。

3）白细胞异常：中性粒细胞趋化、吞噬和杀菌的能力减弱，因而容易发生感染。部分患者白细胞减少。

（3）神经、肌肉系统表现：早期常有疲乏、失眠、注意力不集中等精神症状，后期可出现性格改变、抑郁、记忆力下降、谵妄、幻觉、昏迷等。晚期患者常有周围神经病变，患者可出现肢体麻木、深反射迟钝或消失、肌无力等。但最常见的是肢端袜套样分布的感觉丧失。

（4）胃肠道表现：食欲不振是常见的早期表现。另外，患者可出现口腔有尿味、恶心、呕吐、腹胀、腹泻、舌和口腔黏膜溃疡等。上消化道出血在本病患者也很常见，主要与胃黏膜糜烂和消化性溃疡有关，尤以前者常见。慢性肾功能衰竭患者的消化性溃疡发生率较正常人为高。

（5）皮肤症状：常见皮肤瘙痒。患者面色较深而萎黄，轻度水肿，称尿毒症面容，与贫血、尿素霜的沉积等有关。

（6）肾性骨营养不良症：简称肾性骨病，是尿毒症时骨骼改变的总称。依常见顺序排列包括：纤维囊性骨炎、肾性骨软化症、骨质疏松症和肾性骨硬化症。骨病有症状者少见。早期诊断主要靠骨活组织检查。肾性骨病的发生与继发性甲状旁腺功能亢进、骨化三醇缺乏、营养不良、代谢性酸中毒等有关。

（7）内分泌失调：肾功能衰竭时内分泌功能出现紊乱。患者常有性功能障碍，小儿性成熟延迟，女性性欲差，晚期可闭经、不孕，男性性欲缺乏和阳痿。

（8）易于并发感染：尿毒症患者易并发严重感染，与机体免疫功能低下、白细胞功能异常等有关。以肺部和尿路感染常见，透析患者易发生动静脉瘘或腹膜入口感染、肝炎病毒感染等。

（9）其他：可有体温过低、糖类代谢异常、高尿酸血症、脂代谢异常等。

三、辅助检查

1. 血液检查　血常规可见红细胞数目下降，血红蛋白含量降低，白细胞可升高或降低；肾功能检查结果为内生肌酐清除率降低，血肌酐增高；血清电解质增高或降低；血气分析有代谢性酸中毒等。

2. 尿液检查　尿比重低，为 1.010。尿沉渣中有红细胞、白细胞、颗粒管型、蜡样管型等。

3. B 超或 X 线平片　显示双肾缩小。

四、诊断要点

根据慢性肾功能衰竭的临床表现，内生肌酐清除率下降，血肌酐、血尿素氮升高、B 超显示双肾缩小，即可作出诊断。之后应进一步查明原发病。

五、治疗要点

1. 治疗原发疾病和纠正加重肾功能衰竭的因素　如治疗狼疮性肾炎可使肾功能有所改善，纠正水钠缺失、控制感染、解除尿路梗阻、控制心力衰竭、停止使用肾毒性药物等可使肾功能有不同程度的恢复。

2. 延缓慢性肾功能衰竭的发展　应在肾功能衰竭的早期进行。

（1）饮食治疗：饮食治疗可以延缓肾单位的破坏速度，缓解尿毒症的症状，因此，慢性肾功能衰竭的饮食治疗非常关键。要注意严格按照饮食治疗方案，保证蛋白质、热量、钠、钾、磷及水的合理摄入。

（2）必需氨基酸的应用：对于因各种原因不能透析、摄入蛋白质太少的尿毒症患者，为了使其维持良好的营养状态，必须加用必需氨基酸（essential amino acid，EAA）或必需氨基酸与α-酮酸混合制剂。α-酮酸可与氨结合成相应的EAA，EAA在合成蛋白过程中，可利用一部分尿素，故可减少血中的尿素氮水平，改善尿毒症症状。EAA的适应证为肾功能衰竭晚期患者。

（3）控制全身性和（或）肾小球内高压力：肾小球内高压力会促使肾小球硬化，全身性高血压不仅会促使肾小球硬化，且能增加心血管并发症的发生，故必须控制。首选血管紧张素Ⅱ抑制药。

（4）其他：积极治疗高脂血症、有痛风的高尿酸血症。

3. 并发症的治疗　如下所述。

（1）水、电解质和酸碱平衡失调

1）钠、水平衡失调：对单纯水肿者，除限制盐和水的摄入外，可使用呋塞米利尿处理；对水肿伴稀释性低钠血症者，需严格限制水的摄入；透析者加强超滤并限制钠水摄入。

2）高钾血症：如血钾中度升高，主要治疗引起高钾的原因，并限制钾的摄入。如血钾＞6.5mmol/L，心电图有高钾表现，则应紧急处理。

3）钙、磷失调和肾性骨病：为防止继发性甲旁亢和肾性骨病，肾功能衰竭早期应积极限磷饮食，并使用肠道磷结合物，如口服碳酸钙2g，每日3次。活性维生素D_3（骨化三醇）主要用于长期透析的肾性骨病患者，使用过程中要注意监测血钙、磷浓度，防止异位钙化的发生。对与铝中毒有关的肾性骨病，主要是避免铝的摄入，并可通过血液透析降低血铝水平。目前对透析相关性淀粉样变骨病还没有好的治疗方案。

4）代谢性酸中毒：一般口服碳酸氢钠，严重者静脉补碱。透析疗法能纠正各种水、电解质、酸碱平衡失调。

（2）心血管和肺

1）高血压：通过减少水和钠盐的摄入，及对尿量较多者选用利尿剂清除水、钠潴留，多数患者的血压可恢复正常。对透析者可用透析超滤脱水降压。其他的降压方法与一般高血压相同，首选ACEI。

2）心力衰竭：除应特别强调清除水、钠潴留外，其他与一般心力衰竭治疗相同，但疗效较差。

3）心包炎：积极透析可望改善，当出现心包填塞时，应紧急心包穿刺或心包切开引流。

4）尿毒症肺炎：透析可迅速获得疗效。

（3）血液系统：透析、补充叶酸和铁剂均能改善肾功能衰竭贫血。而使用rHuEPO皮下注射疗效更为显著，同时注意补充造血原料，如铁、叶酸等。

（4）感染：治疗与一般感染相同，但要注意在疗效相近时，尽量选择对肾毒性小的药物。

（5）其他：充分透析、肾移植、使用骨化三醇和EPO可改善肾功能衰竭患者神经、精神和肌肉系统症状；外用乳化油剂、口服抗组胺药及强化透析对部分患者的皮肤瘙痒有效。

4. 替代治疗　透析（血液透析、腹膜透析）和肾移植是替代肾功能的治疗方法。尿毒症患者经药物治疗无效时，便应透析治疗。血液透析和腹膜透析的疗效相近，各有优缺点，应综合考虑患者的情况来选用。透析一个时期后，可考虑是否做肾移植。

六、护理评估

询问本病的有关病史，如有无各种原发性肾脏病史；有无其他导致继发性肾脏病的疾病史；有无导致肾功能进一步恶化的诱因。评估患者的临床症状，如有无出现厌食、恶心、呕吐、口臭等消化道症状；有无头晕、胸闷、气促等缺血的表现；有无出现皮肤瘙痒，及鼻、牙龈、皮下等部位出血等症状；

有无兴奋、淡漠、嗜睡等精神症状。评估患者的体征，如生命体征、精神意识状态有无异常；有无出现贫血面容，尿毒症面容；皮肤有无出血点、瘀斑、尿素霜的沉积等；皮肤水肿的部位、程度、特点，有无出现胸腔、心包积液，腹腔积液征；有无心力衰竭、心包填塞征的征象；肾区有无叩击痛；神经反射有无异常等。判断患者的辅助检查结果，如有无血红蛋白含量降低；血尿素氮及血肌酐升高的程度；肾小管功能有无异常；血电解质和二氧化碳结合力的变化；肾影像学检查的结果。此外，应注意评估患者及其家属的心理变化及社会支持情况，如有无抑郁、恐惧、绝望等负性情绪；家庭、单位、社区的支持度如何等。

七、护理诊断/合作性问题

1. 营养失调：低于机体需要量　与长期限制蛋白质摄入、消化功能紊乱、水电解质紊乱、贫血等因素有关。

2. 体液过多　与肾小球滤过功能降低导致水钠潴留，多饮水或补液不当等因素有关。

3. 活动无耐力　与心脏病变，贫血，水、电解质和酸碱平衡紊乱有关。

4. 有感染的危险　与白细胞功能降低、透析等有关。

5. 绝望　与病情危重及预后差有关。

八、护理目标

（1）患者能保持足够营养物质的摄入，身体营养状况有所改善。

（2）能遵守饮食计划，水肿减轻或消退。

（3）自诉活动耐力增强。

（4）住院期间不发生感染。

（5）能按照诊疗计划配合治疗和护理，对治疗有信心。

九、护理措施

1. 一般护理　如下所述。

（1）休息与活动：慢性肾功能衰竭患者以休息为主，尽量减少对患者的干扰，并协助其做好日常的生活护理，如对视力模糊的患者，将物品放在固定易取的地方，对因尿素霜沉积而皮肤瘙痒的患者，每日用温水擦澡。但对病情程度不同的患者还应有所区别，如症状不明显、病情稳定者，可在护理人员或亲属的陪伴下活动，活动以不出现疲劳、胸痛、呼吸困难、头晕为度；对症状明显、病情加重者，应绝对卧床休息，且应保证患者的安全与舒适，如对意识不清者，加床护栏，防止患者跌落；对长期卧床者，定时为患者翻身和做被动肢体活动，防止压疮或肌肉萎缩。

（2）饮食护理

1）蛋白质：在高热量的前提下，应根据患者的 GFR 来调整蛋白质的摄入量。当 GFR < 50mL/min 时，就应开始限制蛋白质的摄入，其中 50% ~ 60% 以上的蛋白质必须是富含必需氨基酸的蛋白（即高生物价优质蛋白），如鸡蛋、鱼、牛奶、瘦肉等。当 GFR < 5mL/min 时，每日摄入蛋白约为 20g（0.3g/kg），此时患者需应用 EAA 疗法；当 GFR 在 5 ~ 10mL/min 时，每日摄入的蛋白约为 25g（0.4g/kg）；GFR 在 10 ~ 20mL/min 者约为 35g（0.6g/kg）；GFR > 20mL/min 者，可加 5g。尽量少摄入植物蛋白，如花生、豆类及其制品，因其含非必需氨基酸多。米、面中所含的植物蛋白也要设法去除，如可部分采用麦淀粉作主食。

静脉输入必需氨基酸应注意输液速度。输液过程中若有恶心、呕吐应给予止吐剂，同时减慢输液速度。切勿在氨基酸内加入其他药物，以免引起不良反应。

2）热量与糖类：患者每日应摄取足够的热量，以防止体内蛋白质过度分解。每日供应热量至少 125.6kJ/kg（30kcal/kg），主要由糖类和脂肪供给。低蛋白摄入会引起患者的饥饿感，这时可食芋头、马铃薯、苹果、马蹄粉等补充糖类。

3）盐分与水分：肾功能衰竭早期，患者无法排出浓缩的尿液，需要比正常人摄入或排出更多的水分和盐分，才能处理尿中溶质。又因肾小管对钠的重吸收能力减退，而每日从尿中流失的钠增加，所以应增加水分和盐分的摄入。到肾功能衰竭末期，由于肾小球的滤过率降低，尿量减少，钠由尿的丢失已不明显，应注意限制水分和盐分的摄入。

4）其他：低蛋白饮食时，钙、铁及维生素 B_{12} 含量不足，应注意补充；避免摄取含钾量高的食物，如白菜、萝卜、梨、桃、葡萄、西瓜等；低磷饮食，不超过 600mg/d；还应注意供给富含维生素 C、B 族维生素的食物。

2. 病情观察　认真观察身体症状和体征的变化；严密监测意识状态、生命体征；每日定时测量体重，准确记录出入水量。注意观察有无液体量过多的症状和体征：如短期内体重迅速增加、血压升高、意识改变、心率加快、肺底湿啰音、颈静脉怒张等；结合肾功能、血清电解质、血气分析结果，观察有无高血压脑病、心力衰竭、尿毒症性肺炎及电解质代谢紊乱和酸碱平衡失调等并发症的表现。观察有无感染的征象，如体温升高、寒战、疲乏无力、咳嗽、咳脓性痰，肺部湿啰音，尿路刺激征，白细胞增高等。

3. 预防感染　要注意慢性肾功能衰竭患者皮肤和口腔护理的特殊性。慢性肾功能衰竭患者由于尿素霜的刺激，常感皮肤瘙痒，注意勿用力搔抓，可每日用温水清洗后涂抹止痒剂。此外，慢性肾功能衰竭患者口腔容易发生溃疡、出血及口唇干裂，应加强口腔护理，保持口腔湿润，可增进食欲。

4. 用药护理　用红细胞生成激素纠正患者的贫血时，注意观察用药后副反应，如头痛、高血压、癫痫发作等，定期查血红蛋白和血细胞比容等。使用骨化三醇治疗肾性骨病时，要随时监测血钙、磷的浓度，防止内脏、皮下、关节血管钙化和肾功能恶化。用降压、强心、降脂等其他药物时，注意观察其副反应。

5. 心理护理　慢性肾功能衰竭患者的预后不佳，加上身体形象改变以及性方面的问题，常会有退缩、消极、自杀等行为。护理人员应以热情、关切的态度去接近他，使其感受到真诚与温暖。并应鼓励家属理解并接受患者的改变，安排有意义的知觉刺激环境或鼓励其参加社交活动，使患者意识到自身的价值，积极接受疾病的挑战。对于患者的病情和治疗，应使患者和家属都有所了解，因为在漫长的治疗过程中，需要家人的支持、鼓励和细心的照顾。

十、护理评价

（1）患者的贫血状况有无所好转，血红蛋白、人血白蛋白在正常范围。
（2）机体的水肿程度是否减轻或消退。
（3）自诉活动耐力是否增强。
（4）体温是否正常，有无发生感染。
（5）患者情绪稳定，生活规律，定时服药或透析。

十一、健康指导

1. 生活指导　注意劳逸结合，避免劳累和重体力活动。严格遵从饮食治疗的原则，注意水钠限制和蛋白质的合理摄入。

2. 预防指导　注意个人卫生，保持口腔、皮肤及会阴部的清洁。皮肤痒时避免用力搔抓。注意保暖，避免受凉。尽量避免妊娠。

3. 病情观察指导　准确记录每日的尿量、血压、体重。定期复查肾功能、血清电解质等。

4. 用药指导　严格遵医嘱用药，避免使用肾毒性较大的药物，如氨基糖苷类抗生素等。

5. 透析指导　慢性肾功能衰竭患者应注意保护和有计划地使用血管，尽量保留前臂、肘等部位的大静脉，以备用于血透治疗。已行透析治疗的患者，血液透析者应注意保护好动 - 静脉瘘管，腹膜透析者保护好腹膜透析管道。

6. 心理指导　注重心理调节，保持良好的心态，培养积极的应对能力。

（张　倩）

第六章

内分泌科疾病的护理

第一节 甲状腺功能亢进症

一、概述

甲状腺功能亢进症（简称甲亢）可分为 Graves、继发性和高功能腺瘤三大类。Graves 甲亢最常见，指甲状腺肿大的同时，出现功能亢进症状。腺体肿大为弥漫性，两侧对称，常伴有突眼，故又称"突眼性甲状腺肿"。继发性甲亢较少见，由于垂体 TSH 分泌瘤分泌过多 TSH 所致。高功能腺瘤少见，多见于老人、病史有 10 多年，腺瘤直径多数大于 4~5cm，腺体内有单个的自主性高功能结节，结节周围的甲状腺呈萎缩改变，患者无突眼。

甲亢主要累及妇女，男女之比为 1 : 4，一般患者较年轻，年龄多在 20~40 岁。

二、病因及发病机制

病因迄今尚未完全明了，可能与下列因素有关。

（一）自身免疫性疾病

近来研究发现，Graves 甲亢患者血中促甲状腺激素（TSH）浓度不高甚至低于正常，应用促甲状腺释放激素（TRH）也不能刺激这类患者的血中 TSH 浓度升高，故目前认为 Graves 甲亢是一种自身免疫性疾病。患者血中有刺激甲状腺的自身抗体，即甲状腺刺激免疫球蛋白，这种物质属于 G 类免疫球蛋白，来自患者的淋巴细胞，与甲状腺滤泡的 TSH 受体结合，从而加强甲状腺细胞功能，分泌大量 T_3 和 T_4。

（二）遗传因素

可见同一家族中多人患病，甚至连续几代患病，单卵双生胎患病率高达 50%，本病患者家族成员患病率明显高于普通人群。目前发现与主要组织相容性复合物（MHC）相关。

（三）精神因素

可能是本病的诱发因素，许多患者在发病前有精神刺激史，推测可能因应激刺激情况下，T 细胞的监测功能障碍，使有免疫功能遗传缺陷者发病。

三、病理

甲状腺多呈不同程度弥漫性、对称性肿大，或伴峡部肿大。质脆软，包膜表面光滑、透亮，也可不平或呈分叶状。甲状腺内血管增生、充血，腺泡细胞增生肥大，滤泡间组织中淋巴样组织呈现不同程度的增生，从弥漫性淋巴细胞浸润至形成淋巴滤泡，或出现淋巴组织生发中心扩大。有突眼者，球后组织中常有脂肪浸润，眼肌水肿增大，纤维组织增多，黏多糖沉积与透明质酸增多，淋巴细胞及浆细胞浸润。眼外肌纤维增粗，纹理模糊，球后脂肪增多，肌纤维透明变性、断裂及破坏，肌细胞内黏多糖也有增多。骨骼肌、心肌也有类似眼肌的改变。病变皮肤可有黏蛋白样透明质酸沉积，伴多数带有颗粒的肥大细胞、吞噬细胞和含有内质网的成纤维细胞浸润。

四、护理评估

（一）健康史

评估患者的年龄、性别；询问患者是否曾患结节性甲状腺肿大；了解患者家族中是否曾有甲亢患者；询问患者近期是否有精神刺激或感染史。

（二）身体评估

1. 高代谢综合征 甲状腺激素分泌增多导致交感神经兴奋性增高和代谢加速。患者怕热、多汗、体重下降、疲乏无力、皮肤温暖湿润，可有低热，体温常在38℃左右，糖类、蛋白质及脂肪代谢异常，出现消瘦软弱。

2. 神经系统 患者表现为神经过敏、烦躁多虑、多言多动、失眠、多梦、思想不集中、记忆力减退、有时有幻觉，甚至表现为焦虑症。少数患者出现寡言抑郁、神情淡漠（尤其是老年人），舌平伸及手举表现细震颤、腱反射活跃、反射时间缩短。

3. 心血管系统 患者的主要症状有心悸、气促，窦性心动过速，心率高达 100～120 次/分，休息与睡眠时心率仍快。血压收缩压增高，舒张压降低，脉压增大。严重者发生甲亢性心脏病，表现为心律失常，出现期前收缩（早搏）、阵发性心房颤动或心房扑动、房室传导阻滞等。第一心音增强，心尖区心音亢进，可闻及收缩期杂音；长期患病的患者可出现心肌肥厚或心脏扩大，心力衰竭等。

4. 消化系统 患者出现食欲亢进，食量增加，但体重明显下降。少数患者（老人多见）表现厌食，消瘦明显，病程长者表现为恶病质。由于肠蠕动增加，患者大便次数增多或顽固性腹泻，粪便不成形，含较多不消化的食物。由于伴有营养不良、心力衰竭等原因，肝脏受损，患者可出现肝大和肝功能受损，重者出现黄疸。

5. 运动系统 肌肉萎缩导致软弱无力，行动困难。严重时称为甲亢性肌病，表现为浸润性突眼伴眼肌麻痹、急性甲亢性肌病或急性延髓麻痹、慢性甲亢性肌病、甲亢性周期性四肢麻痹、甲亢伴重症肌无力和骨质疏松。

6. 生殖系统 女性可出现月经紊乱，表现为月经量少，周期延长，久病可出现闭经、不孕，经抗甲状腺药物治疗后，月经紊乱可以恢复。男性性功能减退，常出现阳痿，偶可发生乳房发育、不育。

7. 内分泌系统 可以影响许多内分泌腺体，其中性腺功能异常，表现为性功能和性激素异常。本病早期肾上腺皮质可增生肥大，功能偏高，久病及病情加重时，功能相对减退，甚至功能不全。患者表现为色素轻度沉着和血 ACTH 及皮质醇异常。

8. 造血系统 因消耗增多，营养不良，维生素 B_{12} 缺乏和铁利用障碍，部分患者伴有贫血。部分患者有白细胞和血小板减少，淋巴细胞及单核细胞相对增加，其可能与自身免疫破坏有关。

9. 甲状腺肿大 甲状腺常呈弥漫性肿大（表6－1），增大 2～10 倍，质较柔软、光滑，随吞咽上下移动。少数为单个或多发的结节性肿大，质地为中等硬度或坚硬不平。由于甲状腺的血管扩张，血流量和流速增加，可在腺体上下极外侧触及震颤和闻及血管杂音。

表6－1 甲状腺肿大临床分度

分度	体征
一度	甲状腺触诊可发现肿大，但视诊不明显
二度	视诊即可发现肿大
三度	甲状腺明显肿大，其外缘超过胸锁乳突肌外缘

10. 突眼 多为双侧性，可分为非浸润性和浸润性突眼两种。

（1）非浸润性突眼（良性突眼）：主要由于交感神经兴奋性增高，使眼外肌群和上睑肌兴奋性增高，球后眶内软组织改变不大，病情控制后，突眼常可自行恢复，预后良好。患者出现眼球突出，可不对称，突眼度一般小于18mm，表现为下列眼征：①凝视征（Darymple征）：因上眼睑退缩，引起睑裂增宽，呈凝视或惊恐状。②瞬目减少征（Stellwag征）：瞬目减少。③上睑挛缩征（Von Graefe征）：上睑挛缩，双眼下视时，上睑不能随眼球同时下降，使角膜上方巩膜外露。④辐辏无能征（Mobius征）：双眼球内聚力减弱，视近物时，集合运动减弱。⑤向上看时，前额皮肤不能皱起（Joffroy征）。

（2）浸润性突眼（恶性突眼）：目前认为其发生与自身免疫有关，在患者的血清中已发现眶内成纤维细胞结合抗体水平升高。患者除眼外肌张力增高外，球后脂肪和结缔组织出现水肿、淋巴细胞浸润，眼外肌显著增粗。突眼度一般在19mm以上，双侧多不对称。除上述眼征外，患者常有眼内异物感、畏光、流泪、视力减退、因眼肌麻痹而出现复视、斜视、眼球活动度受限。严重突眼者，可出现眼睑闭合困难，球结膜及角膜外露引起充血、水肿，易继发感染形成角膜溃疡或全角膜炎而失明。

（三）辅助检查

1. 基础代谢率测定　基础代谢率是指人体在清醒、空腹、无精神紧张和外界环境刺激的影响下的能量消耗。了解基础代谢率的高低有助于了解甲状腺的功能状态。基础代谢率的正常值为±10%，增高至+20%～+30%为轻度升高，+30%～+60%为中度升高，+60%以上为重度甲亢。检验公式可用脉率和脉压进行估计：基础代谢率＝（脉率+脉压）－111。

做此检查前数日应指导患者停服影响甲状腺功能的药物，如甲状腺制剂、抗甲状腺药物和镇静剂等。测定前一日晚餐应较平时少进食，夜间充分睡眠（不要服安眠药）。护士应向患者讲解测定的过程，消除顾虑。检查日清晨嘱患者进食，可少量饮水，不活动，不多讲话，测定前排空大小便，用轮椅将患者送至检查室，患者卧床0.5～1h后再进行测定。由于基础代谢率测定方法烦琐，受影响因素较多，临床已较少应用。

2. 血清甲状腺激素测定　血清游离甲状腺素（FT$_4$）与游离三碘甲腺原氨酸（FT$_3$）是循环血中甲状腺激素的活性部分，直接反映甲状腺功能状态，其敏感性和特异性高，正常值为FT$_4$ 9～25pmol/L，FT$_3$为3～9pmol/L。血清中总甲状腺素（TT$_4$）是判断甲状腺功能最基本的筛选指标，与血清总三碘甲腺原氨酸（TT$_3$）均能反映甲状腺功能状态，正常值为TT$_4$ 65～156nmol/L，TT$_3$ 1.7～2.3nmol/L。甲亢时血清甲状腺激素升高比较明显，测定血清甲状腺激素对甲状腺功能的诊断具有较高的敏感性和特异性。

3. TSH免疫放射测定分析　血清TSH浓度的变化是反映甲状腺功能最敏感的指标。TSH正常值为0.3～4.8mIU/L，甲亢患者因TSH受抑制而减少，其血清高敏感TSH值往往<0.1mIU/L。

4. 甲状腺摄^{131}I率测定　给受试者一定量的^{131}I，再探测甲状腺摄取^{131}I的程度，可以判断甲状腺的功能状态。正常人甲状腺摄取^{131}I的高峰在24h后，3h为5%～25%，24h为20%～45%。24h内甲状腺摄^{131}I率超过人体总量的50%，表示有甲亢。如果患者近期内食用含碘较多的食物，如海带、紫菜、鱼虾，或某些药物，如抗甲状腺药物、溴剂、甲状腺素片、复方碘溶液等，需停服两个月才能做此试验，以免影响检查的效果。

5. TSH受体抗体（TRAb）　甲亢患者血中TRAb抗体阳性检出率可达80%～95%，可作为疾病早期诊断、病情活动判断、是否复发及能否停药的重要指标。

6. TSH受体刺激抗体（TSAb）　是诊断Graves病的重要指标之一。与TRAb相比，TSAb反映了这种抗体不仅与TSH受体结合，而且这种抗体产生了对甲状腺细胞的刺激功能。

（四）心理－社会评估

患者的情绪因内分泌紊乱而受到不良的影响，心情可有周期性的变化，从轻微的欣快状态到活动过盛，甚至到谵妄的地步。过度的活动导致极度的疲倦和抑郁，接着又是极度的活动，如此循环往复。因患者纷乱的情绪状态，使其人际关系恶化，于是更加重了患者的情绪障碍。患者外形的改变，如突眼、颈部粗大，可造成患者自我形象紊乱。

五、护理诊断及医护合作性问题

1. 营养失调：低于机体需要量　与基础代谢率升高有关。

2. 活动无耐力　与基础代谢过高而致机体疲乏、负氮平衡、肌肉萎缩有关。

3. 腹泻　与肠蠕动增加有关。

4. 有受伤的危险　与突眼造成的眼睑不能闭合、有潜在的角膜溃烂、角膜感染而致失明的可能有关。

5. 体温过高　与基础代谢率升高、甲状腺危象有关。

6. 睡眠形态紊乱　与基础代谢率升高有关。

7. 有体液不足的危险　与腹泻及大量出汗有关。

8. 自我形象紊乱　与甲状腺肿大及突眼有关。

9. 知识缺乏　与患者缺乏甲亢治疗、突眼护理及并发症预防的知识有关。

10. 潜在并发症　甲亢性肌病，心排出量减少，甲状腺危象，手术中并发症包括出血，喉上、喉返神经损伤，手足抽搐等。

六、计划与措施

患者能够得到所需热量，营养需求得到满足，体重维持在标准体重的 90% ~ 110%；眼结膜无溃烂、感染的发生；能够进行正常的活动，保证足够的睡眠；体温 37℃；无腹泻，出入量平衡，无脱水征象；能够复述出甲亢治疗、突眼护理及并发症预防的知识；正确对待自我形象，社交能力改善，与他人正常交往；护士能够及时发现并发症，通知医师及时处理。

（一）病情观察

护士每天监测患者的体温、脉搏、心率（律）、呼吸改变、出汗、皮肤状况、排便次数、有无腹泻、脱水症状、体重变化、突眼症状改变、甲状腺肿大情况及有无精神、神经、肌肉症状：如失眠、情绪不安、神经质、指震颤、肌无力、肌力消失等改变。准确记录每日饮水量、食欲与进食量、尿量及液体量出入平衡情况。

（二）提供安静轻松的环境

因患者常有乏力、易疲劳等症状，故需要充分的休息，避免疲劳，且休息可使机体代谢率降低。重症甲亢及甲亢并发心功能不全、心律失常、低钾血症等必须卧床休息。因而提供一个能够使患者身心均获得休息的环境，帮助患者放松和休息，对于患者疾病的恢复非常重要。病室要保持安静，室温稍低、色调和谐，避免患者精神刺激或过度兴奋，使患者得到充分休息和睡眠。必要时可给患者提供单间，以防止患者间的相互打扰。患者的被子不宜太厚，衣服应轻便宽松，定期沐浴，勤更换内衣。为患者提供一些活动，分散患者的注意力，如拼图，听轻松、舒缓的音乐，看电视等。

（三）饮食护理

为满足机体代谢亢进的需要，应为患者提供高热量、高蛋白、高维生素的均衡饮食。因患者代谢率高，常常会感到很饿，大约每天需 6 餐才能满足患者的需要，护士应鼓励患者吃高蛋白质、高热量、高维生素的食物，如瘦肉、鸡蛋、牛奶、水果等。不要让患者吃增加肠蠕动和易导致腹泻的食物，如味重刺激性食物、粗纤维多的食物。每天测体重，当患者体重降低 2 kg 以上时需通知医师。在患者持续出现营养不良时，要补充维生素，尤其是 B 族维生素。由于患者出汗较多，应给饮料以补充出汗等所丢失的水分，忌饮浓茶、咖啡等对中枢神经有兴奋作用的饮料。

（四）心理护理

甲亢是与精神、神经因素有关的内分泌系统心身疾病，必须注意对躯体治疗的同时应进行心理、精神治疗。

甲亢患者常有神经过敏、多虑、易激动、失眠、思想不集中、烦躁易怒，严重时可抑郁或躁狂等，任何不良的外界刺激均可使症状加重，故医护人员应耐心、温和、体贴，建立良好的护患关系，解除患者焦虑和紧张心理，增强治愈疾病的信心。指导患者自我调节，采取自我催眠、放松训练、自我暗示等方法来恢复已丧失平衡的心身调节能力，必要时辅以镇静、安眠药。同时医护人员给予精神疏导、心理支持等综合措施。向患者介绍甲亢的治疗方法以减少因知识缺乏所造成的不安，常用治疗方法有抗甲状腺药物治疗、放射性碘治疗和手术治疗三种方法。同时护士应向患者家属、亲友说明患者任何怪异的、难懂的行为都是暂时性的，可随着治疗而获得稳定的改善。在照顾患者时，应保持一种安静和理解的态度，接受患者的烦躁不安及情绪的暴发，将之视为疾病的自然表现，通过家庭的支持促进甲亢患者的早日康复。

（五）突眼的护理

对严重突眼者应加强心理护理，多关心体贴，帮助其树立治疗的信心，避免烦躁焦虑。

加强眼部护理，对于眼睑不能闭合者必须注意保护角膜和结膜，经常点眼药，防止干燥、外伤及感染，外出戴墨镜或使用眼罩以避免强光、风沙及灰尘的刺激。睡眠时头部抬高，以减轻眼部肿胀。当患者不易或根本无法闭上眼睛时，应涂抗生素眼膏，并覆盖纱布或眼罩，预防结膜炎和角膜炎。结膜发生充血水肿时，用0.5%醋酸可的松滴眼，并加用冷敷。眼睑闭合严重障碍者可行眼睑缝合术。

配合全身治疗，给予低盐饮食，限制进水量，可减轻球后水肿。

突眼异常严重者，应配合医师做好手术前准备，做眶内减压术，球后注射透明质酸酶，以溶解眶内组织的黏多糖类，减轻眶内压力。

（六）用药护理

药物治疗较方便和安全，为甲亢的基础治疗方法，常用抗甲状腺药物分为硫脲类和咪唑类。硫脲类包括丙硫氧嘧啶和甲硫氧嘧啶。咪唑类包括甲巯咪唑和卡比马唑等。主要作用是阻碍甲状腺激素的合成，但对已合成的甲状腺激素不起作用，故须待体内储存的过多甲状腺激素消耗到一定程度才能显效。近年来发现此类药物可轻度抑制免疫球蛋白生成，使甲状腺中淋巴细胞减少，血循环中的 TRAb 抗体下降。此类药物适用于病情较轻、甲状腺肿大不明显、甲状腺无结节的患者。用药剂量区别对待，护士应告诉患者整个药物治疗需要较长时间，一般需要 1.5～2 年，分为初治期、减量期及维持期。按病情轻重决定药物剂量，疗程中除非有较严重的反应，一般不宜中断，并定期随访疗效。

该类药物存在一些不良反应，如粒细胞减少和粒细胞缺乏，变态反应如皮疹、发热、肝脏损害，部分患者出现转氨酶升高，甚至出现黄疸。护士应督促患者按时按量服药，告诉患者用药期间监测血常规及肝功能变化，密切观察有无发热、咽痛、乏力、黄疸等症状，发现异常及时告知医师，告诉患者进餐后服药，以减少胃肠反应。

（七）放射性碘治疗患者的护理

口服放射性^{131}I后，碘浓集在甲状腺中。^{131}I产生的 β 射线可以损伤甲状腺，使腺泡上皮细胞破坏而减少甲状腺激素的分泌，但很少损伤其他组织，起到药物性切除作用。同时，也可使甲状腺内淋巴细胞产生抗体减少，从而起到治疗甲亢的作用。

2007 年，中华医学会内分泌学会和核医学分科学会制定的《中国甲状腺疾病诊治指南》达成共识。放射性碘的适应证：①成人 Graves 甲亢伴甲状腺肿大二度以上。②对药物治疗有严重反应，长期治疗失效或停药后复发者。③甲状腺次全切除后复发者。④甲状腺毒症心脏病或甲亢伴其他病因的心脏病。⑤甲亢并发白细胞和/或血小板减少或全血细胞减少。⑥老年甲亢。⑦甲亢并发糖尿病。⑧毒性多结节性甲状腺肿。⑨自主功能性甲状腺结节并发甲亢。相对适应证：①青少年和儿童甲亢，使用抗甲状腺药物治疗失败，拒绝手术或有手术禁忌证。②甲亢并发肝、肾器官功能损害。③Graves 眼病，对轻度和稳定期的中、重度病例可单用^{131}I治疗，对病情处于进展期患者，可在^{131}I治疗前后加用泼尼松。

禁忌证：①妊娠或哺乳妇女。②有严重肝、肾功能不全。③甲状腺危象。④重症浸润性突眼。⑤以往使用大量碘使甲状腺不能摄碘者。

凡采用放射性碘治疗者，治疗前和治疗后一个月内避免使用碘剂及其他含碘食物及药物。^{131}I治疗本病的疗效较满意，缓解率达 90% 以上。一般一次空腹口服，于服 [131]I 后 2~4 周症状减轻，甲状腺缩小，体重增加，于 3~4 个月后大多数患者的甲状腺功能恢复正常。

[131]I 治疗甲亢后的主要并发症是甲状腺功能减退。国内报告早期甲减发生率为 10%，晚期达 59.8%。[131]I 治疗的近期反应较轻微，由于放射性甲状腺炎，可在治疗后第一周有甲亢症状的轻微加重，护士应严密观察病情变化，注意预防感染和避免精神刺激。

（八）手术治疗患者的护理

甲状腺大部分切除是一种有效的治疗方法，其优点是疗效较药物治疗迅速，不易复发，并发甲状腺功能减退的机会较放射性碘治疗低，其缺点是有一定的手术并发症。

适应证：①甲状腺中度肿大以上的甲亢。②高功能腺瘤。③腺体大，伴有压迫症状的甲亢或有胸骨后甲状腺肿。④抗甲状腺药物或放射性碘治疗后复发者。⑤妊娠中期（即妊娠前 4~6 个月）具有上述适应证者，妊娠后期的甲亢可待分娩后再行手术。

禁忌证：①妊娠早期（1~3 个月）和后期（7~9 个月）的甲亢患者。②老年患者或有严重的器质性疾病，不能耐受手术者。

1. 术前护理　如下所述。

（1）术前评估：对于接受甲状腺手术治疗的患者，护士要在术前对患者进行仔细评估，包括甲状腺功能是否处于正常状态，甲状腺激素的各项检验是否处于正常范围内，营养状况是否正常。心脏问题是否得到控制，脉搏是否正常，心电图有无心律不齐，患者是否安静、放松，患者是否具有与手术有关的知识如手术方式、适应证、禁忌证、手术前的准备和手术后的护理及有哪些生理、心理等方面的需求。

（2）心理护理：甲亢患者性情急躁、容易激动，极易受环境因素的影响，对手术顾虑较重，存在紧张情绪，术前应多与患者交谈，给予必要的安慰，解释手术的有关问题。必要时可安排甲亢术后恢复良好的患者现身说法，以消除患者的顾虑。避免各种不良刺激，保持室内安静和舒适。对精神过度紧张或失眠者给予口服镇静剂或安眠药，使患者消除恐惧，配合治疗。

（3）用药护理：术前给药降低基础代谢率，减轻甲状腺肿大及充血是术前准备的重要环节，主要方法有：①通常先用硫氧嘧啶类药物，待甲亢症状基本控制后减量继续服药，加服 1~2 周的碘剂，再进行手术。大剂量碘剂可使腺体减轻充血，缩小变硬，有利于手术。常用的碘剂是复方碘化钾溶液，每日 3 次。每次 10 滴，2~3 周可以进行手术。由于碘剂可刺激口腔和胃黏膜，引发恶心、呕吐、食欲不振等不良反应，因此护士可指导患者于饭后用冷开水稀释后服用，或在用餐时将碘剂滴在馒头或饼干上一同服用。值得注意的是大剂量碘剂只能抑制甲状腺素的释放，而不能抑制其合成，因此一旦停药后，贮存于甲状腺滤泡内的甲状腺球蛋白分解，大量甲状腺素释放到血液，使甲亢症状加重。因此，碘剂不能单独治疗甲亢，仅用于手术前准备。②开始即用碘剂，2~3 周后甲亢症状得到基本控制（患者情绪稳定，睡眠好转，体重增加，脉率稳定在每分钟 90 次以下），便可进行手术。少数患者服用碘剂 2 周后，症状减轻不明显者，可在继续服用碘剂的同时，加用硫氧嘧啶类药物，直至症状基本控制后，再停用硫氧嘧啶类药物，但仍继续单独服用碘剂 1~2 周，再进行手术。③对用上述药物准备不能耐受或不起作用的病例，主张单用普萘洛尔（心得安）或与碘剂合用作术前准备，普萘洛尔剂量为每 6h 给药 1 次，每次 20~60mg，一般在 4~7d 后脉率即降至正常水平，可以施行手术。要注意的是普萘洛尔在体内的有效半衰期不到 8h，所以最末一次口服普萘洛尔要在术前 1~2h，术后继续口服 4~7d。此外，术前不宜使用阿托品，以免引起心动过速。

（4）床单位准备：患者离开病房后，护士应做好床单位的准备，床旁备气管切开包、无菌手套、吸引器、照明灯、氧气和抢救物品。

（5）体位练习：术前要指导患者练习手术时的头、颈过伸体位和术后用于帮助头部转动的方法，以防止瘢痕挛缩，可指导患者点头、仰头，尽量伸展颈部，及向左向右转动头部。

2. 术后护理　如下所述。

（1）术后评估：患者返回病室后，护士应仔细评估患者的生命体征，伤口敷料，观察患者有无出血、喉返神经及甲状旁腺损伤等并发症，观察有无呼吸困难、窒息、手足抽搐等症状。

（2）体位：术后患者清醒和生命体征平稳后，取半卧位，有利于渗出液的引流和保持呼吸道通畅。

（3）饮食护理：术后1～2d，进流质饮食，随病情的恢复逐渐过渡到正常饮食，但不可过热，以免引起颈部血管扩张，加重创口渗血。患者如有呛咳，可给静脉补液或进半固体食物，协助患者坐起进食。

（4）指导颈部活动：术前护士已经教会患者颈部活动的方法，术后护士应提醒并协助患者做点头、仰头，及向左向右转动头部，尽量伸展颈部。

（5）并发症的观察与护理

1）术后呼吸困难和窒息：是术后最危急的并发症，多发生在术后48h内。常见原因为：①切口内出血压迫气管：主要是手术时止血不彻底、不完善，或因术后咳嗽、呕吐、过频活动或谈话导致血管结扎滑脱所引起。②喉头水肿：手术创伤或气管插管引起。③气管塌陷：气管壁长期受肿大的甲状腺压迫，发生软化，切除大部分甲状腺体后，软化的气管壁失去支撑所引起。④痰液阻塞。⑤双侧喉返神经损伤：患者发生此并发症时，务必及时采取抢救措施。

患者临床表现为进行性呼吸困难、烦躁、发绀，甚至发生窒息。如因切口内出血所引起者，还可出现颈部肿胀，切口渗出鲜血等。护士在巡回时应严密观察呼吸、脉搏、血压及伤口渗血情况，有时血液自颈侧面流出至颈后，易被忽视，护士应仔细检查。如发现患者有颈部紧压感、呼吸费力、气急烦躁、心率加速、发绀等应及时处理，包括立即检查伤口，必要时剪开缝线，敞开伤口，迅速排除出血或血肿压迫。如血肿清除后，患者呼吸仍无改善，应果断施行气管切开，同时吸氧。术后痰多而不易咳出者，应帮助和鼓励患者咳痰，进行雾化吸入以保持呼吸道通畅。护士应告诉患者术后48h内避免过于频繁的活动、谈话，若患者有咳嗽、呕吐等症状时，应告知医务人员采取对症措施，并在咳嗽、呕吐时保护好伤口。

2）喉返神经损伤：患者清醒后，应诱导患者说话，以了解有无喉返神经损伤。暂时性损伤可由术中钳夹、牵拉或血肿压迫神经引起，永久性损伤多因切断、结扎神经引起。喉返神经损伤的患者术后可出现不同程度的声嘶或失音，喉镜检查可见患侧声带外展麻痹。对已有喉返神经损伤的患者，护士应认真做好安慰解释工作，告诉患者暂时性损伤经针刺、理疗可于3～6个月内逐渐恢复；一侧的永久性损伤也可由对侧代偿，6个月内发音好转。双侧喉返神经损伤会导致两侧声带麻痹，引起失音或严重呼吸困难，需做气管切开，护士应做好气管切开的护理。

3）喉上神经损伤：手术时损伤喉上神经外支会使环甲肌瘫痪，引起声带松弛，音调降低。如损伤其内支，则喉部黏膜感觉丧失，表现为进食时，特别是饮水时发生呛咳，误咽。护士应注意观察患者进食情况，如进水及流质时发生呛咳，要协助患者坐起进食或进半流质饮食，并向患者解释该症状一般在治疗后自行恢复。

4）手足抽搐：手术时甲状旁腺被误切、挫伤或其血液供应受累，均可引起甲状旁腺功能低下，出现低血钙，从而使神经肌肉的应激性显著增高。症状多发生于术后1～3天，轻者只有面部、口唇周围和手、足针刺感和麻木感或强直感，2～3周后由于未损伤的甲状旁腺代偿增生而使症状消失，重症可出现面肌和手足阵发性痛性痉挛，甚至可发生喉及膈肌痉挛，引起窒息死亡。

护士应指导患者合理饮食，限制含磷较高的食物，如牛奶、瘦肉、蛋黄、鱼类等。症状轻者可口服碳酸钙1～2g，每日3次；症状较重或长期不能恢复者，可加服维生素D_3，每日5万～10万IU，以促进钙在肠道内的吸收。最有效的治疗是口服二氢速固醇（ATIO）油剂，有迅速提高血中钙含量的特殊作用，从而降低神经肌肉的应激性。抽搐发作时，立即用压舌板或匙柄垫于上下磨牙间，以防咬伤舌头，并静脉注射10%葡萄糖酸钙或氯化钙10～20mL，并注意保证患者安全，避免受伤。

5）甲状腺危象：是由于甲亢长期控制不佳，涉及心脏、感染、营养障碍、危及患者生命的严重并发症，而手术、感染、电解质紊乱等的应激会诱发危象。危象先兆症状表现为甲亢症状加重，患者严重乏力、烦躁、发热（体温39℃以下）、多汗、心悸、心率每分钟在120～160次，伴有食欲不振、恶心、腹泻等。甲状腺危象临床表现为高热（体温39℃以上）脉快而弱、大汗、呕吐、水泻、谵妄，甚至昏迷，心率每分钟常在 160 次以上。如处理不及时或不当，患者常很快死亡。因此护士应严密观察病情变化，一旦发现上述症状，应立即通知医师，积极采取措施。

甲状腺危象处理包括以下几方面：①吸氧：以减轻组织的缺氧。②降温：使用物理降温、退热药物、冬眠药物等综合措施，使患者的体温保持在 37℃ 左右。③静脉输入大量葡萄糖溶液。④碘剂：口服复方碘化钾溶液 3 ~ 5mL，紧急时用 10% 碘化钠 5 ~ 10mL 加入 10% 葡萄糖溶液 500mL 中做静脉滴注，以降低循环血液中甲状腺素水平，或抑制外周 T_4 转化为 T_3。⑤氢化可的松：每日 200 ~ 400mg，分次做静脉滴注，以拮抗应激。⑥利舍平 1 ~ 2mg 肌内注射，或普萘洛尔 5mg，加入葡萄糖溶液 100mL 中做静脉滴注，以降低周围组织对儿茶酚胺的反应。⑦镇静剂：常用苯巴比妥 100mg，或冬眠合剂 II 号半量肌内注射，6 ~ 8h 一次。⑧有心力衰竭者，加用洋地黄制剂。护士应密切观察用药后的病情变化，病情一般于 36 ~ 72h 逐渐好转。

七、预期结果与评价

（1）患者能够得到所需热量，营养需求得到满足，体重维持在标准体重的 100% ±10% 左右。
（2）患者基础代谢率维持正常水平，体温 37℃，无腹泻，出入量平衡，无脱水征象。
（3）患者眼结膜无溃烂、感染的发生。
（4）患者能够进行正常的活动，保证足够的睡眠。
（5）患者能够复述出甲亢治疗、突眼护理及并发症预防的知识。
（6）患者能够正确对待自我形象，社交能力改善，与他人正常交往。
（7）护士能够及时发现并发症，通知医师及时处理。

（刘炎奎）

第二节 甲状腺功能减退症

甲状腺功能减退症（hypothyroidism，简称甲减）是由各种原因导致的低甲状腺激素血症或甲状腺激素抵抗而引起的全身性低代谢综合征。按起病年龄分为三型，起病于胎儿或新生儿，称为呆小病；起病于儿童者，称为幼年性甲减；起病于成年，称为成年性甲减。前两者常伴有智力障碍。

一、病因

1. 原发性甲状腺功能减退 由于甲状腺腺体本身病变引起的甲减，占全部甲减的 95% 以上，且 90% 以上原发性甲减是由自身免疫、甲状腺手术和甲亢 ^{131}I 治疗所致。

2. 继发性甲状腺功能减退症 由下丘脑和垂体病变引起的促甲状腺激素释放激素（TRH）或者促甲状腺激素（TSH）产生和分泌减少所致的甲减，垂体外照射、垂体大腺瘤、颅咽管瘤及产后大出血是其较常见的原因；其中由于下丘脑病变引起的甲减称为三发性甲减。

3. 甲状腺激素抵抗综合征 由于甲状腺激素在外周组织实现生物效应障碍引起的综合征。

二、临床表现

1. 一般表现 易疲劳、怕冷、体重增加、记忆力减退、反应迟钝、嗜睡、精神抑郁、便秘、月经不调、肌肉痉挛等。体检可见表情淡漠，面色苍白，皮肤干燥发凉、粗糙脱屑，颜面、眼睑和手皮肤水肿，声音嘶哑，毛发稀疏、眉毛外 1/3 脱落。由于高胡萝卜素血症，手脚皮肤呈姜黄色。

2. 肌肉与关节 肌肉乏力，暂时性肌强直、痉挛、疼痛，嚼肌、胸锁乳突肌、股四头肌和手部肌肉可有进行性肌萎缩。腱反射的弛缓期特征性延长，超过 350ms（正常为 240 ~ 320ms），跟腱反射的半弛缓时间明显延长。

3. 心血管系统 心肌黏液性水肿导致心肌收缩力损伤、心动过缓、心排血量下降。ECG 显示低电压。由于心肌间质水肿、非特异性心肌纤维肿胀。左心室扩张和心包积液导致心脏增大，有学者称之为甲减性心脏病。冠心病在本病中高发。10%患者伴发高血压。

4. 血液系统　由于下述四种原因发生贫血：①甲状腺激素缺乏引起血红蛋白合成障碍；②肠道吸收铁障碍引起铁缺乏；③肠道吸收叶酸障碍引起叶酸缺乏；④恶性贫血是与自身免疫性甲状腺炎伴发的器官特异性自身免疫病。

5. 消化系统　厌食、腹胀、便秘，严重者出现麻痹性肠梗阻或黏液水肿性巨结肠。

6. 内分泌系统　女性常有月经过多或闭经。长期严重的病例可导致垂体增生、蝶鞍增大。部分患者血清催乳素（PRI）水平增高，发生溢乳。原发性甲减伴特发性肾上腺皮质功能减退和 1 型糖尿病者，属自身免疫性多内分泌腺体综合征的一种。

7. 黏液性水肿昏迷　本病的严重并发症，多在冬季寒冷时发病。诱因为严重的全身性疾病、甲状腺激素替代治疗中断、寒冷、手术、麻醉和使用镇静药等。临床表现为嗜睡、低体温（$T < 35℃$）、呼吸徐缓、心动过缓、血压下降、四肢肌肉松弛、反射减弱或消失，甚至昏迷、休克、肾功能不全危及生命。

三、实验室检查

1. 血常规　多为轻、中度正细胞正色素性贫血。

2. 生化检查　血清三酰甘油、总胆固醇、LDL - C 增高，HDL - C 降低，同型半胱氨酸增高，血清 CK、LDH 增高。

3. 甲状腺功能检查　血清 TSH 增高、T_4、FT_4 降低是诊断本病的必备指标。在严重病例血清 T_3 和 FT_3 减低。亚临床甲减仅有血清 TSH 增高，但是血清 T_4 或 FT_4 正常。

4. TRH 刺激试验　主要用于原发性甲减与中枢性甲减的鉴别。静脉注射 TRH 后，血清 TSH 不增高者提示为垂体性甲减；延迟增高者为下丘脑性甲减；血清 TSH 在增高的基值上进一步增高，提示原发性甲减。

5. X 线检查　可见心脏向两侧增大，可伴心包积液和胸腔积液，部分患者有蝶鞍增大。

四、治疗要点

1. 替代治疗　左甲状腺素（L - T_4）治疗，治疗的目标是将血清 TSH 和甲状腺激素水平恢复到正常范围内，需要终身服药。治疗的剂量取决于患者的病情、年龄、体重和个体差异。补充甲状腺激素，重新建立下丘脑 - 垂体 - 甲状腺轴的平衡一般需要 4~6 周，所以治疗初期，每 4~6 周测定激素指标。然后根据检查结果调整 L - T_4 剂量，直到达到治疗的目标。治疗达标后，需要每 6~12 个月复查 1 次激素指标。

2. 对症治疗　有贫血者补充铁剂、维生素 B_{12}、叶酸等胃酸低者补充稀盐酸，并与 TH 合用疗效好。

3. 黏液水肿性昏迷的治疗　如下所述。

（1）补充甲状腺激素：首选 TH 静脉注射，直至患者症状改善，至患者清醒后改为口服。

（2）保温、供氧、保持呼吸道通畅，必要时行气管切开、机械通气等。

（3）氢化可的松 200~300mg/d 持续静滴，患者清醒后逐渐减量。

（4）根据需要补液，但是入水量不宜过多。

（5）控制感染，治疗原发病。

五、护理措施

（一）基础护理

1. 加强保暖　调节室温在 22~23℃，避免病床靠近门窗，以免患者受凉。适当地使体温升高，冬天外出时，戴手套，穿棉鞋，以免四肢暴露在冷空气中。

2. 活动与休息　鼓励患者进行适当的运动，如散步、慢跑等。

3. 饮食护理　饮食以高维生素、高蛋白、高热量为主。多进食水果、新鲜蔬菜和含碘丰富的食物如海带等。桥本甲状腺炎所致甲状腺功能减退者应避免摄取含碘食物，以免诱发严重黏液性水肿。不宜食生凉冰食物，注意食物与药物之间的关系，如服中药忌饮茶。

4. 心理护理　加强与患者沟通，语速适中，并观察患者反应，告诉患者本病可以用替代疗法达到较好的效果，树立患者配合治疗的信心。

5. 其他　建立正常的排便形态，养成规律、排便的习惯。

（二）专科护理

1. 观察病情　监测生命体征变化，观察精神、神志、语言状态、体重、乏力、动作、皮肤情况，注意胃肠道症状，如大便的次数、性状、量的改变，腹胀、腹痛等麻痹性肠梗阻的表现有无缓解等。

2. 用药护理　甲状腺制剂从小剂量开始，逐渐增加，注意用药的准确性。用药前后分别测脉搏、体重及水肿情况，以便观察药物疗效；用药后若有心悸、心律失常、胸痛、出汗、情绪不安等药物过量的症状时，要立即通知医师处理。

3. 对症护理　对于便秘患者，遵医嘱给予轻泻剂，指导患者每天定时排便，适当增加运动量，以促进排便。注意皮肤防护，及时清洗并用保护霜，防止皮肤干裂。适量运动，注意保护，防止外伤的发生。

4. 黏液性水肿昏迷的护理　如下所述。

（1）保持呼吸道通畅，吸氧，备好气管插管或气管切开设备。

（2）建立静脉通道，遵医嘱给予急救药物，如 L－T₃，氢化可的松静滴。

（3）监测生命体征和动脉血气分析的变化，观察神志，记录出入量。

（4）注意保暖，主要采用升高室温的方法，尽量不给予局部热敷，以防烫伤。

（三）健康教育

1. 用药指导　告诉患者终身坚持服药的重要性和必要性及随意停药或变更药物剂量的危害；告知患者服用甲状腺激素过量的表现，提醒患者发现异常及时就诊；长期用甲状腺激素替代者每 6～12 个月到医院检测 1 次。

2. 日常生活指导　指导患者注意个人卫生，注意保暖，注意行动安全。防止便秘、感染和创伤。慎用催眠、镇静、止痛、麻醉等药物。

3. 自我观察　指导患者学会自我观察，一旦有黏液性水肿的表现，如低血压、体温低于 35℃、心动过缓，应及时就诊。

（刘炎奎）

第三节　糖尿病

一、概述

糖尿病是一组由遗传和环境因素相互作用而引起的临床综合征。由于胰岛素相对或绝对不足及靶组织细胞对胰岛素敏感性降低而引起糖、蛋白质、脂肪、水和电解质代谢的紊乱。以葡萄糖耐量减少、血糖增高和糖尿为特征，临床表现有多饮、多尿、多食、疲乏及消瘦等，并可并发心血管、肾、视网膜及神经的慢性病变，病情严重或应激时可发生急性代谢紊乱。

据世界卫生组织（WHO）估计，全球目前有超过 1.5 亿糖尿病患者，到 2025 年这一数字将增加一倍。西方发达国家糖尿病患病率为 5%。我国糖尿病调查于 1979—1980 年调查成人糖尿病患病率为 1%，1994—1995 年调查成人糖尿病患病率为 2.5%，1995—1996 年调查成人糖尿病患病率为 3.21%。随着经济发展和生活方式改变，糖尿病患病率正在逐渐上升。估计我国现有糖尿病患者超过 4 000 万，居世界第 2 位。本病多见于中老年，患病率随年龄而增长，自 45 岁后明显上升，至 60 岁达高峰，年龄在 40 岁以上者患病率高达 40‰，年龄在 40 岁以下者患病率低于 2‰，男女患病率无明显差别。国内各地区患病率相差悬殊，以宁夏最高（10.94‰），北京次之，贵州最低（1.15‰）。职业方面，干部、知识分子、退休工人、家庭妇女较高，农民最低，脑力劳动者高于体力劳动者，城市高于农村。体重超重者（身体体重指数 BMI≥24）患病率是体重正常者的 3 倍。民族方面以回族最高，汉族次之。我国糖尿病绝大多数属 2 型糖尿病（非胰岛素依赖性糖尿病）。

（一）胰腺的分泌功能

胰腺横卧于 $L_{1\sim2}$ 腰椎前方，前面被后腹膜所覆盖，固定于腹后壁，它既是外分泌腺，也是内分泌腺。胰腺的外分泌功能是由腺泡细胞和导管壁细胞来完成的，这些细胞分泌出能消化蛋白质、糖类和脂肪的消化酶；内分泌来源于胰岛，胰岛是大小不一、形态不定的细胞集团，散布在腺泡之间，在胰体、尾部较多。胰岛有多种细胞，其中以 β 细胞较多，产生胰岛素，有助于蛋白质、糖类和脂肪的代谢；α 细胞产生胰高血糖素，通过促进肝糖分解成葡萄糖来升高血糖。

（二）影响糖代谢的激素

影响糖代谢作用的激素包括胰岛素、胰高血糖素、促肾上腺皮质激素（ACTH）、皮质激素、肾上腺素及甲状腺激素。

1. 胰岛素和胰高血糖素　胰岛素和胰高血糖素是控制糖代谢的两种主要激素，均属小分子蛋白质。胰岛素是体内降血糖的唯一激素，并有助于调节脂肪和蛋白质的新陈代谢。它的功能包括：

（1）刺激葡萄糖主动运输进入肌肉及脂肪组织细胞内，为能穿过细胞膜，葡萄糖必须与胰岛素结合，而且必须与细胞上的受体连接在一起。有些糖尿病患者虽然有足够的胰岛素，但是受体减少，因此减少了胰岛素送入细胞的量。其他的人则是胰岛素分泌不足，当胰岛素分泌不足时，葡萄糖就留在细胞外，使血糖浓度升高，超过正常值。

（2）调节细胞将糖类转变成能量的速率。

（3）促进葡萄糖转变成肝糖原贮存起来，并抑制肝糖原转变成葡萄糖。

（4）促进脂肪酸转变成脂肪，形成脂肪组织贮存起来，且能抑制脂肪的破坏、脂肪的利用及脂肪转换成酮体。

（5）刺激组织内的蛋白质合成作用，且能抑制蛋白质转变成氨基酸。

总之，正常的胰岛素可主动地促进以上过程，以降低血糖，抑制血糖升高。

胰岛 β 细胞分泌胰岛素的速率是由血中葡萄糖的量来调节的，当血糖升高时，胰岛细胞就分泌胰岛素进入血中，从而使葡萄糖进入细胞内，并将葡萄糖转变成肝糖原；当血糖降低时，胰岛分泌胰岛素的速率降低；当食物消化吸收后，胰岛细胞再分泌胰岛素。

当胰岛素分泌不足时，血糖浓度便高于正常值；当胰岛素过量时，如体外补充胰岛素过量时，血糖过低会发生胰岛素诱发的低血糖反应（胰岛素休克）。

胰高血糖素的作用与胰岛素相反，当血糖降低时，刺激胰高糖素分泌，胰高糖素通过促进肝糖原转化为葡萄糖的方式来升高血糖。糖尿病患者常常同时有胰岛素与胰高血糖素分泌异常的情况，单独影响胰岛 α 细胞的疾病（胰高血糖素的分泌过量或不足）非常罕见。下面通过进餐后血糖的变化，来说明胰岛素与胰高血糖素相反而互补的作用。

如当一个人早上 7：00 用早餐，血糖开始升高，胰岛素约在 7：15 开始分泌，大约在上午 9：30 血糖升到最高值，稍后胰岛素的分泌将减少，到了上午 11：00，因为胰岛素促进葡萄糖进入到细胞内，因此机体会利用这些葡萄糖作为两餐间的能量来源。胰岛素与胰高血糖素的合成及释放依赖以下三种要素：

（1）健全的胰脏：具有正常功能的 α 细胞及 β 细胞。

（2）含有充分蛋白质饮食：胰岛素和胰高血糖素都是蛋白质物质。

（3）正常的血钾浓度：低血钾会使胰岛素分泌减少，当胰岛素或胰高血糖素分泌不足对，患者可由胃肠以外的途径补充。因为胃肠中的蛋白溶解酶可使它们失去活性，注射胰高血糖素可逆转因注射过量胰岛素导致的低血糖。

2. 其他激素的作用　如下所述。

（1）肾上腺皮质所分泌的糖皮质激素刺激蛋白质转换成葡萄糖，使血糖升高。在身体处于应激情况下，或血糖非常低时，这些激素便可分泌。

（2）肾上腺素在人体处于应激时，可将肝糖原转换成葡萄糖而使血糖升高。

（3）甲状腺素和生长激素也可使血糖升高。

（三）糖尿病分型

目前国际上通用 WHO 糖尿病专家委员会提出的病因学分型标准（1999）。此标准将糖尿病分成四大类型，包括 1 型糖尿病（胰岛素依赖性糖尿病）、2 型糖尿病（非胰岛素依赖性糖尿病）、其他特殊类型糖尿病和妊娠期糖尿病。

二、病因及发病机制

糖尿病的病因和发病机制目前尚未完全阐明，不同类型的糖尿病其病因也不相同。

（一）1 型糖尿病

1. 遗传易感性　糖尿病病因中遗传因素可以肯定，1 型糖尿病患者的父母患病率为 11%，三代直系亲属中遗传 6%，这主要是因为基因异常所致人类白细胞组织相容抗原（HLA）与自身免疫相关的这些抗原是糖蛋白，分布在全身细胞（红细胞和精子除外）的细胞膜上。研究发现，携带 $HLA-DR_3$ 和/或 $HLA-DR_4$ 的白种人和携带 $HLA-DR_3$、$HLA-DR_9$ 的中国人易患糖尿病。

2. 病毒感染　1 型糖尿病与病毒感染有明显关系。已发现的病毒有柯萨奇 B 病毒、腮腺炎病毒、风疹病毒、巨细胞病毒。病毒感染可直接损伤胰岛组织引起糖尿病，也可能损伤胰岛组织后，诱发自身免疫反应，进一步损伤胰岛组织引起糖尿病。

3. 自身免疫　目前发现 90% 新发生的 1 型糖尿病患者，其循环血中有多种胰岛细胞自身抗体。此外，细胞免疫在发病中也起重要作用。临床观察 1 型患者常伴有其他自身免疫病，如 Graves 病、桥本病、重症肌无力等。

总之，HIA-D 基因决定了 1 型糖尿病的遗传易感性，易感个体在环境因素的作用下，通过直接或间接的自身免疫反应，引起胰岛 β 细胞破坏，体内可检测出各种胰岛细胞抗体，胰岛 β 细胞数目开始减少，但仍能维持糖耐量正常。当胰岛 β 细胞持续损伤达一定程度（通常只残存 10% β 细胞），胰岛素分泌不足，糖耐量降低或出现临床糖尿病，需用胰岛素治疗，最后胰岛 β 细胞完全消失，需依赖胰岛素维持生命。

（二）2 型糖尿病

2 型糖尿病与遗传和环境因素的关系更为密切，其遗传方式与 1 型糖尿病患者不同，不存在特殊的 HLA 单型的优势。中国人与 2 型糖尿病关联的基因有 4 个，即胰岛素受体基因载脂蛋白 A_1 和 B 基因、葡萄糖激酶基因。不同的糖尿病患者可能与不同的基因缺陷有关此为 2 型糖尿病的遗传异质性特点。2 型糖尿病有明显的家族史，其父母糖尿病患病率达 85%，单卵双生子中，两人同患糖尿病的比例达 90% 以上。环境因素中，肥胖是 2 型糖尿病发病的重要诱因，肥胖者因外周靶组织细胞膜胰岛素受体数目减少，亲和力降低，周围组织对胰岛素敏感性降低，即胰岛素抵抗，胰岛 β 细胞长期超负荷，其分泌功能将逐渐下降一旦胰岛 β 细胞分泌的胰岛素不足以代偿胰岛素抵抗，即可发生糖尿病。此外，感染、应激、缺乏体力活动、多次分娩均可能是 2 型糖尿病的诱因。胰高血糖素、肾上腺素等胰岛素拮抗激素分泌过多，对糖尿病代谢紊乱的发生也有重要作用。2 型糖尿病早期存在胰岛素抵抗而胰岛 β 细胞代偿性分泌胰岛素增多时，血糖可维持正常；当 β 细胞功能出现缺陷而对胰岛素抵抗不能代偿时，可进展为葡萄糖调节受损和糖尿病。

三、病理

1 型患者胰腺的病理改变明显，β 细胞数量减少，仅为正常的 10% 左右，50%～70% 可出现胰岛 β

细胞周围淋巴细胞和单核细胞浸润，另外还有胰岛萎缩和 β 细胞变形。2 型的主要病理改变有胰岛玻璃样变，胰腺纤维化，β 细胞空泡变性和脂肪变性。

糖尿病患者的大、中血管病变主要是动脉粥样硬化，微血管的基本病变为毛细血管基底膜增厚。神经病变的患者有末梢神经纤维轴突变性，继以节段性或弥漫性脱髓鞘改变，病变可累及神经根、椎旁交感神经节和颅神经。糖尿病控制不良时，常见的病理改变为肝脏脂肪沉积和变性。

由于胰岛素生物活性作用绝对或相对不足而引起糖、脂肪和蛋白质代谢的紊乱，葡萄糖在肝、肌肉和脂肪组织的利用减少，肝糖输出增多，因而发生高血糖。升高的血糖使细胞内液进入血液，从而导致细胞内液不足，当血糖浓度升高超过 10mmol/L 时，便超过肾糖阈，葡萄糖进入尿中，而引起糖尿。尿中葡萄糖的高渗透作用，阻止肾小管对水分的再吸收，引起细胞外液不足。脂肪代谢方面，因胰岛素不足，脂肪组织摄取葡萄糖及血浆清除甘油减少，脂肪合成减少，脂蛋白酶活性低下，使血浆游离脂肪酸和三酰甘油浓度升高。在胰岛素极度缺乏时，储存脂肪动员和分解加速，可使血游离脂肪酸浓度更高。脂肪代谢障碍，可产生大量酮体（包括乙酰乙酸、β 羟丁酸、丙酮酸）。当酮体生成超过组织利用和排泄能力时，大量酮体堆积形成酮症或进一步发展为酮症酸中毒。蛋白质代谢方面，肝、肌肉等组织摄取氨基酸减少，蛋白质合成减少，分解代谢加速，而出现负氮平衡。血浆中生糖氨基酸浓度降低，同时血中生酮氨基酸水平增高，导致肌肉摄取氨基酸合成蛋白质的能力下降，患者表现为消瘦、乏力，组织修复能力和抵抗力降低，儿童生长发育障碍、延迟。1 型患者和 2 型患者在物质代谢紊乱方面是相同的，但 2 型患者一般症状较轻，不少患者可在相当长时期内无代谢紊乱，有的患者基础胰岛素分泌正常，有的患者进食后胰岛素分泌高峰延迟。

四、护理评估

（一）健康史

评估患者家族中糖尿病的患病情况，详细询问患者的生活方式、饮食习惯、食量、妊娠次数、新生儿出生体重、身高等。

（二）身体评估

1. 代谢紊乱症状群　本病典型症状是"三多一少"，即多饮、多尿、多食及体重减轻，此外还有糖尿病并发症的症状。

（1）多尿：由于血糖升高，大量葡萄糖从肾脏排出，引起尿渗透压增高，阻碍水分在肾小管被重吸收，大量水分伴随葡萄糖排出，形成多尿，患者的排尿次数和尿量明显增多，每日排尿量 2~10L。血糖越高，排糖越多，尿量也越多。

（2）烦渴多饮：多尿使机体失去大量水分，因而口渴，饮水量增多。

（3）易饥多食：葡萄糖是体内能量及热量的主要来源，由于胰岛素不足，摄入的大量葡萄糖不能被利用而随尿丢失，机体处于半饥饿状态，为补偿失去的葡萄糖，大多患者有饥饿感，从而导致食欲亢进，易饥多食。

（4）消瘦（体重减轻）、乏力：由于机体不能充分利用葡萄糖，故需用蛋白质和脂肪来补充能量和热量，使体内蛋白质和脂肪消耗增多，加之水分的丧失，患者体重减轻，消瘦乏力。1 型糖尿病患者体型均消瘦，2 型糖尿病患者发病前多有肥胖，病后虽仍较胖，但较病前体重已有减轻。

（5）其他：患者常有皮肤疖肿及皮肤瘙痒，由于尿糖浓度较高和尿糖的局部刺激，患者外阴部瘙痒较常见，有时因局部湿疹或真菌感染引起。此外还可见腰背酸痛，视物模糊，月经失调等。

2. 并发症　如下所述。

（1）酮症酸中毒：为最常见的糖尿病急症。糖尿病加重时，脂肪分解加速，大量脂肪酸在肝脏经 β 氧化产生酮体（包括乙酰乙酸、β 羟丁酸、丙酮酸），血酮升高时称酮血症，尿酮排出增多时称酮尿，统称酮症。乙酰乙酸和 β 羟丁酸的酸性较强，故易产生酸中毒。病情严重时可出现糖尿病昏迷，1 型糖尿病患者多见，2 型糖尿病患者在一定诱因作用下也可发生酮症酸中毒，尤其是老年人常因并发感染而易患此症。

酮症酸中毒的诱发因素很多，如急、慢性感染，以呼吸道、泌尿系、胃肠感染最常见。胰岛素突然中断或减量过多、饮食失调、过多摄入甜食和脂肪的食物或过分限制糖类，应激如外伤、手术麻醉、精神创伤、妊娠分娩均可诱发此病。

酮症酸中毒时患者可表现出糖尿病症状加重，如明显的软弱无力，极度口渴，尿量较前更多，食欲减退，恶心呕吐以至不能进水和食物。当 pH < 7.2 或血浆 CO_2 结合力低于 15mmol/L 时，呼吸深大而快（Kussmaul 呼吸），患者呼气中含丙酮，故有烂苹果味。失水加重可致脱水表现，如尿量减少，皮肤干燥无弹性，眼球下陷，严重者出现休克，表现为心率加快，脉细速，血压下降，四肢厥冷等。患者早期有头晕、头痛、精神萎靡，继而嗜睡，烦躁不安，当病情恶化时，患者反应迟钝、消失，最后陷入昏迷。

（2）高血糖高渗状态：是糖尿病急性代谢紊乱的另一临床类型。多见于老年 2 型糖尿病患者。发病前多无糖尿病史或症状轻微未引起注意，患者有严重高血糖、脱水及血渗透压增高而无显著的酮症酸中毒，可表现为突然出现神经精神症状，表现为嗜睡、幻觉、定向障碍、昏迷等，病死率高达 40%。

（3）大血管病变：大、中动脉粥样硬化主要侵犯主动脉、冠状动脉、脑动脉、肾动脉和肢体外周动脉等，引起冠心病、缺血性或出血性脑血管病，肾动脉硬化、肢体动脉硬化等。

（4）微血管病变：微血管病变是糖尿病的特异性并发症，其典型改变是微循环障碍和微血管基底膜增厚。其主要病变主要表现在视网膜、肾、神经和心肌组织，其中尤以糖尿病肾病和视网膜病为重要。

1）糖尿病肾病：常见于病史超过 10 年的患者。包括肾小球毛细血管间硬化症、肾动脉硬化病和慢性肾盂肾炎。糖尿病肾损害的发生、发展分为 I～V 五期，患者可表现为蛋白尿、水肿和高血压，晚期伴氮质血症、肾衰竭。

2）糖尿病视网膜病变：大部分病程超过 10 年的患者可并发不同程度的视网膜病变，是失明的主要原因之一。视网膜病变可分为六期，I～III 期为背景性视网膜病变，IV～VI 期为增殖性视网膜病变。出现增殖性病变时常伴有糖尿病肾病及神经病变。

（5）神经病变：多发性周围神经病变最常见，患者出现对称性肢体隐痛、刺痛或烧灼样痛，夜间及寒冷时加重，一般下肢比上肢明显。肢端呈手套、袜子状分布的感觉异常。自主神经损害表现为瞳孔改变、排汗异常、便秘、腹泻、尿潴留、尿失禁、直立性低血压、持续心动过速、阳痿等。

（6）糖尿病足：与下肢远端神经异常和不同程度周围血管病变相关的足部溃疡、感染和/或深层组织破坏。轻者表现为足部皮肤干燥苍白和发凉，重者可出现足部溃疡、坏疽。糖尿病足是糖尿病患者截肢、致残的主要原因。

（7）感染：糖尿病患者易感染疖、痈等皮肤化脓性疾病，皮肤真菌的感染也较常见，如足癣、甲癣、体癣等。女性患者常并发真菌性阴道炎、肾盂肾炎和膀胱炎等常见的泌尿系感染，常反复发作，多转为慢性肾盂肾炎。

（8）其他：糖尿病患者还容易出现白内障、青光眼、屈光改变和虹膜睫状体病变等其他眼部并发症。皮肤病变也很常见，大多数为非特异性，但临床表现和自觉症状较重。

（三）辅助检查

（1）尿糖测定：轻症患者空腹尿糖可阴性，但饭后尿糖均为阳性。每日尿糖总量一般与病情平行，因而是判断治疗控制程度的指标之一。但患有肾脏病变者血糖虽高但尿糖可为阴性，妊娠时血糖正常，但尿糖可阳性。

（2）尿酮体：并发酮症酸中毒时，尿酮体阳性。

（3）血糖测定：空腹及饭后 2h 血糖是诊断糖尿病的主要依据，同时也是判断糖尿病病情和疗效的主要指标。血糖值反映的是瞬间血糖状态。当空腹血糖 ≥7.0mmol/L（126mg/dl）和/或餐后 2h 血糖 ≥11.1mmol/L（200mg/dl）时，可确诊为糖尿病。酮症酸中毒时，血糖可达 16.7～33.3mmol/L（300～600mg/dl）；高血糖高渗状态时，血糖高至 33.3mmol/L（600mg/dl）。空腹静脉血血糖正常值为 3.9～

6.4mmol/L（70～115mg/dl）。诊断糖尿病时必须用静脉血浆测定血糖，随访血糖控制情况可用便携式血糖仪。

（4）口服葡萄糖耐量试验（OGTT）：对怀疑患有糖尿病，而空腹或饭后血糖未达到糖尿病诊断标准者，应进行本试验。OGTT应在清晨进行。目前葡萄糖负荷量成人为75g，溶于250～300mL水中，5min内饮完，2h后测静脉血浆糖。儿童为1.75g/kg，总量不超过75g。

（5）糖化血红蛋白测定（GHbA1）：糖化血红蛋白的量与血糖浓度呈正相关，分为a、b、c三种，其中以GHbA1C最为主要，正常人A1C占血红蛋白总量的3%～6%，可反映近8周～12周内血糖总的水平，为糖尿病控制情况的主要监测指标之一。

（6）病情未控制的患者，常见血三酰甘油、胆固醇、β脂蛋白增高。并发肾脏病变者尿常规可见不同程度的蛋白质、白细胞、红细胞、管型等，并可有肾功能减退；并发酮症酸中毒时，血酮阳性，重者可＞4.8mmol/L（50mg/dl），CO_2结合力下降，可至13.5～9.0mmol/L（40～20vol%）或以下，血pH在7.35以下，外周血中白细胞增高。高血糖高渗状态者血钠可达155mmol/L，血浆渗透压达330～460mOsm/（kg·H_2O）。

（四）心理-社会评估

1. 评估患者对疾病的反应　如否认、愤怒、悲伤。
2. 评估家庭成员情况　是否有家庭、社区的支持，家庭成员是否协助患者进行饮食控制，督促患者按时服药，胰岛素注射，定期进行血尿糖检验。
3. 评估家庭的经济状况　是否能够保证患者的终生用药。
4. 评估患者对疾病治疗的态度　有的患者认识不到糖尿病的危害，不注意饮食控制。继续吸烟、饮酒等不良生活习惯。对于1型糖尿病患者，能否坚持餐前胰岛素注射，2型糖尿病患者是否按时服药，自觉地自测血糖、尿糖等。

五、护理诊断及医护合作性问题

1. 知识缺乏　与缺乏糖尿病疾病及治疗、护理知识有关。
2. 营养失调：低于机体需要量　与胰岛素分泌绝对或相对不足引起糖、蛋白质、脂肪代谢紊乱有关。
3. 有感染的危险　与糖、蛋白质、脂肪代谢紊乱所致的机体抵抗力下降和微循环障碍有关。
4. 潜在并发症　糖尿病酮症酸中毒、低血糖。
5. 焦虑　与疾病的慢性过程有关。

六、计划与实施

通过治疗与护理，患者情绪状态稳定，焦虑程度减轻，患者能够遵循医嘱按时用药，控制饮食、有运动计划。患者多饮、多尿、多食的症状缓解，体重增加，血糖正常或趋于正常。患者在健康教育之后，能够进行自我照顾、病情监测，如进行足部护理、胰岛素注射、正确测量血糖、尿糖等，护士能够及时发现并发症，及时通知医师，使并发症得到及时处理。患者顺利接受手术，术后无感染的发生。

（一）用药护理

护士在患者用药过程中应指导患者按时按量服药，不可随意增量或减量；用药后注意观察药物疗效，监测血糖、尿糖、尿量、体重变化，并观察药物不良反应。护士应给患者讲解胰岛素和口服降糖药对糖尿病控制的重要性，药物的作用及不良反应，演示胰岛素注射方法，说明用药与其他因素的关系，如饮食、锻炼等，保证患者及家属了解低血糖症状和治疗方法及持续高血糖、酮症酸中毒的处理方法。指导的对象包括患者及其家庭成员。

1. 胰岛素治疗患者的护理　如下所述。
（1）胰岛素治疗的适应证：①1型糖尿病患者尤其是青少年、儿童，无论有否酮症酸中毒，都必须终身坚持用胰岛素替代治疗。②显著消瘦的成年糖尿病患者，与营养不良相关的糖尿病患者，及生长发育迟缓者，均应采用胰岛素治疗。③2型糖尿病患者经严格饮食控制，适当运动及口服降糖药物未获良好控制者，可补充胰岛素治疗，以便减轻β细胞负担，尽快控制临床症状和高血糖。但胰岛素用量不宜过大，以免发生胰岛素抵抗性。④2型糖尿病患者在严重感染、创伤、手术、结核病等消耗性疾病以及应激状态如急性心肌梗死等情况下，为预防酮症酸中毒或其他并发症的发生，宜用胰岛素治疗，待病情好转后可停用。⑤糖尿病伴有酮症酸中毒，高血糖高渗状态或乳酸性酸中毒等急性并发症的患者，都必须使用胰岛素治疗。⑥妊娠期糖尿病或糖尿病妇女妊娠期间，为了纠正代谢紊乱，保证胎儿正常发育，防止出现胎儿先天性畸形，宜采用胰岛素治疗。⑦糖尿病患者伴有视网膜病变、肾脏病变、神经病变、心脏病变或肝硬化、肝炎、脂肪肝、下肢坏疽等，宜采用胰岛素治疗。⑧外科手术前后患者，须采用胰岛素治疗。⑨成年或老年糖尿病患者起病很急，体重明显减轻，可采用胰岛素治疗。⑩伴重度外阴瘙痒，宜暂时用胰岛素治疗，有继发性糖尿病如垂体性糖尿病、胰源性糖尿病时，亦应采用。

（2）胰岛素制剂类型及作用时间：按作用快慢和维持作用时间，胰岛素制剂可分为速（短）效、中效、长（慢）效三类。短效胰岛素可皮下、肌内、静脉注射，注射后吸收快、作用迅速，维持时间短。中效胰岛素又称中性鱼精蛋白锌胰岛素，只能皮下注射，其作用较慢，维持时间较长，可单独使用，也可与短效胰岛素合用。长效胰岛素又称鱼精蛋白锌胰岛素，只供皮下注射，不能做静脉注射，吸收速度慢，维持时间长。

（3）胰岛素贮存：胰岛素的贮存温度为2～3℃，贮存时间不宜过长，过期会影响胰岛素的效价，不能存放冰冻层，同时要避免剧烈晃动，不要受日光照射，短效胰岛素如不清亮或中、长效胰岛素呈块状时，不能使用。

（4）胰岛素的抽吸：我国常用胰岛素制剂的浓度有每毫升40IU或100IU，使用时应看清浓度。一般用1mL注射器抽取胰岛素以保证剂量准确，当患者需要长、短效胰岛素混合使用时，应先抽短效，再抽长效胰岛素，然后轻轻混匀，不可反向操作，以免将长效胰岛素混入短效胰岛素瓶内，影响其疗效。某些患者需混用短、中效胰岛素，现有各种比例的预混制作，最常用的是含30%短效和70%中效的制剂。胰岛素"笔"型注射器使用装满预混胰岛素笔芯，使用方便且便于携带。目前经肺、口腔黏膜和鼻腔黏膜吸收的3种胰岛素吸入剂已开始上市。

（5）给药时间：生理性胰岛素分泌有两种模式，包括持续性基础分泌和进餐后胰岛素分泌迅速增加，胰岛素治疗应力求模拟生理性胰岛素分泌的模式。使用短效胰岛素，每次餐前半小时皮下注射一次，有时夜宵前再加一次，每日3～4次。使用中效胰岛素，早餐前1小时皮下注射一次，或早餐及晚餐前分别皮下注射一次。使用长效胰岛素，每日于早餐前1小时皮下注射一次。

（6）胰岛素强化治疗：即强化胰岛素治疗法，目前较普遍应用的方案是餐前多次注射短效胰岛素加睡前注射中效或长效胰岛素。采用胰岛素强化治疗的患者有时早晨空腹血糖仍高，可能原因为夜间胰岛素作用不足、"黎明"现象和"苏木杰"效应，夜间多次测定血糖有助于鉴别上述原因。另外采用胰岛素强化治疗时，低血糖症发生率增加，应注意预防、早期识别和及时处理。

（7）常见不良反应及护理：①低血糖反应：由于胰岛素使用剂量过大、饮食失调或运动过量，患者可出现低血糖反应，表现为饥饿、头昏、心悸多汗甚至昏迷。对于出现低血糖反应的患者，护士应及时检测血糖，根据患者的具体情况给患者进食糖类食物，如糖果、饼干、含糖饮料，或静脉推注50%葡萄糖40～100mL，随时观察病情变化。②变态反应：胰岛素变态反应是由IgE引起，患者首先出现注射部位瘙痒，随之出现荨麻疹样皮疹，可伴有恶心、呕吐、腹泻等胃肠症状。如出现变态反应，应立即更换胰岛素制剂的种类，使用抗组胺药物和糖皮质激素及脱敏疗法等，严重变态反应者需停止或暂时中断胰岛素治疗。③局部反应：胰岛素注射后可出现局部脂肪营养不良，在注射部位呈皮下脂肪萎缩或增生，停止该部位注射后自然恢复。护士在进行胰岛素注射时，应注意更换注射部位。另外，通过使用高纯度胰岛素制剂可明显减少脂肪营养不良。胰岛素注射部位包括前臂、大腿前侧、外侧、臀部和腹部（脐周不要注射），两周内同一个注射部位不能注射两次，每个注射点相隔2cm。

（8）护士应教会患者进行自我胰岛素注射方法，自我监测注射后的反应，讲解注意事项。先指导患者准确抽吸药液，注射前，用左拇指及示指将皮肤夹住提起，右手持注射器与皮肤成 45°～60°角的方向，迅速刺进皮肤，抽吸回血，确定无回血后，注入胰岛素。注射完毕后，用棉签轻压穿刺点，以防止少量胰岛素涌出，但不要按摩局部。

2. 口服降糖药患者的护理　如下所述。

（1）促胰岛素分泌剂

1）磺脲类：此类药物作用机制为通过作用于胰岛 β 细胞表面的受体，促进胰岛素释放。主要适用于通过饮食治疗和体育活动不能很好控制病情的 2 型糖尿病患者。1 型糖尿病、有严重并发症或晚期 β 细胞功能很差的 2 型糖尿病、对磺脲类过敏或有严重不良反应等是本药的禁忌证或不适应证。药物主要的不良反应为低血糖反应，当剂量过大、饮食过少、使用长效制剂或同时应用增强磺脲类降血糖的药物时，可发生低血糖反应。患者还可出现胃肠反应，如恶心、呕吐、消化不良等，偶尔可出现药物变态反应如荨麻疹、白细胞减少等。常见的第二代药物有：①格列本脲（优降糖）：具有较强而迅速的降糖作用，剂量范围为 2.5～20mg/d，分 1～2 次餐前半小时口服。②格列吡嗪（美吡达）：剂量范围为 2.5～30mg/d，分 1～2 次口服，于餐前半小时口服。③格列齐特（达美康）：剂量范围为 80～240mg/d，分 1～2 次口服，于餐前半小时口服。④格列喹酮（糖适平）：剂量范围为 30～180mg/d，分 1～2 次服用，于餐前半小时口服，肾功能不全时仍可使用。

2）格列奈类：此类药物的作用机制、禁忌证或不适应证与磺脲类大致相同。降血糖作用快而短，主要用于控制餐后高血糖。低血糖症发生率低、程度较轻。较适用于餐后高血糖为主的老年 2 型糖尿病患者。常用药物为瑞格列奈（每次 0.5～4mg）和那格列奈（每次 60～120mg），于餐前或进餐时口服。

（2）双胍类：此类药物的作用机制为通过促进肌肉等外周组织摄取葡萄糖加速无氧酵解、抑制葡萄糖异生、抑制或延缓葡萄糖在胃肠道吸收等作用改善糖代谢，与磺脲类联合使用，可增强降血糖作用。此类药物适用于肥胖或超重的 2 型糖尿病患者，常见的不良反应是胃肠反应，服药后患者出现口干苦、金属味、厌食、恶心、呕吐、腹泻等，偶见皮肤红斑、荨麻疹等。常用药物为甲福明（又称二甲双胍），每日剂量 500～1 500mg，分 2～3 次服，进餐中口服。

（3）α-葡萄糖苷酶抑制剂：此类药物的作用机制为通过抑制小肠黏膜上皮细胞表面的 α 葡萄糖苷酶，延缓糖类的吸收，从而降低餐后高血糖。常见药物有阿卡波糖，开始服用剂量为 25mg。每日 3 次，进食第一口饭时服药，若无不良反应，剂量可增至 50mg，每日 3 次。最大剂量可增至 100mg，每日 3 次。常见的不良反应有腹胀、腹泻、肠鸣音亢进、排气增多等胃肠反应。

（4）噻唑烷二酮：格列酮类药物。其作用机制是增强靶组织对胰岛素的敏感性，减轻胰岛素抵抗，被视为胰岛素增敏剂。此类药物有罗格列酮，用法为 4～8mg/d，每日 1 次或分次服用；吡格列酮，剂量为 15mg，每日 1 次。

（二）饮食护理

糖尿病治疗除采用必要的口服降糖药或胰岛素注射外，饮食治疗是治疗糖尿病的重要措施。适当节制饮食可减轻胰岛 β 细胞的负担。对于老年人，肥胖者而无症状或轻型患者，尤其是空腹及餐后血浆胰岛素不低者，饮食控制非常重要。护士可组织患者、家属、营养师共同参与制定饮食计划，在制定计划过程中，要考虑患者的种族、宗教、文化背景及饮食习惯。

糖尿病患者的饮食原则是在合理控制热量的基础上，合理分配糖类、脂肪、蛋白质的进量，以纠正糖代谢紊乱引起的血糖、尿糖、血脂异常等。

1. 合理控制总热量　人体所需总热量由基础代谢、体力劳动及食物在消化吸收代谢过程所需热量三部分组成。

总热量 ＝ 基础代谢热量 ＋ 体力劳动热量 ＋ 食物消化吸收代谢所需热量

患者总热量的摄入以能维持标准体重为宜，热量的需要应根据患者的具体情况而定。肥胖者应先减少热量的摄入，减轻体重；消瘦者应提高热量的摄入，增加体重，使之接近标准体重；孕妇、乳母、儿童需增加热量摄入，维持其特殊的生理需要和正常生长发育。

糖尿病患者每日所需总热量应根据标准体重和每日每千克体重所需热量来计算。标准体重由身高来定，而每日每千克所需热量与患者的体型和活动性质有关。

标准体重（kg）＝身高（cm）－105

每日所需总热量（kJ）＝标准体重（kg）×热量（kJ/kg 体重）

2. 糖尿病患者所需三大营养素量及其分配比例　如下所述。

（1）糖类：应根据患者的实际情况限制糖类的摄入量，但不能过低。饮食中糖类太少，患者不易耐受。大量实验和临床观察表明，在控制热能的基础上提高糖类进量，不但可以改善葡萄糖耐量，而且还可以提高胰岛素的敏感性。机体因少糖而利用脂肪代谢供给能量，更易发生酸中毒。对于空腹血糖高于 11.2mmol/L（200mL/dl）的患者，不宜采用高糖类饮食，但每日摄入量不应少于 150g；对于空腹血糖正常或同时应用磺脲类降糖药患者，及某些使用胰岛素的患者，糖类的供给量应占总热量的 50%～65%，折合主食 250～400g/d。

有利于患者血糖控制的糖类食品有：燕麦片、莜麦粉、荞麦粉、玉米渣、白芸豆饭、绿豆、海带、粳米、二合一面或三合一面窝头。

（2）蛋白质：蛋白质是人体细胞的重要组成部分，对人体的生长发育、组织的修补和更新起着极为重要的作用。在糖尿病患者的饮食中，蛋白质摄入量应比正常人高一些。这主要因为糖尿病患者蛋白质代谢紊乱，如果蛋白质摄入不足，出现负氮平衡，会出现消瘦、乏力、抵抗力差、易感染、创口不易愈合、小儿生长发育受阻等。蛋白质摄入量成人按每日每千克体重 0.8～1.2g 供给，占总热量的 15%～20%；孕妇、乳母、营养不良及消耗性疾病患者，酌情加至 1.5g/（kg·d），个别可达 2.0g/（kg·d）；小儿 2～4g/（kg·d）。

蛋白质食物的选择包括动物性和植物性两类。其中至少应选用 1/3 的优质蛋白质，优质蛋白质的主要来源有瘦肉、鱼、虾、鸡、鸭、鸡蛋、牛奶、豆类等。

（3）脂肪：脂肪是人体结构的重要材料，在体内起着保护和固定作用，是体内热量的储存部分，有利于维生素 A、维生素 D、维生素 E 的吸收。脂肪可增加饱腹感，但可导致动脉粥样硬化。糖尿病患者每日进食脂肪量为每千克体重 1.0g，占总热量的 30%～35%。饮食中要限制动物性脂肪如羊、牛、猪油的进量，少吃胆固醇含量高的食物，如肝、肾、脑、蛋黄、鱼子等，偏向选用植物油。

3. 糖尿病患者的食物选择和禁忌　糖尿病患者主食可选用大米、白面、玉米面、小米、莜面，每日控制在 250～450g。副食可选用富含蛋白质的食物，如瘦肉、鸡蛋、鱼、鸡、牛奶、豆类等。烹调油宜用豆油、菜籽油、花生油、玉米油、芝麻油、葵花子油等，这类植物油含不饱和脂肪酸较高，有预防动脉粥样硬化的作用，但也不能大量食用。如按膳食单的标准吃完后，仍有饥饿感，可加食含糖 3% 以下的蔬菜，如芹菜、白菜、菠菜、韭菜、黄瓜、西红柿、生菜等。

糖尿病患者禁止食用含糖过高的甜食如红糖、白糖、冰淇淋、甜饮料、糖果、饼干、糕点、蜜饯、红薯等。如想吃甜味食品可采用木糖醇、山梨醇或甜叶菊等调味品；如想吃土豆、藕粉、胡萝卜等，则需从主食中相应减量。

（三）运动指导

体力活动或体力锻炼是糖尿病治疗的重要组成部分。运动可使身体强壮，改善机体的代谢功能，促进能量消耗，减少脂肪组织的堆积，提高机体对胰岛素的敏感性，增加肌肉对血糖的利用，改善血液循环，从而降低血糖，使肥胖者减轻体重，减少糖尿病并发症的发生。同时运动使糖尿病患者保持良好的心态，树立战胜疾病的信心，从而提高生存质量。

适用于糖尿病患者的锻炼方式多种多样，如散步、步行、健身操、太极拳、打球、游泳、滑冰、划船、骑自行车等。选择运动的方式应根据患者的年龄、性别、性格、爱好及糖尿病控制程度、身体状况和是否有并发症等具体情况而定。运动的强度应掌握在运动后收缩压不超过 24.0kPa，中青年心率达 130～140 次/分，老年人不超过 120 次/分。运动每天可进行 1～2 次，每周不少于 5d。

糖尿病患者运动时要做好自我防护，如穿厚底防滑运动鞋、戴护膝、保护足跟等，随手携带易吸收的糖类食品，如糖果、饮品等，若感觉血糖过低，立即进食。运动宜在饭后 1h 左右开始，可从短时间的轻微活动开始，逐渐增加运动量。切忌过度劳累，每次活动以 15～30min 为宜。不适合运动的情况包括：血糖太高、胰岛素用量太大、病情波动较大；有急性感染、发热；有酮症酸中毒，严重的心、肾病变，高血压，腹泻，反复低血糖倾向等。

（四）病情监测

1. 四次尿、四段尿糖　四次尿即早、午、晚餐前和睡觉前的尿液，做尿糖定性检查。应注意留尿前 30min 先把膀胱排空，然后收集半小时的尿液，这样才能根据每次尿糖多少，比较真实地反映和推测血糖水平。四段尿糖是指将 24h 分为四段：

第一段：早饭后到午饭前（7：30am ~ 11：30am）。

第二段：午饭后到晚饭前（11：30am ~ 5：30pm）。

第三段：晚饭后到晚睡前（5：30pm ~ 10：30pm）。

第四段：睡觉后到次日早饭前（10：30pm ~ 次日 7：30am）。

每段尿不论排尿几次，全放在一个容器内混匀，四段尿分别留在四个瓶子里，分别记录，做尿量定性检查，并将结果详细记录。

烧尿糖的方法用滴管吸班氏液 20 滴，放于玻璃试管中，再滴 2 滴尿，将试管放沸水中煮沸 5min后，观察颜色改变。不要用火烧液面以上的试管，防止将试管烧裂。

2. 使用尿糖试纸法和酮体试纸法　①尿糖试纸法：将纸浸入尿液中，湿透（约 1min）后取出，1min 后观察试纸颜色，并与标准色板对照，即能测得结果。使用时注意试纸的有效期，把一次所需的试纸取出后，立即将瓶盖紧，保存于阴凉干燥处，以防受潮变质。②酮体试纸法：将酮体试纸浸于新鲜尿中后当即取出，多余尿液于容器边缘除去，3min 后在白光下与标准色板比较判断结果。

3. 血糖自测　①血糖仪的种类：目前血糖仪的类型较多，较具代表性的新产品有德国 BM 公司血糖仪。BM 公司产品准确、可靠、便携、简便。测试时间仅 12s，测试血糖范围 0.33 ~ 27.75mmol/L。美国强生公司生产的 ONE TOUCH Ⅱ 血糖仪，液晶显示，不需擦血，经济实惠，患者可根据自身情况进行选择。②自测血糖注意事项：采血前用温水、肥皂清洁双手，用酒精消毒手指，待酒精完全挥发后，方可采血。采血前手臂下垂 10 ~ 15s 使局部充血，有利于采血，每次更换采血部位。采血量要严格控制，血滴一定要全部覆盖试纸垫或试纸孔。

试纸拿出后随时盖紧瓶盖，不要使用过期或变质的试纸，采血针不可重复使用，用后加针帽再丢弃。

（五）足部护理

（1）每日检查足部是否有水泡、裂口、擦伤及其他改变。细看趾间及足底有无感染征象，一旦发现足部有伤口，特别是当足部出现水泡、皮裂和磨伤、鸡眼和胼胝及甲沟炎时，要及时进行有效处理，以预防糖尿病足的发生。

（2）每日晚上用温水（不超过 40℃）及软皂洗脚，并用柔软且吸水性强的毛巾轻柔地擦干双脚，特别要擦干足趾缝间，但注意不要擦得太重以防任何微小创伤，每次洗脚不要超过 10min。

（3）将脚擦干后，用羊毛脂或植物油涂抹，轻柔而充分地按摩皮肤，以保持皮肤柔软，清除鳞屑，防止干燥。

（4）汗多时，可用少许滑石粉放在趾间、鞋里及袜中。

（5）不要赤足行走，以免受伤。

（6）严禁使用强烈的消毒药物如碘酒等，不要用药膏抹擦鸡眼及胼胝，以免造成溃疡。

（7）禁用热水袋温热足部，不用电热毯或其他热源，避免暴晒于日光下，足冷时可多穿一双袜子。

（8）糖尿病患者早晚起床或晚睡前可穿拖鞋，平时不穿，最好不穿凉鞋。鞋要合脚，鞋尖宽大且够长，使脚在鞋内完全伸直，并可稍活动。鞋的透气性要好，以布鞋为佳，不穿高跟鞋。最好有两双鞋轮换穿用，保证鞋的干爽。袜子要穿吸水性好的毛袜或线袜，袜子要软、合脚，每日换洗，汗湿后及时更换。不要穿有松紧口的袜子，以免影响血液循环。不穿有洞或修补不平整的袜子，袜子尖部不要太紧。糖尿病患者应禁止吸烟。

（六）心理护理

糖尿病的慢性病程及疾病的治疗过程中，会给患者造成许多心理问题，如精神紧张、忧虑、发怒、恐惧、孤独、绝望、忧郁、沮丧等，而这些不良的心理问题使病情加重，甚至发生酮症酸中毒。相反，当消除紧张情绪时，血糖下降，胰岛素需要量也减少。因此糖尿病患者保持乐观稳定的情绪，对糖尿病的控制是有利的。护士应鼓励患者说出自己的感受，支持其恰当的应对行为。为了摆脱不良情绪的困扰，糖尿病患者可采用以下几种方法。

1. 加强健身运动　现代研究证实，人在运动之后，由于大脑血液供应的改善及血中电解质的不断置换，使人的精神状态趋向安逸、宁静，不良情绪得到发泄。运动引起舒畅心情的作用，是药物所达不到的。所以糖尿病患者在病情允许的情况下，在医师指导下，可根据自己的爱好去选择运动方式，如散步、慢跑、打太极拳、骑车、游泳等。每日一次，每次至少30min，以不感到明显疲劳为标准。

2. 观赏花草　许多研究表明，花香有益于健康，利于精神调节。糖尿病患者在心情烦闷时多到公园散步，多看看大自然的景色。若条件允许，也可自己栽培花卉以供观赏。

3. 欣赏音乐疗法　糖尿病的音乐保健必须根据不同的年龄、病情和情绪而有所选择。

4. 多接触自然光线　人的心态受着自然光线照射的影响，自然光线照射太少令人缺乏生气，照射充分令人充满朝气和信心。故居室要明亮，多采用自然光线。要多到野外，室外活动，多沐浴阳光，这样可使患者心情舒畅，有利于疾病的治疗。

5. 进行自我安慰法　当糖尿病患者因患病而感到烦恼时，可想一想遭受更多不幸的人们，或许会感到一些安慰，进而从"精神胜利法"中增添治疗和战胜疾病的信心。

6. 培养有益的兴趣与爱好　有益的兴趣与爱好可消除不良情绪，使人愉快乐观、豁达、遇事心平气和，有利于心身健康。糖尿病患者尤其是老年患者，可根据自己的爱好，听听京剧，欣赏音乐，练习书法、绘画，养鸟，培育花草，或散步、打太极拳等，生活增添了乐趣，精神上有了寄托，心情愉快，情绪稳定，以利于糖尿病的康复。

7. 外出旅游　旅游是调剂精神的最好办法，但糖尿病患者外出旅游必须注意以下几点。

（1）胰岛素必须随身携带：胰岛素有效时间通常在24h以内，所以注射胰岛素的患者必须坚持每天定时注射，否则会产生严重的后果，即使是病情稳定的患者，1~2d不注射，血糖也会上升。因此糖尿病患者外出旅游，应该随身携带足够的胰岛素，胰岛素是比较稳定的激素，在室温25℃以下不会影响其性能，即使温度稍高也不影响太大。旅途中没有冰箱冷藏也没有关系，可放在随身携带的皮包或行李箱内。

（2）携带甜食以备低血糖：在旅游时必须把握饮食定时定量的原则。最好在平时进食时间的30min以前，就找好用餐场所。患者可随身携带面包、饼干等，以备错过吃饭时间时随时补充。吃饭时间不得已需要延迟时，以每延误1小时，摄食20g食物为原则，如半个苹果、半个香蕉或6片全麦饼干等。还应随身准备巧克力或糖果等，以便在轻微低血糖时食用。另外，需根据活动量，随时补充些食物，以减少低血糖的发生。

（3）携带病历卡：患者外出旅游，最好随身携带病历卡，联络电话，目前所使用的药物及使用剂量，及"一旦意识障碍，请目击者即送医院急诊"的字条，以备一旦发生意外，可立即送往医院，及时得到救治。

（4）准备好舒适的鞋袜：旅游时比平时走路时间长得多，为防止足部的损伤，应准备适宜的鞋袜。为了确保途中不出问题，绝对不要穿新鞋上路，即使穿新鞋，也应在旅行前至少2周开始试穿。袜子最好买没有松紧带的袜子，以免阻碍下肢的血流。在旅途中，如有机会就把鞋袜脱掉，光着足抬高摆放，使足部血流通畅。

（七）密切观察病情，及时发现并处理并发症

密切观察患者有无酮症酸中毒的表现，如恶心、呕吐、疲乏、多尿、皮肤干燥或潮红，黏膜干燥、口渴、心动过速、嗜睡等。定时监测呼吸、血压、心率，准确记录出入量。如怀疑酮症酸中毒，立即通知医师，协助医师做好各项检查，定时留血、尿标本，送检血糖、尿糖、尿酮体、血电解质及 CO_2 结

合力。嘱患者绝对卧床休息，注意保暖，使体内消耗能量达到最低水平，以减少脂肪、蛋白质分解。昏迷患者按照昏迷护理常规进行，定时翻身、拍背，预防压疮及继发感染，并保持口腔、皮肤、会阴的清洁卫生。及时准确执行医嘱，保证液体、胰岛素输入。

（八）接受手术的糖尿病患者护理

1. 术前及术中护理　糖尿病患者手术前的护理目标是，在进手术室之前，尽量控制好血糖。1型糖尿病患者在择期手术前数天甚至数周即需住院调节血糖，以减少手术的危险性。有时会遇到1型糖尿病患者在血糖控制不好的情况下必须进行急诊手术，那么该努力将血糖、电解质、血气和血压等情况控制好，术中与术后需严密监测患者的生命体征，做好实验室检查。2型糖尿病患者，在血糖控制好的情况下，其手术的危险性仅比没有糖尿病的手术患者稍大一些。手术尽量安排在清晨，使患者的饮食及胰岛素疗法中断时间尽量减少。

术前护士需协助医师做好各种实验室及其他辅助检查，包括空腹血糖及餐后血糖、尿糖及尿酮体检查，CO_2结合力，血中尿素氮，心电图及胸部X线等。

在手术日晨，患者需禁食一切食物、水、胰岛素、口服降糖药，长效降糖药物需在术前两天停药。手术前1小时要测血糖，并告知医师，以确保患者在术中不会发生低血糖。如果患者血糖值低，应在麻醉诱导前给患者静脉滴注葡萄糖。手术开始之后，所有的措施需根据糖尿病的严重程度及手术范围大小而定，轻微糖尿病且接受小手术的患者，在回恢复室之前，通常不需胰岛素或静脉注射葡萄糖。假如患者接受的是大手术，或患者中度甚至严重的糖尿病时，术中应给予患者葡萄糖静脉输入，同时给予正常剂量一半的胰岛素并严密监测血糖。

2. 手术后护理　术后的护理目标是稳定患者的生命体征，重建糖尿病控制，预防伤口感染，促进伤口愈合。护士应遵医嘱静脉输入5%葡萄糖及胰岛素直到患者能经口进食。患者能进食后，除一天正常的三餐外，还要依据血糖控制的情况，餐间加点心。每天查三次血糖值，留尿查尿糖及尿酮体。一旦血糖控制，应给予术前所规定的胰岛素种类及剂量。尽量避免导尿，防止膀胱感染。换药时严格无菌操作，以防伤口感染。

七、预期结果与评价

（1）患者情绪状态稳定，焦虑程度减轻。
（2）患者症状缓解，体重增加，血糖正常或趋于正常。
（3）患者遵循医嘱坚持用药，合理饮食、运动。
（4）患者进行自我照顾，进行病情监测，足部护理，胰岛素注射，正确测量血糖、尿糖、酮体。
（5）护士及时发现并发症，并通知医师及时处理。
（6）患者顺利接受手术，术后无感染的发生。

（刘炎奎）

第四节　皮质醇增多症

皮质醇增多症又称库欣综合征（Cushing），是由多种原因引起肾上腺皮质分泌过量糖皮质激素所致疾病的总称。其中垂体促肾上腺皮质激素（ACTH）分泌亢进所引起者称为库欣病。库欣综合征可发生于任何年龄，但以20～40岁最多见，女性多于男性。主要临床表现为满月脸、多血质、向心性肥胖、皮肤紫纹、痤疮、血压升高、糖尿病倾向、骨质疏松、抵抗力下降等。

一、病因与发病机制

1. 垂体分泌ACTH过多　ACTH过多可导致双侧肾上腺增生，分泌大量的皮质醇，Cushing病最常见，约占70%，如垂体瘤或下丘脑－垂体功能紊乱等。
2. 异位ACTH综合征　是由于垂体以外的癌瘤产生ACTH刺激肾腺皮质增生，分泌过量的皮质类固醇，最常见的是肺癌（约占 50%），其次为胸腺癌、胰腺癌等。

3. 不依赖 ACTH 的 Cushing 综合征　不依赖 ACTH 的双侧小结节性增生或小结节性发育不良，此类患者多为儿童或青年。

4. 肾上腺皮质病变　如原发性肾腺皮质肿瘤等。

5. 医源性皮质醇增多　长期或大量使用 ACTH 或糖皮质激素所致。

二、临床表现

本病的临床表现主要由于皮质醇分泌过多，引起代谢障碍、多器官功能障碍和对感染抵抗力降低。

1. 脂肪代谢障碍　皮质醇增多能促进脂肪的动员和合成，引起脂肪代谢紊乱和脂肪重新分布而形成本病特征性向心性肥胖，表现为面如满月，胸、腹、颈、背部脂肪甚厚，四肢相对瘦小，与面部、躯干形成明显对比。

2. 蛋白质代谢障碍　大量皮质醇促进蛋白分解，抑制蛋白合成。表现为皮肤菲薄、毛细血管脆性增加、皮肤紫纹，甚至肌萎缩。

3. 糖代谢障碍　大量皮质醇抑制葡萄糖进入组织细胞，影响外周组织对葡萄糖的利用，同时促进肝糖原异生，使血糖升高，有部分患者继发类固醇性糖尿病。

4. 电解质紊乱　大量皮质醇有潴钠排钾作用，低血钾可加重乏力，并引起肾脏浓缩功能障碍，部分患者因潴钠而有水肿。

5. 心血管病变　高血压常见，长期高血压可并发心脏损害、肾脏损害和脑血管意外。

6. 性功能异常　女性患者大多出现月经减少、不规则或停经，轻度多毛，痤疮，明显男性化者少见，但如出现要警惕为肾上腺癌；男性患者性欲减退，阴茎缩小，睾丸变软，与大量皮质醇抑制垂体促腺激素有关。

7. 造血系统　皮质醇刺激骨髓，使红细胞计数和血红蛋白含量增高，加以患者皮质变薄，故面容呈多血质、面红等表现。

8. 感染　长期大量皮质醇，可以抑制免疫功能，使机体抵抗力下降，易发生感染。多见于肺部感染、化脓性细菌感染，且不易局限化，可发展为蜂窝组织炎、菌血症、败血症。

9. 其他　如骨质疏松、皮肤色素沉着等。

10. 心理表现　常有不同程度的精神、情绪变化，表现为失眠、易怒、焦虑、注意力不集中等。因体形、外貌的改变，往往产生悲观情绪。

三、实验室及其他检查

1. 血液检查　红细胞计数和血红蛋白含量偏高，白细胞总数及中性粒细胞增多，淋巴细胞和嗜酸粒细胞绝对值可减少。血糖高、血钠高、血钾低。

2. 皮质醇测定　血浆皮质醇浓度升高且昼夜规律消失。24h 尿 17 - 羟皮质类固醇、尿游离皮质醇含量升高。

3. 地塞米松抑制试验　①小剂量地塞米松抑制试验：17 - 羟皮质类固醇不能被抑制到对照值的 50% 以下。②大剂量地塞米松试验：能被抑制到对照值的 50% 以下者，病变大多为垂体性，不能被抑制者，可能为原发性肾上腺皮质肿瘤或异位 ACTH 综合征。

4. ACTH 试验　垂体性 Cushing 病和异位 ACTH 综合征者有反应，高于正常；原发性肾上腺皮质肿瘤则大多数无反应。

5. 影像学检查　包括肾上腺超声检查、蝶鞍区断层摄片、CT、MRI 等，可显示病变部位属于定位检查。

四、诊断要点

典型病例可根据临床表现及实验室检查等作出诊断，但应注意与单纯性肥胖症、Ⅱ型糖尿病肥胖者进行鉴别。

五、治疗要点

治疗以病因治疗为主，病情严重者应先对症治疗以避免并发症。

1. 对症治疗　如低钾时给予补钾，糖代谢紊乱时用降糖药治疗。

2. 肾上腺皮质病变　以手术治疗为主。

3. 库欣病治疗　主要有手术切除、垂体放射、药物治疗 3 种方法。经蝶窦切除垂体微腺瘤为近年治疗本病的首选方法。临床上几乎没有特效药物能有效治疗本病。

4. 异位 ACTH 综合征　以治疗原发性癌肿为主，根据具体病情做手术、放疗及化疗。

六、护理诊断/问题

1. 自我形象紊乱　与库欣综合征引起身体外形改变有关。
2. 体液过多　与糖皮质激素过多引起水钠潴留有关。
3. 有感染的危险　与皮质醇增多导致机体免疫力下降有关。
4. 有受伤的危险　与代谢异常引起钙吸收障碍导致骨质疏松有关。
5. 无效性性生活型态　与体内激素水平变化有关。
6. 有皮肤完整性受损的危险　与皮肤干燥、菲薄、水肿有关。
7. 潜在并发症　心力衰竭、脑卒中、类固醇性糖尿病。

七、护理措施

1. 一般护理　如下所述。

（1）环境与休息：给予安静、舒适的环境，促进患者休息。取平卧位，抬高双下肢，以利于静脉回流，避免水肿加重。

（2）饮食护理：给予高蛋白、高钾、高钙、低钠、低热量、低糖类饮食，以纠正因代谢障碍所致机体负氮平衡和补充钾、钙，鼓励患者食用柑橘、香蕉等含钾高的水果。有糖尿病症状时应限制进食量，按糖尿病饮食给予。避免刺激性食物，戒烟、戒酒。

2. 病情观察　注意患者水肿情况，记录 24h 液体出入量，观察有无低钾血症的表现，如出现恶心、呕吐、腹胀、乏力、心律失常等表现，应及时测血钾和心电图，并与医师联系和配合处理。观察体温变化，定期检查血常规，注意有无感染征象。注意观察患者有无糖尿病表现，必要时及早做糖耐量试验或测空腹血糖，以明确诊断。观察患者有无关节痛或腰背痛等情况。

3. 感染的预防和护理　对患者的日常生活进行保健指导，保持皮肤、口腔、会阴等清洁卫生；注意保暖，预防上呼吸道感染；保持病室通风，温湿度适宜，并定期进行紫外线照射消毒，保持被褥清洁、干燥。

4. 用药护理　注意观察药物的疗效和不良反应。在治疗过程中若发现有 Addison 病症状等不良反应发生应及时通知医生进行处理。

5. 心理护理　患者因身体外形的改变，产生焦虑和悲观情绪，应予耐心解释和疏导，对出现精神症状者，应多予关心照顾，尽量减少情绪波动。

八、健康指导

（1）向患者及家属介绍本病有关知识，以利自我适应，教会患者自我护理，避免感染，防止摔伤、骨折、保持心情愉快。

（2）指导患者和家属有计划地安排力所能及的生活活动，让患者独立完成，增强自信心和自尊感。

（3）指导患者遵医嘱用药，并详细介绍用法和注意事项，用药过程中要观察药物疗效及不良反应，应定期复查有关化验指标。

（王　卉）

第七章

神经科疾病的护理

第一节 脑梗死

脑梗死是指脑部血液供应障碍，缺血、缺氧引起的脑组织坏死软化，又称缺血性脑卒中，包括脑血栓形成、脑栓塞和腔隙性脑梗死等。此病好发于60岁以上的老年人，在两性别间无明显差异。脑梗死发病率为110/10万，占全部脑卒中的60%～80%。其基本病因为动脉粥样硬化，并在此基础上发生血栓形成，导致血液供应区域和邻近区域的脑组织血供障碍，引起局部脑组织软化、坏死；其次为血液成分改变和血流动力学改变等。本病常在安静或睡眠中起病，突然出现偏瘫、感觉障碍、失语、吞咽障碍和意识障碍等。其预后与梗死的部位、疾病轻重程度以及救治情况有关。病情轻、救治及时，能尽早获得充分的侧支循环，则患者可以基本治愈，不留后遗症；重症患者，因受损部位累及重要的中枢，侧支循环不能及时建立，则常常留有失语、偏瘫等后遗症；更为严重者，常可危及生命。

一、护理评估

1. 询问患者的起病情况

（1）了解起病时间和起病形式：询问患者是什么时候发病的，当时是否在休息中或睡眠状态下。脑梗死患者常在安静状态或睡眠中起病，急起的一侧肢体无力或瘫痪，症状和体征常在数分钟至数小时，或1～2d内达到高峰。

（2）询问患者有无明显的头昏、头痛等前驱症状。

（3）询问患者有无眩晕、恶心、呕吐等伴随症状，如有呕吐，了解是使劲呕出还是难以控制地喷出。

2. 观察神志、瞳孔和生命体征情况

（1）观察神志是否清楚，有无意识障碍及其类型：动脉硬化性脑梗死的患者一般意识清楚；起病时立即出现意识不清，常提示椎-基底动脉系统脑梗死；起病后不久逐渐出现意识障碍常提示大脑半球较大区域梗死，随着脑水肿的消退，患者意识可逐渐好转。

（2）观察瞳孔大小及对光反射是否正常：大面积脑梗死的患者因严重脑水肿致中线移位、脑干受压而出现颅内压增高，可发生脑疝致瞳孔散大，对光反射迟钝或消失。

（3）观察生命体征有无异常：起病初始体温、脉搏、呼吸一般正常，病变范围较大或脑干受累时可见呼吸不规则等。

3. 评估有无神经功能受损

（1）观察有无精神、情感障碍：额叶前部及颞叶梗死可有精神、情感异常，表现为记忆力、注意力下降，表情淡漠，反应迟钝，思维和综合能力下降，或人格改变，或有欣快或易激怒。

（2）询问患者双眼能否看清眼前的物品，了解有无眼球运动受限、眼球震颤及眼睑闭合不全，视野有无缺损。椎-基底动脉系统脑梗死时，患者常由于大脑后部、小脑、脑干和前庭系统的缺血、缺氧出现眼球震颤、视野缺损等表现。

（3）有无口角歪斜或鼻唇沟变浅，检查伸舌是否居中：大脑中动脉闭塞常可导致中枢性面神经麻痹和中枢性舌下神经麻痹，表现为病灶对侧面下部的瘫痪（鼻唇沟平坦和口角下垂）及伸舌时舌尖偏向病灶对侧。

（4）有无言语障碍、饮水反呛等：病变发生于优势半球时，可能出现运动性和（或）感觉性失语；基底动脉闭塞可导致Ⅸ、Ⅹ、Ⅺ、Ⅻ脑神经的损害而出现延髓性麻痹（构音障碍、吞咽困难等）症状。

（5）检查患者四肢肌力、肌张力情况，了解有无肢体活动障碍、步态不稳及肌萎缩。大脑中动脉闭塞，会出现对侧偏瘫；椎－基底动脉系统脑梗死可出现共济失调、交叉瘫、四肢瘫；双侧大脑前动脉闭塞时可出现双侧下肢痉挛性瘫痪；大脑后动脉闭塞可出现皮质盲。

（6）检查有无感觉障碍：小脑下后动脉梗死时可表现为面部痛温觉障碍（三叉神经脊束核受损）和对侧半身痛温觉障碍（脊髓丘脑束受损）；大脑中动脉闭塞或大脑后动脉梗死累及丘脑和上部脑干，可出现丘脑综合征，表现为对侧偏身感觉障碍，如感觉异常、感觉过度、丘脑痛等。

（7）有无大小便障碍：除大面积脑梗死等重症病例因意识障碍可出现大小便失禁外，大脑前动脉闭塞所致额叶内侧缺血时，因旁中央小叶受累而出现排尿不易控制。

4. 了解既往史和用药情况

（1）询问患者的年龄、性别、身体状况，了解既往有无脑动脉硬化、原发性高血压、高脂血症及糖尿病病史。临床上脑梗死患者多有高血压、动脉硬化、糖尿病或心脏病病史。

（2）询问患者有无TIA发作史及其频率与发作形式，是否进行过正规、系统治疗，是否按医嘱正确服用降压、降糖、降脂及抗凝药物，目前用药情况怎样等。

5. 了解生活方式和饮食习惯

（1）询问患者的饮食习惯，有无偏食、嗜食爱好，是否喜食腊味、肥肉、动物内脏等，是否长期摄入高盐、高胆固醇饮食，是否缺乏体育锻炼。高盐饮食可致水钠潴留，加重高血压；长期高动物脂肪、高胆固醇饮食可使饮食中的脂质沉着在血管壁上，致血管发生动脉粥样硬化。

（2）询问患者有无烟酒嗜好及家族中有无类似疾病史或有卒中、原发性高血压病史。

6. 了解患者心理－社会状况　脑梗死常在几小时或几天内出现肢体瘫痪或不能讲话，而且恢复时间较长，见效不快，还可能留有后遗症，患者和家属很难接受，加之长期的康复治疗会给家庭生活和工作带来影响，精神和经济负担加重。应评估患者及家属对患者的关心程度和对疾病治疗的支持情况。

7. 了解实验室检查情况

（1）血常规及生化检查：白细胞计数和分类大致正常，如果明显增高提示并发感染。在急性期，常常出现高血糖现象，尿常规检查亦可发现尿糖。

（2）腰椎穿刺检查：脑脊液透明无色，一般压力不高。少数患者由于大范围脑梗死伴明显脑水肿时压力可超过200mmH$_2$O。

（3）影像学检查：脑梗死的CT特征为阻塞血管供应区出现低密度影，此改变一般在24～48h后逐渐出现，但病灶较小或梗死灶位于小脑或脑干，则CT检查可不明显或检查不出来；头部MRI检查时，病灶呈长T$_1$、长T$_2$异常信号。

（4）经颅多普勒检查：TCD可以探测到有无大血管的闭塞及血管弹性的改变。

二、治疗原则

（1）急性期维持呼吸、血压、血容量及心肺功能稳定，积极抗脑水肿，阻止脑疝形成，防止并发症，进行缺血脑保护和周边复流等。对临床表现为进展型脑梗死的患者可选择应用抗凝治疗，但出血性脑梗死和有高血压者禁用。在脑梗死的极早期，脑水肿出现之前（一般在起病后3h内），一般以发病后24h内可应用血管扩张药物。

（2）脑梗死恢复期，发病后3周以上，脑水肿完全消退之后。及时而适当地扩张脑血管可以促进侧支循环达到改善脑部血液供应的目的。如血压过高（＞200/120mmHg），可酌情给予降压药，但应防止降压过速过低，以免影响脑血流量。高压氧治疗可以提高血氧含量，促进侧支循环形成，增加病变部位脑血液供应，促进神经组织再生和神经功能恢复。水肿高潮过后就应开展康复治疗。为防止关节畸形或肌肉挛缩应加强理疗、针灸、按摩、中药等综合治疗，重视语言与肢体功能的康复训练，促进神经功能康复。如果脑梗死患者合并心力衰竭、糖尿病时，应及时控制症状、积极治疗原发病，预防复发。

三、护理措施

1. 一般护理 急性期不宜抬高患者床头，宜取头低位或放平床头，以改善头部的血液供应；恢复期枕头也不宜太高，患者可自由采取舒适的主动体位；应注意患者肢体位置的正确摆放，指导和协助家属被动运动和按摩患侧肢体，鼓励和指导患者主动进行有计划的肢体功能锻炼，如指导和督促患者进行Bobath握手和桥式运动，做到运动适度，方法得当，防止运动量过度而造成肌腱牵拉伤。

2. 饮食护理 饮食以低脂、低胆固醇、低盐（高血压者）、适量糖类、丰富维生素为原则。少食肥肉、猪油、奶油、蛋黄、带鱼、动物内脏及糖果甜食等；多吃瘦肉、鱼虾、豆制品、新鲜蔬菜、水果和含碘食物，提倡食用植物油。戒烟酒。

3. 症状护理

（1）对有意识障碍和躁动不安的患者，床铺应加护栏，以防坠床，必要时使用约束带加以约束；昏迷患者应酌情选择适当的漱口液做好口腔护理，保持口腔清洁。

（2）有吞咽困难的患者，鼓励能吞咽的患者进食，选择软饭、半流质或糊状、胨状的黏稠食物，避免粗糙、干硬、辛辣等刺激性食物；药物宜压碎，以利吞咽；不能使用吸水管饮水，以减轻或避免饮水呛咳；少食多餐，给患者充足的进餐时间；进食时宜取坐位或半坐位，从健侧缓慢喂入，把握好一口的量，教会患者空吞咽训练和咳嗽训练；出现呛咳时，立即扶托患者弯腰低头，使下颚靠近胸前，在患者肩胛骨之间快速连续拍击迫使食物残渣咳出，或站在患者背后，将手臂绕过胸廓下双手指交叉，对横膈施加一个向上猛拉的力量，由此产生一股气流经过会厌，使阻塞物呛出。不能进食的患者给予营养支持，必要时鼻饲流质饮食，鼻饲后保持体位0.5～1h后方可进行翻身操作及经口喂水、摄食等早期康复训练。并做好留置胃管的相关护理。

（3）对步行困难、步态不稳等运动障碍的患者，应注意其活动时的安全保护，地面保持干燥、平整，并注意清除周围环境中的障碍物，以防跌倒；走道和卫生间等患者活动的场所均应设置扶手；患者如厕、沐浴、外出时需有人陪护。

（4）卧床患者协助完成生活护理，保持床单位整洁和皮肤清洁，预防压疮的发生。大小便失禁的患者，应用温水擦洗臀部、肛周和会阴部皮肤，更换干净衣服和被褥，必要时撒肤疾散类粉剂或涂油膏以保护局部皮肤黏膜，防止出现湿疹和破损；对尿失禁的男患者可考虑使用体外导尿，如用接尿套连接引流袋。

4. 预防并发症护理

（1）预防肺部感染的护理：急性脑梗死大多数发生在老年人，由于年老体弱，大多有呼吸道功能减弱，尤其是昏迷患者咳嗽及吞咽反射减弱或消失，呼吸道分泌物增多，口腔分泌物滞留，肺部易发生感染。对神志清醒者在病情许可时取半坐卧位，鼓励他们尽量把痰咳出。对昏迷患者，应将其头偏向一侧，及时吸痰，防止痰液、呕吐物阻塞呼吸道引起窒息或坠积性肺炎。定时协助患者翻身和拍背，帮助痰液的排除。若患者咳嗽反射弱，则在其吸气终末，护士可用一手指稍用力按压其环状软骨下缘与胸骨交界处，刺激其咳嗽；痰液黏稠时，给雾化吸入。注意保持呼吸道通畅，吸痰时所用的吸痰管及无菌液要保持无菌，动作应轻柔，无创，敏捷，每次吸痰过程时间应<15s，对于气管插管或行气管切开为防止套管堵塞，应及时吸痰，并保持气道湿化。

（2）预防泌尿系感染的护理：对于尿潴留或尿失禁的患者行留置导尿管，留置尿管期间，每日更换引流袋1次，接头处要避免反复打开，以免造成逆行感染，每4h松开开关定时排尿，促进膀胱功能恢复，并用0.1%聚维酮碘棉球擦洗会阴。注意观察尿量、颜色、性质是否有改变，发现异常及时报告医生处理。按时留尿送检，警惕泌尿系感染。

（3）预防便秘的护理：让患者养成定时排便的习惯，训练在床上排便，要为患者营造一个排便的环境，注意用屏风遮挡，并教会患者如何用力。平时还要教会患者按结肠蠕动的方向按摩下腹部，以促进肠蠕动。饮食方面注意多食含纤维素多的食物，如蔬菜、水果等。对于极少数便秘者及时给予口服缓泻药，必要时灌肠。

（4）预防压疮发生的护理：加强皮肤护理，防止压疮发生。保持床铺清洁、干燥、平整、无渣屑；每1~2h为患者翻身1次，必要时使用气垫床、气圈。对昏迷、病情危重及肥胖不宜翻身的患者，身体受压部位可放置水囊，水囊中水的流动能对受压部位起到按摩、促进血液循环并减轻局部压力作用。温水擦洗身体，保持皮肤干净，同时也促进血液循环。

（5）加强肢体和语言的功能锻炼：目标是最终使患者恢复行走和语言清晰，把残疾减轻到最低限度。康复应及早进行，越早肢体功能恢复越好。当患者生命征稳定、神志清醒、神经系统症状不再恶化48h后，就应着手进行康复。首先对患者进行肌力的评估，然后和家属一起制定锻炼计划。具体做法是：语言障碍者听录音，从简单发音、单词、短语开始，反复训练到说绕口令，促进语言功能的恢复。预防肢体功能障碍的发生：1次/4小时做肢体被动运动和按摩，20分钟/次，帮助患者做关节伸展、内旋、外展等活动，防止肌肉萎缩和关节挛缩，并将肢体保持在功能位。然后练习翻身，促进肌力恢复，随着患者病情好转，能坐稳后要及时进行站立的行走锻炼，指导患者站立平衡训练。

5. 用药护理　告知药物的作用与用法，指导患者遵医嘱正确用药，注意观察药物的疗效与不良反应，发现异常情况，及时报告医生处理。

（1）使用溶栓药物进行早期溶栓治疗需经CT扫描证实无出血灶，患者无出血。溶栓治疗的时间窗为症状发生后3h或3~6h。使用低分子肝素、巴曲酶、降纤酶、尿激酶等药物治疗时可发生变态反应及出血倾向，用药前应按药物要求做好皮肤过敏试验，检测患者出凝血时间、凝血酶原时间，使用过程中应定期查血常规和注意观察有无出血倾向，观察有无皮疹、皮下瘀斑、黑便、牙龈出血或女患者经期延长等。如果患者出现严重的头痛、急性血压升高、恶心或呕吐，应考虑是否并发颅内出血，立即停药并及时报告医生处理。

（2）使用扩血管药尤其是尼莫地平等钙通道阻滞剂时，需缓慢静脉滴注，6~8滴/分，100mL液体通常需4~6h滴完。如输液速度过快，极易引起面部潮红、头昏、头痛及血压下降等不良反应。前列腺素E滴速为10~20滴/分，必要时加利多卡因0.1g同时静脉滴注，可以减轻前列腺素E对血管的刺激，如滴注速度过快，则可导致患者头痛，穿刺局部疼痛，皮肤发红，甚至发生条索状静脉炎。葛根素连续使用时间不宜过长，以7~10d为宜。发现异常立即报告医生并配合处理。

（3）使用甘露醇脱水降颅压时，需快速静脉滴注，15~20min滴完，必要时还需加压快速滴注。滴注前需确定针头在血管内，因为该药漏在皮下，可引起局部组织坏死。甘露醇的连续使用时间不宜过长，因为长期使用可致肾功能损害和低血钾。故应遵医嘱定期检查肾功能和电解质。

（4）低分子右旋糖酐可出现超敏反应，使用过程中应注意观察患者有无发热、皮疹、恶心、苍白、血压下降和意识障碍等不良反应，发现异常及时通知医生并积极配合抢救。

6. 心理护理　疾病早期，患者常因突然出现瘫痪、失语等产生焦虑、情感脆弱、易怒等情感障碍；疾病后期，则因遗留症状或生活自理能力降低而形成悲观忧郁、痛苦、绝望等不良心理。而这些不良心理阻碍了患者的有效康复，从而严重影响患者的生活质量。应针对患者不同时期的心理反应予以心理疏导和心理支持，关心患者的生活，尊重他（她）们的人格，耐心告知病情、治疗方法及预后，鼓励患者克服焦虑或忧郁心理，稳定情绪，保持乐观心态，积极配合治疗，争取达到最佳康复水平。

四、健康教育

1. 疾病知识和康复指导　应指导患者和家属了解本病的基本病因、主要危险因素和危害，告知本病的早期症状和就诊时机，掌握本病的康复治疗知识与自我护理方法，帮助分析和消除不利于疾病康复的因素，落实康复计划。偏瘫康复和语言康复都需要较长时间，致残率较高，而且容易复发。应鼓励患者树立信心，克服急于求成心理，应循序渐进、持之以恒。康复过程中应经常和康复治疗师联系，以便及时调整训练方案。家属应关心体贴患者，给予精神支持和生活照顾。

2. 合理饮食　指导进食高蛋白、低盐、低脂、低热量的清淡饮食，改变不良饮食习惯，多吃新鲜蔬菜、水果、谷类、鱼类和豆类，使能的摄入和需要达到平衡。克服不良嗜好，戒烟、限酒。

3. 日常生活指导

（1）改变不良生活习惯，适当运动（如慢跑、散步等，每天 30min 以上），合理休息和娱乐，多参加朋友聚会和一些有益的社会活动，日常生活不要依赖家人，尽量做力所能及的家务等。

（2）患者起床、起坐或低头系鞋带等体位变换时动作宜缓慢，转头不宜过猛过急，洗澡时间不宜过长，平日外出时有人陪伴，防止跌倒。

（3）气候变化时注意保暖，防止感冒。

4. 预防复发　遵医嘱正确服用药物；原发性高血压患者服用降压药时，要定时服药，不可擅自服用多种降压药或自行停药、换药，防止血压骤降骤升；使用降糖、降脂药物时，也需按医嘱定时服药。

5. 定期门诊检查　动态了解血压、血糖、血脂变化和心脏功能情况；预防并发症和脑卒中复发。当患者出现头晕、头痛、一侧肢体麻木无力、讲话吐词不清或进食呛咳、发热、外伤时家属应及时协助就诊。

（王　卉）

第二节　脑出血

脑出血是由高血压合并动脉硬化或其他原因造成的非外伤性脑实质内出血。占急性脑血管病的 20%～30%。年发病率为（60～80）/10 万人口，急性期死亡率为 30%～40%，好发年龄在 50～70 岁，男性稍多见，冬春季发病较多。在脑出血中大脑半球出血占 80%，脑干和小脑出血占 20%。原发性高血压和动脉粥样硬化是脑出血最常见的病因，慢性原发性高血压患者使脑小动脉中形成微动脉瘤或夹层动脉瘤，在血压骤升时，瘤体可能破裂而引起脑出血。另外，高血压还可引起远端血管痉挛，造成远端脑组织缺氧坏死，发生点状出血和脑水肿，出血融合扩大即成大片出血。脑内动脉壁薄弱，可能是脑出血比其他内脏出血多见的一个原因。脑出血的其他病因还有动静脉畸形、动脉瘤、脑肿瘤、血液病、抗凝及溶栓治疗、淀粉样血管病等。临床主要表现为突然头痛、恶心、呕吐、偏瘫、失语、视力障碍、吞咽障碍、意识障碍、大小便失禁等，发病时有血压明显升高。脑出血预后与出血量、出血部位、病因及全身状况有关，部分患者可恢复生活自理或工作；相当一部分患者留有失语、偏瘫、智能障碍等严重后遗症；还有一部分患者可在短期内死亡。

一、护理评估

1. 询问患者的起病情况

（1）了解起病时间、方式、速度及有无正在活动，或者是在生气、大笑等情绪激动，或者是在用力大便等诱因。脑出血患者多在活动和情绪激动时起病。

（2）询问患者有无明显的头昏、头痛等前驱症状。大多数脑出血患者病前无预兆，少数患者可有头痛、头晕、肢体麻木、口齿不利等前驱症状。

（3）了解有无头痛、恶心、呕吐、打哈欠或烦躁不安等伴随症状，脑出血患者因血液刺激以及血肿压迫脑组织引起脑组织缺血、缺氧，发生脑水肿和颅内压增高，可致剧烈头痛和喷射状呕吐。

2. 观察患者的神志、瞳孔和生命体征情况

（1）观察神志是否清楚，有无意识障碍及其类型、程度：无论轻症或重症脑出血患者起病初时均可以意识清楚，随着病情加重，意识逐渐模糊，常常在数分钟或数十分钟内神志转为昏迷。观察瞳孔大小及对光反射是否正常。瞳孔的大小与对光反射是否正常，与出血量、出血部位有着密切关联，轻症脑出血患者瞳孔大小及对光反射均可正常；如出现"针尖样"瞳孔，为脑桥出血的特征性症状；双侧瞳孔散大可见于脑疝患者；双侧瞳孔缩小、凝视麻痹伴严重眩晕，意识障碍呈进行性加重，应警惕脑干和小脑出血的可能。

（2）观察生命体征的情况：重症脑出血患者呼吸深沉带有鼾声，甚至呈潮式呼吸或不规则呼吸；脉搏缓慢有力，血压升高；当脑桥出血时，丘脑下部对体温的正常调节被阻断而使体温严重上升，甚至呈持续高热状态。如脉搏增快，体温升高，血压下降，则有生命危险。

3. 观察有无神经功能受损

（1）观察有无"三偏征"：大脑基底核为最常见的出血部位，当累及内囊时，患者常出现偏瘫、偏身感觉障碍和偏盲。

（2）了解有无失语及失语类型：脑出血累及大脑优势半球时，常出现失语症。

（3）有无眼球运动及视力障碍：除了内囊出血可发生"偏盲"外，枕叶出血可引起皮质盲；丘脑出血可压迫中脑顶盖，产生双眼上视麻痹而固定向下注视；脑桥出血可表现为交叉性瘫痪，头和眼转向非出血侧，呈"凝视瘫肢"状；小脑出血可有面神经麻痹，眼球震颤、两眼向病变对侧同向凝视。

（4）检查有无肢体瘫痪及瘫痪类型：除内囊出血、丘脑出血和额叶出血引起"偏瘫"外，脑桥小量出血还可引起交叉性瘫痪，脑桥大量出血（血肿＞5mL）和脑室大出血可迅即发生四肢瘫痪和去皮质强直发作。

（5）其他：颞叶受累除了发生 Wernicke 失语外，还可引起精神症状；小脑出血则可出现眩晕、眼球震颤、共济失调、行动不稳、吞咽障碍。

4. 了解患者的既往史和用药情况

（1）询问患者既往是否有原发性高血压、动脉粥样硬化、高脂血症、血液病病史及家族脑卒中病史。

（2）询问患者曾经进行过哪些治疗，目前用药情况怎样，是否持续使用过抗凝、降压等药物，发病前数日有无自行停服或漏服降压药的情况。

5. 了解患者的生活方式和饮食习惯

（1）询问患者工作与生活情况，是否长期处于紧张忙碌状态，是否缺乏适宜的体育锻炼和休息时间。

（2）询问患者是否长期摄取高盐、高胆固醇饮食。

（3）询问患者是否有嗜烟、酗酒等不良习惯。

6. 了解实验室检查情况

（1）血常规及血液生化检查：白细胞可增高，超过 $10 \times 10^9/L$ 者占 60% ~ 80%，甚至可达（15 ~ 20）$\times 10^9/L$，并可出现蛋白尿、尿糖、血液尿素氮和血糖升高。

（2）脑脊液检查：压力常增高，多为血性脑脊液。应注意重症脑出血患者，如诊断明确，不宜行腰穿检查，以免诱发脑疝导致死亡。

（3）影像学检查：头部 CT 检查是临床疑诊脑出血的首选检查。发病后 CT 即可显示边界清楚的均匀高密度病灶，并可显示血肿部位、大小、形态以及是否破入脑室；MRI 表现因疾病不同时期而不一样。

（4）DSA 检查：对血压正常疑有脑血管畸形的年轻患者，可考虑行 DSA 检查，以便进一步明确病因，积极针对病因治疗，预防复发。

7. 了解患者的心理 - 精神 - 社会状况　了解患者是否因突然发生肢体残疾或瘫痪卧床，生活需要依赖他人，而可能产生的焦虑、恐惧、绝望等心理反应；患者及家属对脑血管病的病因、病程经过、防治知识及预后的了解程度，能否接受偏瘫、失语需要照顾的现状；家庭成员组成、家庭环境及经济状况如何；家属对患者的关心支持程度等。

二、治疗原则

急性期积极防止再出血、控制脑水肿、降低颅内压，控制高血压并维持在适当水平，维持生命功能，防治感染和消化道出血等并发症。应用止血药和凝血药，必要时可通过外科手术清除血肿，挽救重症患者的生命，但应严格掌握其适应证和禁忌证；当患者生命体征平稳，疾病停止进展后，宜尽早实施康复治疗，如体疗、理疗、针灸、按摩、高压氧治疗等，以尽早恢复患者的神经功能，提高生活质量。

三、护理措施

1. 一般护理　急性期患者绝对卧床休息 4 周，抬高床头 15°～30°，以促进脑部静脉回流，减轻脑水肿；取侧卧位或平卧头侧位，防止呕吐物反流引起误吸。脑出血急性期患者应尽量就地治疗，避免不必要的搬动，并注意保持病房安静、安全，严格限制探视，避免各种刺激，各项治疗操作应集中进行。翻身时，注意保护头部，动作宜轻柔缓慢，尽量减少头部的摆动幅度，以免加重出血，避免咳嗽和用力排便。神经系统症状稳定 48～72h 后，患者即可开始早期康复锻炼，但应注意不可过度用力或憋气。恢复期的康复训练不可急于求成，应循序渐进、持之以恒。

2. 饮食护理　急性期患者给予高蛋白、高维生素、高热量饮食，并限制钠盐摄入（＜3g/d），有意识障碍、消化道出血的患者宜禁食 24～48h，然后酌情给予清淡、易消化、无刺激、营养丰富的鼻饲流质，如牛奶、豆浆、藕粉、蒸蛋或混合匀浆等，注意温度适宜、少食多餐，4～5 次/天，每次约200mL。恢复期患者应给予清淡、低盐、低脂、适量蛋白质、高维生素食物，戒烟酒，忌暴饮、暴食。

3. 症状护理

（1）对神志不清、躁动或有精神症状的患者，床应加护栏，并适当约束，防止患者自伤或他伤。

（2）注意保持呼吸道通畅：防止舌根后坠和窒息，及时清除口鼻分泌物，协助患者轻拍背部，以促进痰痂的脱落排出，但急性期应避免刺激咳嗽，必要时遵医嘱给予负压吸痰及定时雾化吸入。

（3）协助患者完成生活护理：按时翻身，保持床单干燥、整洁，保持皮肤清洁卫生，预防压疮的发生，必要时使用气垫床；如有闭眼障碍的患者，应涂四环素眼膏，并用湿纱布盖眼，保护角膜；昏迷和鼻饲患者应做好口腔护理，2 次/天。有大小便失禁的患者，注意及时清理大小便，保持会阴部及肛周皮肤清洁、干燥。

（4）有吞咽障碍的患者，喂饭、喂水时宜缓慢，遇呕吐或反呛时应暂停喂食喂水，防止食物呛入气管引起窒息或吸入性肺炎，对昏迷等不能进食的患者可遵医嘱予以鼻饲流质饮食。

（5）注意保持瘫痪肢体的功能位，防止足下垂，被动运动关节和按摩患侧肢体，防止手足挛缩、变形及神经麻痹，病情稳定后应尽早开始肢体及语言功能的康复训练，以促进神经功能的早日康复。

（6）中枢性高热的患者先行物理降温，如温水擦浴、乙醇浴、冰敷等，效果不佳时可遵医嘱给予退热药，并注意监测和记录体温的情况。

（7）密切观察病情，尤其是生命体征、神志、瞳孔的变化，及早发现脑出血的先兆表现，发现异常，应立即报告医生及时抢救。使用脱水降颅内压药物时注意检测尿量与水、电解质的变化，防止低钾血症和肾功能受损。

4. 预防并发症的护理

（1）预防脑疝发生的护理：严密观察患者有无剧烈头痛、喷射性呕吐、躁动不安、血压升高、脉搏减慢、呼吸不规则、一侧瞳孔散大、意识障碍加重等脑疝的先兆表现，一旦出现，应立即报告医生，保持呼吸道通畅，迅速予吸氧，建立静脉通路，遵医嘱快速给予脱水、降颅压药物及其他抢救器械、药物。

（2）预防上消化道出血的护理：遵医嘱予合理饮食及保护胃黏膜、止血的药物；告知患者及家属上消化道出血的原因，安慰患者，消除其紧张情绪，创造安静舒适的环境，保证患者的休息。注意观察患者有无呃逆、上腹部饱胀不适，胃痛、呕血、黑便、尿量减少等症状和体征；胃管鼻饲的患者，注意回抽胃液，并观察胃液的颜色、有无黑便，如有异常及时报告医生。如果患者出现呕吐或从胃管抽出咖啡色液体，解柏油样大便，同时伴面色苍白、口唇发绀、呼吸急促、皮肤湿冷、烦躁不安、血压下降、尿少等，应考虑上消化道出血和出血性休克，要立即报告医生，并配合行止血、抗休克处理。

5. 用药护理　告知药物的作用与用法，注意观察药物的疗效与不良反应，发现异常情况，及时报告医生处理。

（1）颅高压使用20%甘露醇静脉滴注脱水时，要保证绝对快速输入，20%的甘露醇100~250mL要在15~30min内滴完，注意防止药液外漏，并注意尿量与血电解质的变化，防止低血钾和肾功能受损的发生。患者每日补液量可按尿量加500mL计算，在1 500~2 000mL，如有高热、多汗、呕吐或腹泻者，可适当增加入液量。每日补钠50~70mmol/L，补钾40~50mmol/L。防止低钠血症，以免加重脑水肿。

（2）严格遵医嘱服用降压药，不可骤停和自行更换，亦不宜同时服用多种降压药，避免血压骤降或过低致脑供血不足。应根据患者的年龄、基础血压、病后血压等情况来判定最适血压水平，缓慢降压，不宜使用强降压药。

（3）用地塞米松消除脑水肿时，因其易诱发上消化道应激性溃疡，应观察有无呃逆、上腹部饱胀不适、胃痛、呕血、便血等，注意胃内容物或呕吐物的性状，以及有无黑便的发生；鼻饲流质的患者，注意观察胃液的颜色是否为咖啡色或血性，必要时可做隐血试验检查，如发现异常及时通知医生处理。

（4）躁动不安的患者可根据病情给予小量镇静止痛药；患者有抽搐发作时，可用地西泮静脉缓慢注射，或苯妥英钠口服，并密切观察用药后的反应。

6. 心理护理　主动关心患者与家属，耐心介绍病情及预后，消除其紧张焦虑、悲观、忧郁等不良心理，保持患者及家属情绪稳定，积极配合抢救与治疗。

四、健康教育

1. 疾病知识和康复指导　同"脑梗死"。

2. 饮食　给予低盐、低脂、适量蛋白质、富含维生素与纤维素的清淡饮食，多吃蔬菜、水果，少食辛辣刺激性强的食物，戒烟酒。

3. 避免诱因　指导患者尽量避免使血压骤然升高的各种因素。

（1）避免情绪激动，去除不安、恐惧、愤怒、忧郁等不良心理，保持正常心态。避免惊吓等刺激。

（2）建立健康的生活方式，生活有规律，保证充足睡眠。

（3）养成定时排便的习惯，保持大便通畅，避免大便时用力过度和憋气。

（4）坚持适度锻炼，避免重体力劳动。如坚持做保健体操、慢散步、打太极拳等。避免突然用力过猛。

4. 控制高血压　遵医嘱正确服用降压药，维持血压稳定，减少血压波动对血管的损害。

5. 出院后护理　出院后定期复查血压、血糖、血脂、血常规等项目，积极治疗原发性高血压病、糖尿病、心脏病等原发疾病。如出现头痛、呕吐、肢体麻木无力、进食困难、饮水呛咳等症状时需及时就医。

（宁　敏）

第三节　重症颅脑损伤

颅脑损伤（craniocerebral trauma，head injury）是神经外科常见的疾病，占全身各部损伤的10%~20%，仅次于四肢损伤。重症颅脑损伤患者往往病情危重复杂，死残率位居外伤榜首，死亡率可高达30%~50%。因此，如何降低重症颅脑损伤患者的死残率，成为神经外科亟待解决的问题。

一、病因及分类

（一）病因

颅脑损伤是因暴力作用于头部而引起。常因交通和工矿事故、高处坠落、跌倒、锐器或钝器打击头部所致，火器伤多见于战时。颅脑损伤包括头皮损伤、颅骨损伤、脑损伤，三者可单独或同时存在。

（二）分类

1. 按损伤机制分类　一般可分为闭合性和开放性损伤。

2. 按损伤程度分类　按伤情轻重可分为以下三级。

Ⅰ级（轻型）：主要指单纯脑震荡，昏迷在 30 分钟以内。

Ⅱ级（中型）：主要指轻度脑挫裂伤或颅内小血肿，昏迷在 6 小时以内。

Ⅲ级（重型）：主要指广泛颅骨骨折、广泛脑挫裂伤、脑干损伤或颅内血肿，昏迷在 6 小时以上；意识障碍逐渐加重或出现再昏迷，有明显的神经系统阳性体征及生命体征改变。

3. 按 Glasgow 昏迷评分法分类（表 7-1）　分为以下三类。

（1）轻度：昏迷时间在 30 分钟以内，处于 13~15 分。

（2）中度：昏迷时间在 30 分钟至 6 小时以内，处于 8~12 分。

（3）重度：昏迷时间超过 6 小时，处于 3~7 分。

表 7-1　改良新生儿和儿童 Glasgow 昏迷量表

测试反应	得分	婴儿/不会说话儿童	会说话儿童	
E 睁眼反应	4	自动睁眼	自动睁眼	
	3	对说话声音有睁眼反应	对言语命令有反应	
	2	对痛刺激有睁眼反应	对痛刺激有睁眼反应	
	1	没有反应	没有反应	
M 运动反应	6	正常自主活动	能服从口令动作	
	5	能有目的地去除疼痛刺激	局部疼痛	
	4	无法有目的地去除疼痛刺激源	反射性退缩	
	3	对疼痛呈屈曲肢体反应	异常反射	
	2	对疼痛呈伸展肢体反应	伸展肢体反应	
	1	没有反应	没有反应	
			2~5 岁	大于 5 岁
V 言语反应	5	哭闹适时，恰当	恰当语言	对人、时、地回答正确
	4	易激怒而哭闹	不恰当语言	回答混乱
	3	不适当尖叫/哭闹	尖叫	回答不恰当
	2	哼哼声	哼哼声	不能理解
	1	没有反应	没有反应	没有反应

4. 按形态学分类　可广义地分为颅骨骨折和颅内损伤。

（1）颅骨骨折：按骨折部位可分为颅盖骨折和颅底骨折；按骨折形态分为线性骨折、凹陷骨折和粉碎性骨折；按是否与外界相通分为开放性骨折和闭合性骨折。

（2）颅内损伤：可分为局灶性脑损伤和弥漫性脑损伤。局灶性脑损伤按血肿部位可分为硬膜外血肿、硬膜下血肿、颅内血肿。

5. 按颅内血肿形成速度分类　按外伤后血肿引起颅内压升高或早期脑疝症状所需时间分为 3 型：①急性：72 小时以内；②亚急性：3 日至 3 周内；③慢性：3 周以上。

二、临床表现

（一）颅骨骨折

1. 颅盖骨折　分为线性骨折、闭合性凹陷性骨折、开放性凹陷性骨折。

2. 颅底骨折　分为颅前窝骨折、颅中窝骨折、颅后窝骨折（表7-2）。

表7-2　颅底骨折的临床表现

骨折部位	脑脊液漏	瘀斑部位	可能损伤的脑神经
颅前窝	鼻漏	眶周、球结膜下（"熊猫眼"）	嗅神经、视神经
颅中窝	鼻漏和耳漏	乳突区（Battle征）	面神经、听神经
颅后窝	无	乳突区、枕下部、咽后壁	第Ⅸ~Ⅻ对脑神经

（二）原发性脑损伤

1. 脑震荡　伤后立即出现短暂的意识丧失，一般持续时间不超过30分钟。

2. 脑挫裂伤　脑挫裂伤指软脑膜、血管及脑组织同时破裂，伴有外伤性蛛网膜下隙出血（图7-1）。在局灶症状和体征的基础上表现为头痛、恶心、呕吐、生命体征明显改变、脑膜刺激征等症状。昏迷时间一般超过30分钟，伤后脑水肿高峰期为3~7日。

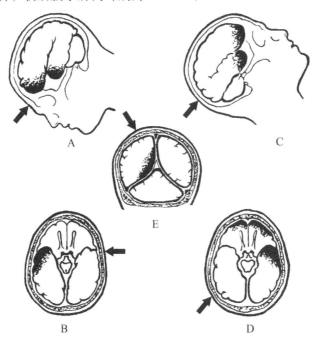

图7-1　闭合性脑损伤时脑挫裂伤的形成机制与好发部位

A. 前额受力所致的额颞叶伤灶；B. 受力所致的对侧颞叶伤灶；C. 枕部受力所致的额颞叶伤灶；D. 颞枕部受力所致的额颞叶伤灶；E. 顶盖部受力所致的颞枕叶内侧伤灶

3. 脑干损伤　指中脑、脑桥、延髓部分的挫裂伤，是一种严重的、甚至是危及生命的损伤。①中脑损伤：意识障碍较为突出，并出现瞳孔时大时小、双侧交替变化及去皮质强直症状。②脑桥损伤：除有持久意识障碍之外，双侧瞳孔极度缩小，角膜反射及咀嚼肌反射消失。③延髓损伤：主要为呼吸抑制和循环紊乱。

4. 下丘脑损伤　①意识与睡眠障碍：伤后即可出现嗜睡症状，严重时即刻出现昏睡不醒。②循环和呼吸紊乱：以低血压、脉速多见。③体温调节障碍：伤后即可出现中枢性高热，可高达41~42℃。

（三）继发性脑损伤

1. 急性硬脑膜外血肿　临床症状可因出血速度、血肿部位及年龄而有所不同。表现为：①意识障碍："中间清醒期"是急性硬脑膜外血肿的意识障碍特点，即昏迷-好转或清醒-昏迷的过程。②瞳孔改变：患侧瞳孔先缩小，随之进行性散大，对光反应消失。③锥体束征：出现一侧肢体肌力下降，并进行性加重。④生命体征变化：常为进行性血压升高，心率减慢和体温升高。⑤血肿形成：脑膜中动脉破裂出血是硬膜外血肿形成的主要原因。

2. 急性硬膜下血肿 硬膜下血肿形成是由脑挫裂伤出血引起血肿和颅骨骨折累及大血管或静脉窦出血所致。表现为：①急性硬膜下血肿：伤后持续昏迷或昏迷进行性加重，并且很快出现脑疝的表现，少有"中间清醒期"，颅内压升高和脑疝症状出现较早。②亚急性硬膜下血肿：由于原发性脑挫裂伤较轻，出血速度较慢，逐渐出现颅内压升高症状，主要表现为头痛、呕吐加剧，躁动不安及意识状态进行性恶化。

3. 慢性硬膜下血肿 表现为慢性颅内压升高，神经功能障碍及精神症状。

4. 颅内血肿 出现颅内压升高症状；颅内血肿累及功能区，可出现偏瘫、偏盲、偏身感觉障碍、失语及局灶性癫痫等症状；意识障碍持久且进行性加重。

三、辅助检查

1. X线 可显示骨折损伤程度，如：骨折陷入深度，颅内积气情况等。

2. CT 可以如实地反映损伤的病理改变及范围，同时还可以动态地观察病变的发展与转归。尽早发现脑挫裂伤及颅内较小血肿，及时复查CT，可早期发现迟发血肿，帮助确定治疗方案。如：急性硬膜外血肿显示颅骨内板与脑表面之间有双凸镜形高密度影；硬膜下血肿显示颅骨内板与脑表面之间出现高密度、低密度、混合密度的新月形或半月形影；颅内血肿在脑挫裂伤灶附近或脑深部白质内可见类圆形或不规则高密度血肿影。

3. MRI 对颅脑损伤中一些CT检查较困难的病变，如等密度的硬膜下血肿、轻度脑挫裂伤、小量颅内血肿等有显著的优越性。

4. 颅内压监测 适用于重症颅脑损伤患者，特别是年龄较大、伤情较严重、曾有过低血压、缺氧及高碳酸血症的患者。

5. 脑干诱发电位 可分别反映脑干、皮质下和皮质等不同部位的神经功能情况，有助于确定受损部位、判断病情严重程度和预后。

四、治疗要点

原则上，凡颅脑损伤发生颅内血肿、开放性损伤、颅骨凹陷性骨折引起急性脑受压或脑疝的患者均需急诊手术治疗。若并发内脏出血、其他部位开放性骨折和休克等，应同时紧急处理。

1. 一般治疗 昏迷期间如能防止各种并发症，保持内外环境的稳定，则患者可获得较好的预后。

2. 脑水肿的治疗 采用脱水疗法，静脉应用20%甘露醇、呋塞米、甘油果糖和皮质激素；重型脑损伤通过过度换气可使脑血管适度收缩，从而降低颅内压。

3. 手术治疗 有手术指征的患者均应尽快手术治疗。急性颅内血肿的外科手术指征评价包括血肿量、血肿部位和颅内占位效应，并要结合患者年龄、损伤程度、意识状态、并发伤和全身状态进行综合评价。

五、护理措施

（一）一般护理

1. 保持呼吸道通畅 如下所述。

（1）体位：床头抬高15°～30°，以利于静脉回流。昏迷及吞咽功能障碍患者取侧卧位或侧俯卧位，以免呕吐物、分泌物误吸，引起吸入性肺炎或窒息。

（2）及时清除呼吸道分泌物：颅脑损伤患者多有不同程度的意识障碍，丧失有效的咳嗽反射和吞咽功能，需及时清除呼吸道分泌物、血液、脑脊液及呕吐物等，避免通气功能障碍导致颅内压进一步升高。

（3）开放气道：保持呼吸道通畅，吸氧并监测动脉血氧饱和度，必要时放置口咽（鼻咽）通气道、行气管插管或气管切开。

（4）湿化气道：适宜的室内温度、湿度及雾化吸入，有利于降低呼吸道分泌物黏稠度，利于排痰。

（5）预防感染：遵医嘱及时合理应用抗生素防治呼吸道感染。

2. 脑疝的观察与急救　如下所述。

（1）病情观察：①意识状态：可通过格拉斯哥（GCS）评分进行动态观察加以判断。②瞳孔：是观察重型颅脑损伤病情的窗口。如两侧瞳孔不等大，一侧进行性散大，对光反应迟钝或消失，并伴有意识障碍，则提示有脑受压及脑疝。③生命体征：可反映中枢功能及颅内压的变化。如血压升高、脉搏慢而有力、呼吸浅慢常提示颅内压升高。④颅内压的观察：头痛、呕吐、视盘水肿是颅内压升高的3个主要症状。患者剧烈头痛，频繁呕吐，常为急性颅内压升高的表现，应注意发生脑疝的危险。⑤肢体活动情况：如果患者逐渐出现肢体活动障碍，尤其是继发于意识障碍加重和瞳孔改变之后，则提示病情加重。⑥颅内压监测：GCS 评分≤8 分者均适合于颅内压监测，颅内压有逐渐上升的趋势，并高于40mmHg，应及时通知医生处理。

（2）小脑幕切迹疝：常表现为患侧瞳孔先缩小，对光发射迟钝，随病情进展，患侧瞳孔逐渐散大，直接和间接对光反射消失；进行性意识障碍；病变对侧肢体肌力减弱或瘫痪；对侧瞳孔早期正常，晚期也随之散大；血压忽高忽低、脉搏细数、心律不齐、呼吸浅而不规则。护理措施：迅速建立静脉通路同时通知医生；快速静点20％甘露醇250～500mL；做好备血、备皮、抗生素试敏等急诊手术准备；配合急诊 CT 检查。

（3）枕骨大孔疝：颅后窝血肿的患者易发生急性枕骨大孔疝，表现为剧烈头疼、频繁呕吐、颈项强直或强迫体位，生命体征变化较早，意识障碍出现较晚，早期突发呼吸骤停。护理措施：协助医生进行气管插管；呼吸囊或呼吸机辅助通气；做好脑室穿刺术配合及开颅手术前的准备工作。

3. 脑脊液漏的护理　主要是防止颅内感染。

（1）体位：患者取半坐卧位，头偏向患侧，借重力作用使脑组织移至颅底，促使脑膜形成粘连而封闭漏口，待脑脊液漏停止3～5日后改平卧位。

（2）保持局部清洁：每日2次清洁、消毒外耳道、鼻腔或口腔，避免棉球过湿，以防液体逆流入颅。勿挖鼻、抠耳。

（3）防治颅内逆行感染：禁忌堵塞鼻腔、耳道；禁忌冲洗鼻腔、耳道及经鼻腔给药；脑脊液鼻漏者，严禁经鼻腔置胃管、吸痰及鼻导管给氧；观察有无头疼、发热等颅内感染迹象；遵医嘱应用抗生素和破伤风抗毒素，预防颅内感染。

（4）避免颅内压骤升：避免用力排便、咳嗽、打喷嚏、擤鼻涕等，以免颅内压骤升；禁止灌肠，以防腹压升高，引起颅内压剧增，诱发脑疝；保证氧的供给，防止窒息及吸入性肺炎加重脑乏氧；保证血压稳定，维持正常脑灌注量。

（5）观察记录脑脊液漏量：在外耳道口或鼻前庭疏松地放置干棉球，棉球渗湿后及时更换，并记录24 小时浸湿的棉球数，以此估计漏出的脑脊液量。

（6）观察有无低颅压综合征：脑脊液外漏多时，若出现立位头疼加重、卧位时缓解，并出现头疼、眩晕、呕吐、畏食、反应迟钝、脉搏细数、血压偏低等症状考虑颅内压过低，遵医嘱迅速补充液体以缓解症状。

4. 营养支持　颅内损伤患者常因昏迷、高热、呕吐或呼吸急促和抑制而造成代谢紊乱。

（1）营养途径选择：如内环境稳定，循环、呼吸功能趋于平稳，应尽早给予营养支持。营养方式已由肠外营养为主的营养供给方式，转变为通过鼻胃管、鼻空肠管或胃造口、肠造口途径为主的肠内营养。

（2）控制速度：最好应用喂食泵，速度从 20mL/h 开始，每 4～6 小时测量 1 次胃（肠）残余量，根据患者消化能力逐渐增加鼻饲总量及泵入速度，有胃潴留者行胃肠减压，暂停鼻饲。

（3）监测指标：定期测量体重，监测氮平衡，了解血浆蛋白、血糖、电解质等生化指标，以便及时调整热量和各种营养成分。

5. 亚低温治疗和护理　亚低温是应用冬眠药物和物理降温，使患者体温处于一种可控制的低温状态以降低脑代谢和脑耗氧，防止脑水肿。亚低温治疗在临床上又称冬眠疗法或人工冬眠。体温在 33～

35℃为轻度低温；28～32℃为中度低温；17～27℃为深度低温；16℃以下为超深低温。动态监测颅内压的变化，维持脑压在20mmHg以下，防止冻伤及压疮的发生。

6. 躁动护理 颅脑损伤后，患者常出现躁动。

（1）原因：分析引起躁动的原因，给予相应护理措施。①颅内因素：患者存在脑挫裂伤、脑水肿及颅内血肿等疾病时，患者由安静转为躁动，提示病情恶化，需通知医生处理；若处于疾病稳定期，患者由昏迷转为躁动，常提示病情好转。②颅外因素：呼吸道不畅所致的缺氧、尿潴留、便秘、瘫痪肢体受压及冷、热、痛、痒、饥饿等刺激，均可引起患者躁动，应积极寻找原因并对症处理。

（2）慎用镇静药物：勿轻率给予镇静药，以防掩盖病情变化及引起呼吸抑制，对已确诊的躁动患者，可适量给予镇静药，严密观察病情变化。

（3）安全护理：防止意外发生。可加床栏以防坠床，必要时由专人守护；勤剪指甲以防抓伤；远离危险物品；保持床单平整以防皮肤擦伤；注射时需有人相助以防断针；适当约束，避免患者过度挣扎，导致颅内压进一步升高和加重能量消耗。

7. 急性神经源性肺水肿 常见于丘脑和脑干损伤。主要表现为：呼吸困难、咳血性泡沫样痰、肺部布满水泡音，血气分析显示 PaO_2 下降和 $PaCO_2$ 升高。护理措施：患者取半卧位，双下肢下垂，以减少回心血量；保持呼吸道通畅，必要时行气管切开，呼吸机辅助呼吸，行呼气末正压通气。

8. 引流管的护理 如下所述。

（1）残腔引流管：引流血性脑脊液和局部渗血。护理措施：①引流高度在基线上：仰卧时以外耳道为基线、侧卧位时以正中矢状面为基线。引流管过高会导致引流不充分；引流管过低则会导致引流过度，造成低颅压，有时还会造成桥静脉断裂，形成颅内远隔部位的血肿。②引流管勿受压和折叠，适当限制患者头部活动范围，活动及翻身时避免牵拉引流管。③观察并记录引流液的颜色、量及性质。发现异常，及时通知医生进行处理。

（2）慢性硬膜下血肿：引流瓶（袋）应低于创腔30cm，保持引流管通畅，观察引流液的颜色、性质和量。

（3）脓腔引流：取利于引流的体位；引流瓶（袋）至少低于创腔30cm，引流管的开口在创腔的中心，应根据 X 线检查结果加以调整。

（4）脑室外引流：详见本章"常用诊疗技术与护理"。

9. 水电解质代谢紊乱 长期应用脱水剂如甘露醇、呋塞米及患者摄入量不足，易出现水电解质代谢紊乱。

10. 暴露性角膜炎 详见本章"听神经瘤患者的护理"。

11. 并发症的护理 如下所述。

（1）肺内感染：预防肺部感染和防止坠积性肺炎的发生。鼓励清醒患者咳痰，昏迷患者加强翻身、叩背和吸痰，保持呼吸道通畅，促进肺膨胀。

（2）消化道出血护理：为下丘脑或脑干损伤引起应激性溃疡所致，大量使用激素也可诱发。护理措施：①观察：应注意观察患者的生命体征及全身情况，若患者出现呕血、胃管内抽出咖啡色胃内容物及黑粪，及时报告医师。②处理：大量出血者应禁食，行胃肠减压，采用冰盐水洗胃，胃管内注入凝血酶；小量出血仅有黑粪无呕血者，给予清淡无刺激的流质饮食或行肠内营养。

（3）预防泌尿系感染：对留置导尿管的患者行会阴护理，训练膀胱功能，尽量缩短留置尿管的时间，采用有防逆流装置的一次性尿袋，同时嘱患者多饮水，达到冲洗膀胱和尿道的作用。

（4）预防压疮：保持患者皮肤清洁、干燥，每天擦浴1次；评估压疮发生危险因素，必要时保护骨隆突部位；每2小时翻身1次，给予肢体功能位，背部可应用 R 枕。

（5）失用综合征：存在意识或肢体功能障碍者，可发生关节挛缩和肌萎缩。保持患者肢体于功能位，防止足下垂。每日行被动肢体康复训练，防止肢体挛缩和畸形。

12. 心理护理 颅脑损伤多为意外发生，病情急、伤势严重、威胁生命，患者及家属易产生恐惧心理。帮助患者调整心态，保持积极乐观的情绪，树立战胜疾病的信心。

（二）术后并发症的预防与护理

1. 术后血肿　开颅术后血肿可以发生在头皮帽状腱膜下、硬脑膜外、硬脑膜下和脑内。开颅手术后血肿多发生在术后24～48小时。术后早期幕上血肿表现为手术结束后，患者意识迟迟不清醒；或术后患者麻醉已清醒，继之意识逐渐变差，肢体运动障碍，病理征阳性。后颅窝的术后血肿，病情变化快，患者可能突然呼吸停止。因此，应正确选择心电监护报警系统，严密观察病情变化，及时通知医生。

2. 术后感染　开颅术后常见的直接感染有头皮切口感染、脑膜炎等神经系统感染。护理措施：①颅内压的观察：术后3天患者出现高热、头痛、颈强直、神志改变等症状，应通知医生处理。②体位：床头抬高15°～30°，头下铺无菌治疗巾，保持头部敷料清洁，有脑脊液漏及切口敷料渗出应及时通知医生。③高热：可用冰敷或亚低温治疗，必要时遵医嘱给予药物降温；加强营养摄入。④遵医嘱正确应用抗生素。

3. 开颅术后脑梗死　开颅术后脑梗死并不少见，可分为全脑梗死和局灶性脑梗死。脑灌注压必须高于55mmHg以上才能保证脑的血液供应，因此，必须有效控制血压。

4. 开颅术后脑积水　外伤后脑积水分为正常颅压脑积水和颅内压升高的外伤后脑积水。前者表现为痴呆、共济失调和大小便失禁。后者表现为高血压、心动过缓和通气不足，还可出现整体功能的低下，步态不稳、长期昏迷、癫痫及进行性的肌张力增强。护理上需对患者作连续的、详尽的临床表现和神经体征的观察与记录，必要时通知医生；正确应用降颅内压药物，并观察降压效果；协助医生动态地进行CT检查，观察脑室系统的变化，备好脑室外引流所需物品。

5. 深静脉血栓和肺栓塞　是开颅术后常见的并发症，多发生于手术后、昏迷、长期卧床及肢体活动障碍者。若出现不明原因的发热，下肢压痛和肿胀，应及时进行多普勒超声或静脉造影检查以明确诊断。深静脉血栓脱落会造成肺栓塞，严重者可危及生命。预防下肢深静脉血栓形成的措施：①活动：鼓励患者尽早下床活动，瘫痪下肢可行被动运动。②卧位：昏迷及长期卧床的患者抬高下肢15°～30°，促进静脉回流，肢体功能位摆放。③保护静脉：避免在下肢静脉滴注液体，特别是瘫痪侧，长期输液者应交替使用静脉。④预防：术后患者可使用弹力袜或间歇性腓肠肌压力泵。

六、健康指导

1. 休息　劳逸结合，避免过度劳累和过度用脑。

2. 癫痫者指导　出院后继续按医嘱服用抗癫痫药物，不可突然停药，以免诱发癫痫发作；禁用口腔测体温；不做登高、游泳、驾驶车辆等危险性活动，防止癫痫发作时的意外伤害；如出现肢体麻木、眩晕、心悸、幻嗅等症状，提示可能会发生癫痫，应立即平卧，避免摔伤。

3. 颅骨缺损　①心理护理：脑组织失去正常颅骨的屏障作用而使骨窗塌陷、膨隆及脑组织受伤，且颅骨缺损影响美观，因此心理护理尤为重要，家属需理解患者的感受。②保护缺损部位：行健侧卧位，避免患侧卧位，防止脑组织受压，外出时佩戴松紧适度的帽子保护骨窗部位，避免缺损处再次受伤。活动强度适宜、速度勿快，避免脑组织移位。③舒适管理：不在高温环境下长期工作，远离有噪声的地方，以免感到头部不适。④避免颅内压剧烈波动：保持情绪稳定，高血压患者适当控制血压，多食粗纤维的食物，保持大便通畅。

4. 复诊　如缺损区脑组织膨出、饱满、硬度大，或出现头疼、呕吐、癫痫、脑脊液漏等症状应及时来诊；3～6个月复诊，考虑行颅骨缺损修补。

〔宁　敏〕

参考文献

［1］姚景鹏，吴瑛，陈垦. 内科护理学. 北京：北京大学医学出版社，2015.

［2］赵艳伟. 呼吸内科护理工作指南. 北京：人民卫生出版社，2016.

［3］游桂英，方进博. 心血管内科护理手册. 北京：科学出版社，2015.

［4］丁淑贞，丁全峰. 消化内科临床护理. 北京：中国协和医科大学出版社，2016.

［5］丁蔚，王玉珍，胡秀英. 消化系统疾病护理实践手册. 北京：清华大学出版社，2016.

［6］李艳梅. 神经内科护理工作指南. 北京：人民卫生出版社，2016.

［7］潘瑞红. 专科护理技术操作规范. 武汉：华中科技大学出版社，2016.

［8］刘梦清，余尚昆. 外科护理学. 北京：科学出版社，2016.

［9］丁淑贞. 心内科护理学. 北京：中国协和医科大学出版社，2015.

［10］强万敏，姜永亲. 肿瘤护理学. 天津：天津科技翻译出版公司，2016.

［11］李娟. 临床内科护理学. 西安：西安交通大学出版社，2014.

［12］刘玲，何其英，马莉. 泌尿外科护理手册. 北京：科学出版社，2015.

［13］李卡，许瑞华，龚姝. 普外科护理手册. 北京：科学出版社，2015.

［14］孟共林，李兵，金立军. 内科护理学. 北京：北京大学医学出版社，2016.

［15］王洁，陆秀珍. 骨科疾病护理实践手册. 北京：清华大学出版社，2015.

［16］唐英姿，左右清. 外科护理. 上海：上海第二军医大学出版社，2016.

［17］宁宁，朱红，陈佳丽. 骨科护理手册. 北京：科学出版社，2015.

［18］许蕊凤. 实用骨科护理技术. 北京：人民军医出版社，2015.

［19］徐锦江，梁春光. 血液、循环和呼吸系统疾病护理. 北京：科学出版社，2016.

［20］王琼莲，龙海碧. 妇产科护理学. 镇江：江苏大学出版社，2015：24－53.